イラストでまなぶ
人体のしくみ
と
はたらき

田中 越郎
東京農業大学名誉教授

第3版

医学書院

著者略歴

田中 越郎 Etsuro Tanaka

東京農業大学名誉教授

熊本大学医学部卒業．三井記念病院内科レジデント，熊本大学大学院，スウェーデン王立カロリンスカ研究所留学，東海大学医学部助教授等を経て2003年より東京農業大学教授．医学博士．
主な著書に『図解生理学 第2版』(共著，医学書院 2000)，『好きになる生理学 第2版』(講談社サイエンティフィク 2021)，『好きになる生化学』(講談社サイエンティフィク 2012)，『イラストでまなぶ薬理学 第3版』(医学書院 2016)，『イラストでまなぶ生理学 第3版』(医学書院 2016) などがある．

イラストでまなぶ人体のしくみとはたらき

発　行	2006年3月1日	第1版第1刷
	2011年2月1日	第1版第6刷
	2011年11月15日	第2版第1刷
	2018年3月15日	第2版第3刷
	2019年11月1日	第3版第1刷©
	2022年12月1日	第3版第2刷

著　者　田中越郎（たなかえつろう）
発行者　株式会社　医学書院
　　　　代表取締役　金原　俊
　　　　〒113-8719　東京都文京区本郷1-28-23
　　　　電話　03-3817-5600（社内案内）
印刷・製本　三報社印刷

本書の複製権・翻訳権・上映権・譲渡権・貸与権・公衆送信権（送信可能化権を含む）は株式会社医学書院が保有します．

ISBN978-4-260-03887-4

本書を無断で複製する行為（複写，スキャン，デジタルデータ化など）は，「私的使用のための複製」など著作権法上の限られた例外を除き禁じられています．大学，病院，診療所，企業などにおいて，業務上使用する目的（診療，研究活動を含む）で上記の行為を行うことは，その使用範囲が内部的であっても，私的使用には該当せず，違法です．また私的使用に該当する場合であっても，代行業者等の第三者に依頼して上記の行為を行うことは違法となります．

JCOPY 〈出版者著作権管理機構　委託出版物〉
本書の無断複製は著作権法上での例外を除き禁じられています．複製される場合は，そのつど事前に，出版者著作権管理機構（電話 03-5244-5088, FAX 03-5244-5089, info@jcopy.or.jp）の許諾を得てください．

第3版によせて

　本書の初版を解剖生理学のサブテキストとして上梓したのが2006年でした．その直後から大小の改訂を継続して行い，そのためもあってか，今までずうっと皆様から一定の評価を得ていることは，著者として大変うれしい思いです．この数年，医療系学生の教育法にも変革が起こり，学生教育における解剖生理学の担う役割も変わり，さらに学生気質も変化してきました．そこでこのたび，こうした時代の流れに沿うようにさらなる大改訂を試み，イラスト等もすべて描きかえ，新たに第3版を発行することにしました．

　人体のしくみやはたらきを学ぼうとする場合，生物学やヒトのからだについての知識をほとんどもっていない人にとっては，学ぶ範囲が広すぎて，どこからどう手をつければいいのかわかりにくいといった問題があると思います．このような場合，何かとっかかりがあると気軽に取り組め，かつ理解も早く，結果的には楽しく勉強することができます．そのとっかかりに適した書籍を，という目的で本書をつくりました．

　初めて解剖生理学を学ぶ人でも気軽に楽しく勉強でき，しかもその勉強への興味を持続させるためにはどうしたらよいか，と考えた末の結論が，本書に，「はるか」「なつみ」という2人の看護学生を登場させることでした．そして彼女たちの臨地実習の様子をお見せすることによって，人体のしくみとはたらきについて，臨床的に重要な点を中心に興味深く，かつわかりやすく説明しようと試みました．

　本書は，拙書『イラストでまなぶ生理学』『イラストでまなぶ薬理学』の姉妹編ですが，本文とイラストのスタイルは両者とは少し変えてあります．『生理学』『薬理学』と同様にイラストにはかなり過激な比喩やデフォルメしているものもありますが，それは「覚えてほしいポイントを重要視したため」とご理解ください．

　また本書では特に，読者の勉学のゴールを明示しました．各項目の最後に「Check 説明できるようになろう」と称して，そこで学ぶべき事柄を列挙しました．これらに対して実際に自分流の説明を試みてください．解答例は巻末に記載してあります．これらが正しく説明できればゴール到達で，その項目はクリアです．さらに各章末には，看護師・臨床検査技師・理学療法士・作業療法士・管理栄養士・薬剤師・歯科医師などの各国家試験問題，准看護師の試験問題を掲載しました．こちらも知識の理解・確認にご利用ください．

　読者の皆様が，「はるか」「なつみ」とともに人体のしくみとはたらきを楽しく学んでいただけたら，これ以上の喜びはありません．

2019年9月

田中越郎

目次 CONTENTS

第 3 版によせて iii

第 1 章 生命 1
- 人体の構成 2
- 細胞 4
- 細胞分裂 6
- 上皮 1 8
- 上皮 2 10
- 器官 12
- 皮膚 1 14
- 皮膚 2 16
- 恒常性・生体リズム 18
- 章末問題 20

第 2 章 血液 21
- 体液と血液 22
- 浸透圧 24
- 浮腫と脱水 26
- 血球 28
- 赤血球 1 30
- 赤血球 2 32
- 白血球と免疫 1 34
- 白血球と免疫 2 36
- 血液凝固 1 38
- 血液凝固 2 40
- 血液型 42
- 章末問題 44

第 3 章 循環 45
- 心臓の構造 1 46
- 心臓の構造 2 48
- 冠動脈 50
- 心周期 52
- 心拍リズム 54
- 心電図 56
- 血圧 58
- 血圧と血流量 60
- 章末問題 62

第4章 呼吸 ... 63

- 気道1　気道の構造 ... 64
- 気道2　咽頭と喉頭 ... 66
- 気道3　発声 ... 68
- 胸郭 ... 70
- 呼吸筋 ... 72
- 呼吸機能 ... 74
- 呼吸の制御 ... 76
- 肺機能検査 ... 78
- 章末問題 ... 80

第5章 消化 ... 81

- 口腔 ... 82
- 食道・胃 ... 84
- 胃液 ... 86
- 腸1　腸のしくみ ... 88
- 腸2　腸のはたらき ... 90
- 腸3　大腸と肛門 ... 92
- 腹膜 ... 94
- 十二指腸と膵臓 ... 96
- 膵液と胆汁1 ... 98
- 膵液と胆汁2 ... 100
- 肝臓の構造と代謝 ... 102
- 肝機能検査 ... 104
- ビリルビン ... 106
- 腹部の脈管1 ... 108
- 腹部の脈管2 ... 110
- 栄養1　代謝とエネルギー ... 112
- 栄養2　糖質・脂質 ... 114
- 栄養3　蛋白質と基礎代謝 ... 116
- 章末問題 ... 118

第6章 腎臓 ... 119

- 泌尿器の構造 ... 120
- 泌尿器のしくみとネフロン ... 122
- 尿の生成1　糸球体 ... 124
- 尿の生成2　尿細管 ... 126
- 腎機能 ... 128
- 腎臓と血圧 ... 130
- 腎臓と貧血 ... 132
- 尿路 ... 134
- 章末問題 ... 136

目次 CONTENTS

第7章 運動系 137

- 人体の概要 1 138
- 人体の概要 2 140
- 運動器 142
- 骨 1　ヒトの骨格 144
- 骨 2　骨と軟骨 146
- 骨 3　骨形成と骨の結合 148
- 関節 150
- 筋肉 1　ヒトの筋肉 152
- 筋肉 2　アクチンとミオシン 154
- 筋肉 3　筋の種類 156
- 筋肉 4　筋収縮 158
- 四肢 1 160
- 四肢 2 162
- 筋と神経 164
- 腔 1　体腔の基本構造 166
- 腔 2　体腔のはたらき 168
- 画像診断 1 170
- 画像診断 2 172
- 章末問題 174

第8章 神経 175

- ニューロン 176
- シナプス 178
- 末梢神経系 180
- 自律神経系 1 182
- 自律神経系 2 184
- 中枢神経系 1　脳と脊髄 186
- 中枢神経系 2　大脳半球 188
- 中枢神経系 3　小脳と髄液 190
- 大脳皮質 192
- 運動路 194
- 脳血管・髄膜 196
- 知覚 198
- 眼球 200
- 視覚 1 202
- 視覚 2 204
- 耳 206
- めまい・味覚・嗅覚 208
- 章末問題 210

第9章 内分泌 ……… 211
- 内分泌腺 ……… 212
- 恒常性の維持 ……… 214
- 下垂体 ……… 216
- 甲状腺・副甲状腺・副腎髄質 ……… 218
- 副腎皮質と膵臓 ……… 220
- 糖尿病とインスリン ……… 222
- 章末問題 ……… 224

第10章 生殖 ……… 225
- 男性生殖器 ……… 226
- 女性生殖器1 ……… 228
- 女性生殖器2 ……… 230
- 女性ホルモン ……… 232
- 性周期 ……… 234
- 妊娠 ……… 236
- 章末問題 ……… 238

説明できるようになろう ≫ 解答例 ……… 239

さくいん ……… 248

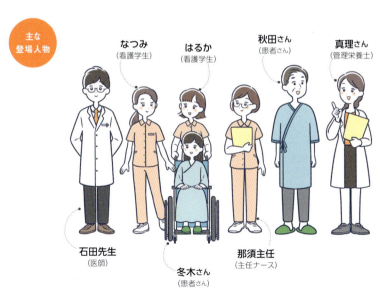

主な登場人物

- なつみ（看護学生）
- はるか（看護学生）
- 秋田さん（患者さん）
- 真理さん（管理栄養士）
- 石田先生（医師）
- 冬木さん（患者さん）
- 那須主任（主任ナース）

イラスト　梶浦 ゆみこ／PICCO／株式会社 ツグミ
装丁・デザイン　hotz design inc.

Web付録動画の使い方

Web付録動画について

本文中でより理解を深めておきたい内容について，著者の講義動画を収録しています．
各動画は2分程度のコンパクトな長さなので，勉強の合間にぜひご活用ください．

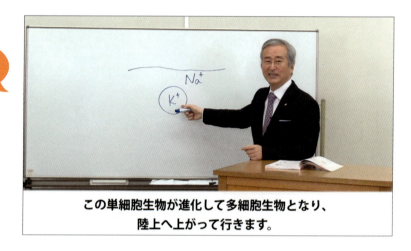

著者みずから解説しました！

動画を見る方法

①QRコードを読み取って見る

本書紙面内でQRコードがついている内容に関する講義動画を収録しています．QRコードをスマートフォンなどで読み取ることで，動画を再生できます．

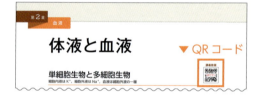

②サイトにアクセスして見る

下記のサイトにアクセスすると，一覧から好きな動画を再生できます．
http://www.igaku-shoin.co.jp/prd/03887

- 動画は予告なしに変更・修正したり，また配信を停止する場合もございます．ご了承ください．
- 動画は書籍の付録のため，ユーザーサポートの対象外とさせていただいております．ご了承ください．

動画目次

第1章 生命

内胚葉・中胚葉・外胚葉	8
上皮	10

第2章 血液

単細胞生物と多細胞生物	22
血漿と血球	23
浸透圧	25
浮腫	26
酸塩基平衡	27
脱水	27
血液凝固	38

第3章 循環

心臓の位置	46
乳頭筋と腱索	47
収縮圧と壁の厚さ	48
1回拍出量	49
栄養血管と機能血管	50
心筋内の動脈	51
終動脈	51
心音	52
心拍出量	53
ペースメーカー／刺激伝導系	54
不整脈	55
心電図	56
12誘導心電図	56
収縮期血圧と拡張期血圧	58
血圧の測定	59
血流量	60
心周期と冠動脈の血流変動	61

第4章 呼吸

気道の構造／口腔と口蓋	64, 65
鼻腔と副鼻腔	66
呼吸と嚥下	67
発声と反回神経	68
痰と咳	69
肺と縦隔	70
肺葉と気管支	71
横隔膜と肋間筋	72
呼吸の目的	74
肺機能の3大要因	75
呼吸中枢	77
換気と死腔	78
肺活量と1秒量	79

第5章 消化

胃液成分	86
ヒスタミンとプロトンポンプ	87
管腔内消化と膜消化	89
腸間膜	94
十二指腸の構造	96
膵臓の構造①	97
膵臓の構造②	97
膵液の分泌機序	98
胆汁の分泌機序／胆汁のはたらき	99, 100
胆石	101
腸肝循環	101
肝臓での代謝①	103
肝臓での代謝②	103
肝機能検査	104
ビリルビン代謝	106
黄疸	107

第6章 腎臓

腎臓の位置	120
尿路のしくみ	122
ネフロン①	122
ネフロン②	122
糸球体濾過	124
糸球体濾過と血圧	125
尿細管の再吸収	126
蛋白尿	126
尿糖	127
尿の濃縮	128
腎機能＝糸球体濾過量	129
血圧・貧血・カルシウム代謝／腎臓と血圧	130
貧血と血漿量の関係／エリスロポエチン	132, 133
尿意	134
残尿	134
蓄尿と排尿	135

第8章 神経

ニューロンの基本構造	176
有髄神経と無髄神経	177
シナプス	178
ニューロンとグリア細胞	179
体性神経と自律神経	182
交感神経と副交感神経	184
自律神経の伝達物質	185
中枢神経系のなりたち①	186
中枢神経系のなりたち②	186
脳の構造	187
白質と灰白質	189
大脳皮質の機能	192
言語中枢と記憶システム	193
錐体路	194
錐体外路	195
脳への動脈／脳卒中	196, 197
眼の構造	200

第 1 章

生命

人体の構成
細胞
細胞分裂
上皮 1
上皮 2
器官
皮膚 1
皮膚 2
恒常性・生体リズム

第1章 生命

人体の構成

からだの構成成分　細胞＜組織＜器官＜器官系＜個体

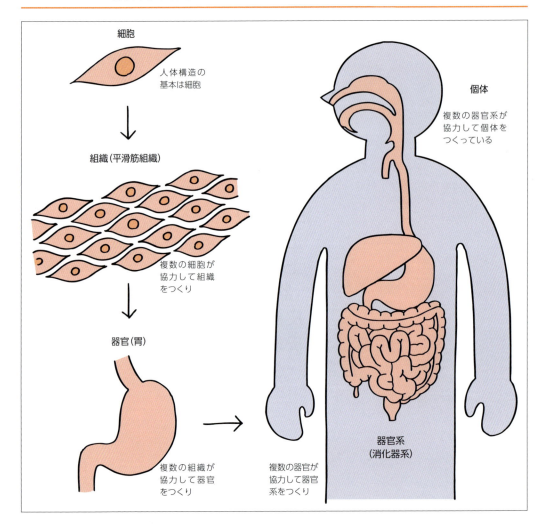

　ヒトのからだは**細胞の集合体**である．細胞はやみくもに集合しているのではなく，目的ごとにまず小さな集合体をつくり，それらが集まって中くらいの集合体をつくり，さらにそれらが集まって大きな集合体をつくっている．

この細胞集合体にはレベルごとに名称がついている．まず最初の小さな細胞集合体を**組織**という[1]．組織とはある目的に適した**細胞**が集まったものである．

組織の集合体を**器官**という．器官は肉眼で見えるレベルで，**肝臓**，**骨**などである．さらに，心臓や肝臓などの特定器官を**臓器**という．

器官の集合体を**器官系**といい，ある特定のはたらきを効率よく行っている．器官系が集まって，**個体**，つまりヒトのからだをつくっている．

[1] 組織形成には細胞だけでなく細胞間のすき間も一役かっている

細胞の構成成分　細胞もいろいろな物質の集合体

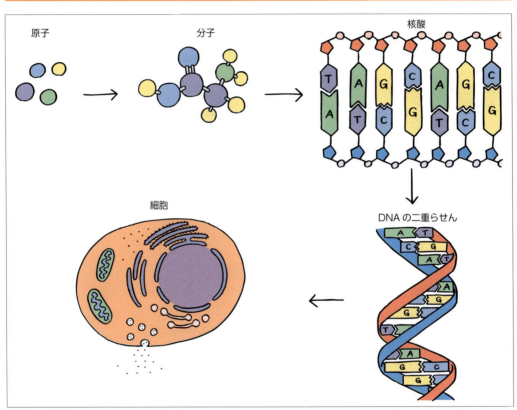

複数の原子が協力して分子をつくり，複数の分子が協力して大きな分子をつくり，複数の大きな分子が協力してもっと大きな分子をつくり，これらが細胞小器官そして細胞をつくっている

細胞は1個の袋である．袋の外側を形成している膜を**細胞膜**という．

細胞もその構成成分を細かく見ていくといろいろな物質の集合体である．これらの物質は大きなものから小さなものまで，いろいろある．細胞に関してはp. 4以降であらためて説明する．

 説明できるようになろう

組織　器官　臓器

第1章 生命

細胞

原核細胞と真核細胞　ヒトの細胞は真核細胞

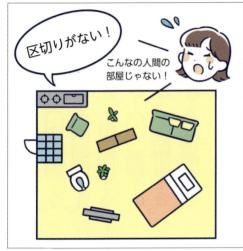

原核細胞　細胞内に明確な区切りがなく，核もはっきりしない．細菌が代表

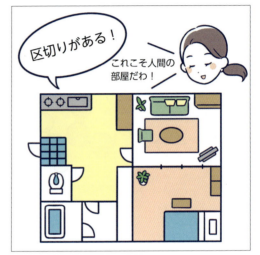

真核細胞　細胞内に明確な区切りがあり，核もはっきりしている．ヒトの細胞が代表

　細胞はその1個の細胞内でさまざまな機能を担っている．**大腸菌**のような細胞では細胞内における役割分担がそれほど明確ではない．たとえば**遺伝子**は細胞内に乱雑に置かれている．したがって一般の細菌には核もなければ染色体もない．このように核をもっていない細胞を**原核細胞**という．

　これに対し，もっと進化した細胞では遺伝子は隔離された特別の空間内に大切に保管されている．この空間を**核**という．核をもった細胞を**真核細胞**という．

　真核細胞では核以外にもさまざまな構造体を細胞内に備えており，細胞内における役割分担がより明確になっている．ヒトの細胞はもちろん真核細胞である．

細胞小器官　細胞質には細胞小器官がある

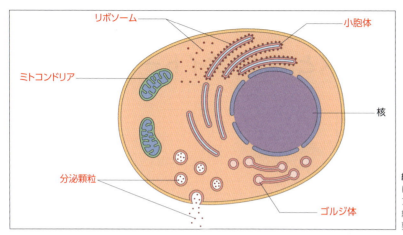

細胞小器官の代表5つ　細胞内には核以外にもミトコンドリア，小胞体，リボソームなどの細胞小器官があり，それぞれ重要な仕事をしている

　細胞質にはよく見るといろいろな構造体が点在している．これらの構造体を**細胞小器官**[1]という．

　細胞小器官にはいろいろあるが，代表5つをまず覚えよう．**ミトコンドリア**，**小胞体**，**ゴルジ体**[2]，**リボソーム**，**顆粒**（かりゅう）である．このうちリボソーム以外は**膜**で囲まれた構造をしている．この膜は細胞膜や核膜と同じ組成である．

　ミトコンドリアは**ATP**[3]をつくるのが役目である．ATPは高いエネルギーをもっており，細胞はこのATPを分解することにより活動エネルギーを得ている．ミトコンドリアは**酸素**を使いながら[4]このATPを大量につくり出している．いわば細胞の発電所のようなものである．

　小胞体とゴルジ体は同じようなものである．これは非常に乱暴な言い方だが，現時点では両者のちがいを細かく理解する必要はない[5]．両者ともに液体を入れた袋であり，小胞体の中身をゴルジ体が受け取り，中の液体成分を少し変えると理解しておけばよい．

　細胞質内にある小さな粒のことを顆粒とか**小胞**（しょうほう）などというが，分泌用の顆粒はゴルジ体の切れ端である．

　リボソームは**アミノ酸**を連結させていくことにより**蛋白質**をつくるのが役目である．細胞質の液体中に浮遊しているリボソームがつくった蛋白質は細胞内で利用される．リボソームには小胞体の表面にくっついているものもあり，そこでつくられた蛋白質は小胞体の中に蓄えられる．この蛋白質はやがてゴルジ体の中，さらには顆粒の中に移動することになり，最終的には細胞外に分泌されたりする．

[1] 細胞内小器官ともいう
[2] ゴルジ装置ともいう
[3] アデノシン三リン酸（adenosine triphosphate）のこと
[4] 酸素を使うという点は非常に重要
[5] 将来的には両者は区別して理解してください

✓ **説明**できるようになろう
Check
原核細胞　真核細胞　細胞質　細胞小器官の例

第1章 生命

細胞分裂

エキソサイトーシスとエンドサイトーシス
小胞の膜と細胞膜が融合する

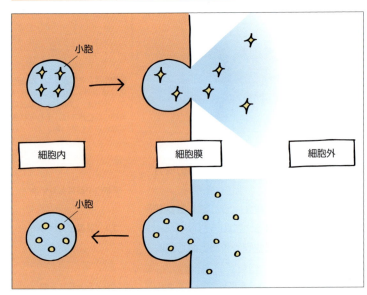

エキソサイトーシス
小胞が細胞膜に近づき，両者が接触融合すると小胞内容物が細胞外に放出される

エンドサイトーシス
細胞膜が陥入すると小胞内に細胞外の物質を取り込める

　細胞質にある顆粒や小胞などとよばれる構造体の外側は膜でできている．この膜は**細胞膜**と同じものである．
　したがってたとえば小胞が細胞膜と接触すると両者の膜は**融合**[1]する．このとき小胞内部は外界と通じることになり，**小胞内容物**が細胞外に放出される．これを**開口分泌**[2]といい，外分泌腺や内分泌腺さらには神経などの分泌を仕事としている細胞における基本的な分泌方式である．
　逆に細胞膜が陥入すると小胞をつくることができる．このとき細胞外の物質を小胞内に取り込むことになり，この過程を**エンドサイトーシス**（飲食作用）という．
　取り込むものは細菌のように大きなものから，栄養素のように小さなものまでさまざまである[3]．

[1] 英語で fusion（フュージョン）

[2] エキソサイトーシスともいう

[3] 大きなものを取り込む場合を食作用，小さなものを取り込む場合を飲作用ともいう

有糸分裂　ヒトの細胞の分裂は有糸分裂

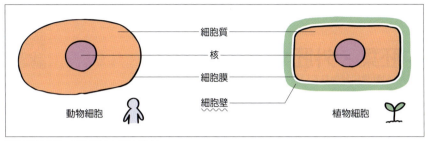

細胞の基本構造　動物細胞には細胞壁はない

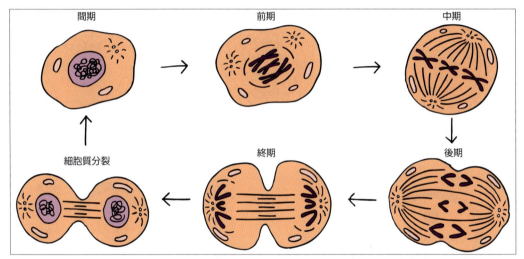

有糸分裂　核の消失，染色体の濃縮，染色体の移動などの過程を経て分裂する．糸にひっぱられて染色体が移動するので有糸分裂という

　動物細胞の最外層は細胞膜である．植物細胞ではさらにその外側に細胞壁がある．
　細胞内ではまず**核**が目立つ存在である．核以外の成分を**細胞質**という．
　核は**遺伝子**をつめ込んだ袋で，核の袋[4]も細胞膜と同じような膜からできている．このように真核細胞では核は膜によって細胞質から隔てられている．
　原核細胞が分裂する場合には単に2つにちぎれるように分裂する．ところが真核細胞の分裂形式はそう単純ではなく，**染色体**の凝縮・移動などの過程を経て分裂する[5]．
　染色体は左右に糸で引っぱられながら分かれていくので，このような分裂形式を**有糸分裂**という．

4) 核膜という

5) 原核細胞には染色体はみられない

 説明できるようになろう
Check　エキソサイトーシス（開口分泌）　エンドサイトーシス（飲食作用）　有糸分裂

上皮 1

内胚葉・中胚葉・外胚葉
受精卵は内胚葉・中胚葉・外胚葉に分かれていく

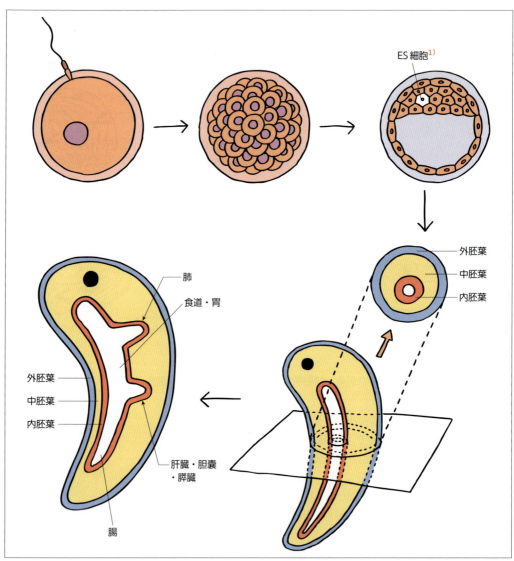

受精卵の発生過程 まず内胚葉・中胚葉・外胚葉の3つの胚葉ができ，それぞれから特有の器官ができていく

卵子は受精後，細胞分裂を開始するが，その発生過程で細胞群は大きく内側，まん中，外側の3つのグループに分かれていく．このグループを内胚葉，中胚葉，外胚葉とよぶ．

内胚葉からは消化器系と呼吸器系の臓器ができる．
中胚葉からは心臓血管系，血球，骨，筋肉などができる[2]．
外胚葉からは皮膚と神経系などができる．

重要な点は，同じグループの器官は親戚である，ということである．たとえば皮膚と神経の両方に症状が現れる先天性の病気があるが，これは皮膚と神経はともに外胚葉由来で同じ起源だからである．

1) ES細胞はどんな臓器にもなれる能力をもった細胞で，このあたりに存在する

2) そのほか腎臓や性腺なども中胚葉由来

組織　組織には上皮組織・支持組織・筋組織・神経組織がある

表　組織の種類

	はたらき	例	主な発生元
上皮組織	表面を覆って分泌や吸収などを行う	皮膚や消化器の表面	内胚葉 中胚葉 外胚葉
支持組織	細胞・組織・器官をお互いに固定する	骨，軟骨，結合組織*	中胚葉
筋組織	運動を行う	横紋筋 平滑筋	中胚葉
神経組織	情報の発信・伝達	ニューロン グリア細胞	外胚葉

*支持組織という大グループの構成成分の1つに結合組織がある

細胞は目的ごとに小さな集合体を形成している．これを組織という．組織は上皮組織，支持組織，筋組織，神経組織の4グループに大きく分けられる．この4種類の組織が協力して器官をつくり，その機能を発現させている．

上皮組織は表面を覆って分泌や吸収などを行う．内・中・外胚葉すべてから発生する．

支持組織とは細胞・組織・器官をお互いに固定しているもので，骨もこの中に含まれる．

筋組織と神経組織とはその名のとおり筋肉と神経のことである．

 説明できるようになろう
Check
　3つの胚葉　4つの組織

第1章 生命

上皮 2

上皮 臓器のはたらきは上皮細胞によって決まる

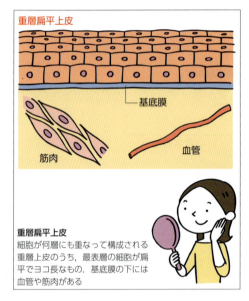

重層扁平上皮
細胞が何層にも重なって構成される重層上皮のうち，最表層の細胞が扁平でヨコ長なもの．基底膜の下には血管や筋肉がある

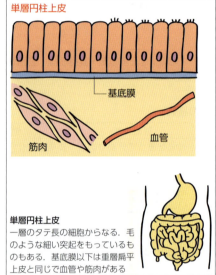

単層円柱上皮
一層のタテ長の細胞からなる．毛のような細い突起をもっているものもある．基底膜以下は重層扁平上皮と同じで血管や筋肉がある

　胃と肺は異なった臓器だが，両者の**細胞構成**での最大のちがいは何だろうか？

　どちらも血管・神経・平滑筋をもっている．これらの細胞は共通で，胃の**平滑筋細胞**と肺の平滑筋細胞は同じ細胞である．

　最大のちがいは上皮組織の相違である．胃は**胃液分泌**の細胞を，肺は**肺胞**の細胞をもっている．両者はまったく異なった細胞である．

　からだの表面，すなわち皮膚・消化器・呼吸器・尿路などの体内の管腔や体腔の表面を覆っている組織を**上皮組織**，その細胞を**上皮細胞**という．

　臓器においてその機能の直接の発生源は上皮細胞なのである．胃は胃特有の上皮細胞をもっており，肺は肺特有の上皮細胞をもっている．

　上皮組織と非上皮組織とは**基底膜**という線維性の膜で厳密に分けられている．

　上皮にはたくさんの種類があるが，まず2つだけ覚えよう．**重層扁平上皮**と**単層円柱上皮**である．

　重層扁平上皮は**皮膚**などにあり，細胞が何層にも重なっている[1]．

　単層円柱上皮は**腸**などにあり，細胞は1層である[2]．

1) じょうぶなのが特徴，分泌吸収には向かない
2) 腸などの細胞はタテ長の1層の円柱形なので，単層円柱上皮という

このように上皮の分類法には，**層構造**により重層や単層などに分類する方法と，**細胞・形態**により扁平・立方・円柱などに分類する方法とがある．ふつうは両分類法の組み合わせで表現され，体内で主に見られるのは上記の2つである．

血管は上皮細胞のすぐ下に基底膜を境として存在し，分泌や吸収のための輸送係をしている．

分泌腺　肝臓・腎臓・肺も外分泌腺

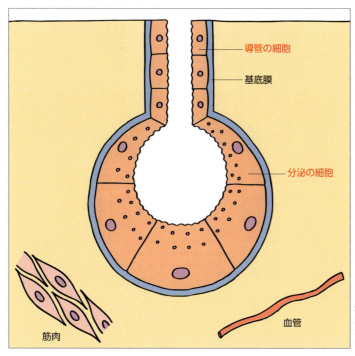

外分泌腺の基本構造
分泌細胞と導管とで1セット．上皮細胞は単層で，基底膜をもちそのすぐ下に血管がある．内分泌腺は導管を失ったもの

分泌[3]機能にすぐれた細胞が集まったものを**腺**という．基本的には分泌を担当する細胞と分泌液が通る**導管**[4]の細胞とからなりたっている．

導管をもった腺を**外分泌腺**といい，汗腺や唾液腺をはじめ，胃・腸・肝臓・腎臓・肺などはすべて外分泌腺である[5]．

導管をもたない腺は血管に向かって分泌を行う．これが**内分泌腺**である．これらを**腺上皮**ということもある．

いずれも上皮細胞は単層である．

3) ぶんぴつと読んでもよい

4) 要するに管のこと

5) 胃液・腸液・胆汁・尿・痰を分泌している

 説明できるようになろう
上皮組織の存在場所　基底膜　上皮の例を2つ　外分泌線の構造

第1章 生命

器官

器官系 ヒトのからだは器官系によって構成される

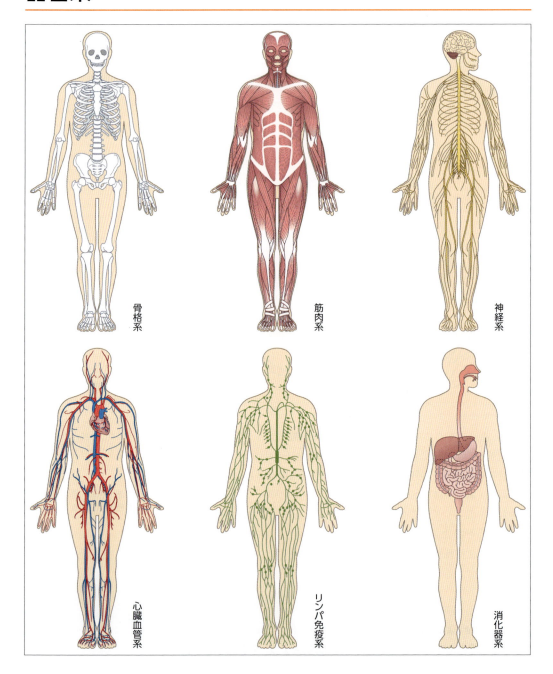

骨格系　筋肉系　神経系　心臓血管系　リンパ免疫系　消化器系

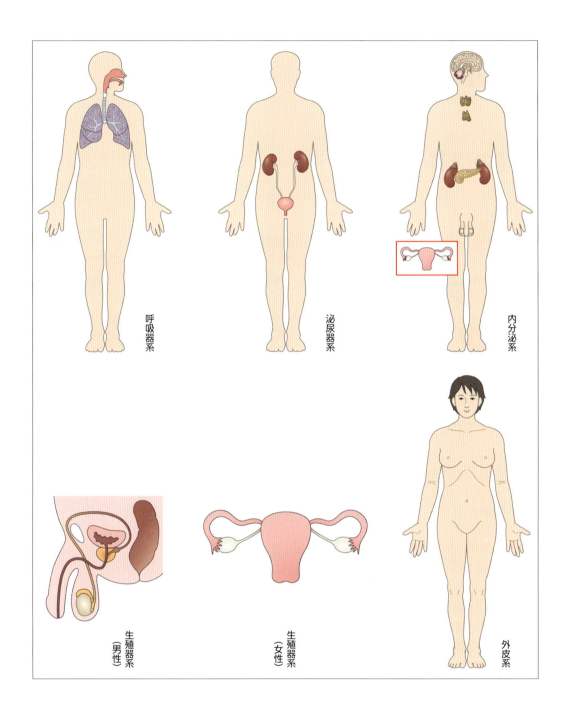

ヒトのからだはいくつかの**器官系**によって構成されている．器官系には，骨格系，筋肉系，神経系，心臓血管系，リンパ免疫系，消化器系，呼吸器系，泌尿器系，内分泌系，生殖器系，外皮系などがある．

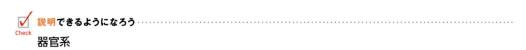
器官系

第1章 生命

皮膚 1

皮膚の構造 皮膚は表皮・真皮・皮下組織に分けられる

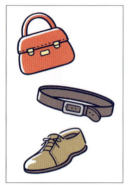

バッグやベルトなどの革製品は動物の真皮を加工してつくる

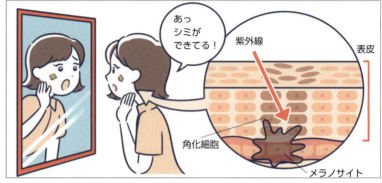

皮膚の色はメラニンという色素の色である．メラノサイトがメラニンをつくり，角化細胞にメラニンを渡す

　皮膚はヒトの体表面を覆っており，からだの**保護・保水・体温調節**などを行っている．
　皮膚は表面から，**表皮・真皮・皮下組織**に分けられ，さらに**毛，汗腺，爪**などから構成される．
　表皮の細胞のほとんどは**角化細胞**とよばれる細胞で，**重層扁平上皮**を形成している．
　角化細胞は**ケラチノサイト**ともいい，**ケラチン**という蛋白質を多く含んでいる．表皮の最深層にある角化細胞は分裂増殖し，古い細胞を表層に順次押し上げていく．角化細胞は，**表層**への移動につれてだんだん**扁平**になり，やがて核や細胞小器官が消失し**角化層**を形成し，最終的には死滅して**垢**になる．
　真皮は線維に富んだ強い**結合組織**でできている．その下に脂肪組織などをもった**皮下組織**がある．
　皮膚における上皮組織は表皮である．したがって表皮と真皮の境は**基底膜**であり，血管は表皮には存在しない．
　表皮の下層には角化細胞に混じって**メラノサイト**とよばれる細胞がある．メラノサイトは**メラニン**という黒っぽい色素をつくり，そのメラニンをまわりの**角化細胞**に渡している．表皮のメラニン量が多ければ皮膚は黒くなり，中等度では茶色，少なければ白くなる．
　メラノサイトの集合したものが**ほくろ**[1]である．小児に特徴的な**小児斑**[2]は真皮にメラノサイトが集合したものである．皮膚深部のメラニンは青く見える．

1) ほくろは母斑細胞，母斑もしくは色素性母斑といい，しみは肝斑，そばかすは雀卵斑という
2) 蒙古斑ともいう

14

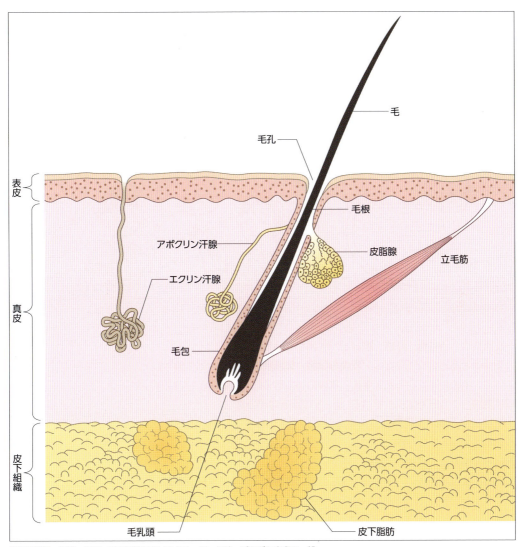

皮膚の構造 表皮・真皮・皮下組織に分けられる．毛，汗腺，爪なども皮膚の一部

皮膚癌

皮膚癌には，角化細胞ががん化したものと，メラノサイトががん化したものとがある．後者を悪性黒色腫（メラノーマ）という．いずれも紫外線で発生頻度が上がる．

 説明できるようになろう

皮膚のおおまかな構造　表皮の細胞を2つ　皮膚の色素

第1章　生命

皮膚2

毛・汗腺・爪　毛・汗腺・爪も表皮の一部

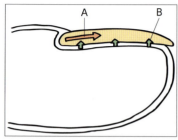

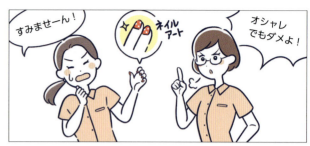

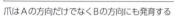
爪はAの方向だけでなくBの方向にも発育する　　爪は表皮が変形したもの．清潔にね

　皮膚にはさらに**毛**，**汗腺**，**爪**などが付属している．
　毛はほとんど全身に存在し，**皮膚の保護**，**体温調節**，**触覚**などに関与している．毛の生えている孔を**毛孔**，皮膚の中にある部分を**毛根**といい，毛根は**毛包**という鞘で包まれている（p.15の図を参照）．
　毛は毛根下端の**毛乳頭**部で細胞分裂をして毛全体を上に押し上げている．毛包途中に脂腺が開いており，その下に**立毛筋**がついている[1]．立毛筋は平滑筋で，収縮すると**鳥肌**になる．
　皮膚には毛孔に加え汗腺も開口している．一般の汗腺は**エクリン汗腺**といわれるものだが，腋窩部[2]などには**アポクリン汗腺**という特殊な汗腺が存在する．
　爪は表皮が変形したものである．

1) 皮膚表面に対し毛の鋭角側に皮脂腺と立毛筋がある

2) 脇の下

汗　汗は気化熱でからだを冷却する

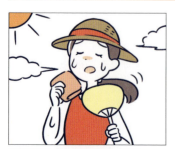
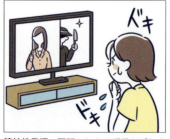
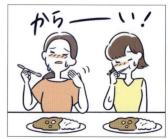

温熱性発汗　暑いとき全身から発汗　　**精神性発汗**　緊張したとき手掌などから発汗　　**味覚性発汗**　辛いものを食べたとき顔面から発汗

体温を一定に保たせるための冷却装置の代表が<mark>汗</mark>である．一般に汗と言えばエクリン汗腺からの分泌液をさす．エクリン汗腺は口唇などを除くほぼ全身の皮膚に存在する．<mark>温熱性刺激</mark>により手掌や足底以外の場所に発汗を生じ，この汗は蒸発時に<mark>気化熱</mark>を奪いからだを冷却する．

　温熱性刺激以外にも<mark>精神的緊張</mark>で手掌・足底・腋窩などに汗をかく．さらに<mark>辛いもの</mark>を食べたときには顔面に汗をかく．これらをそれぞれ<mark>温熱性発汗</mark>，<mark>精神性発汗</mark>，<mark>味覚性発汗</mark>という．

　エクリン汗腺は動物の中でもヒトがとくによく発達している[3]．

　もう1つの汗腺にアポクリン汗腺がある．腋窩・外耳道・乳輪・肛門周囲などに存在し，ヒトでは体温調節には貢献していない．分泌物は<mark>汗腺細胞</mark>の一部がちぎれたもので，独特な臭気[4]をもつこともある．ヒト以外の動物の汗はほとんどがこのアポクリン汗腺からの分泌物である．

3）ゾウなどは汗のかわりに水浴びをする

4）ワキガの原因になる

熱傷　上皮である表皮が皮膚機能の中心

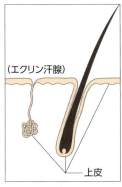 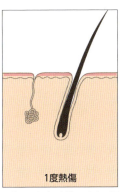 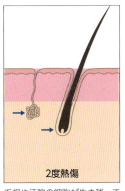 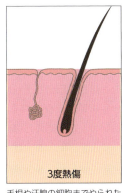

（エクリン汗腺）　上皮

上皮細胞は色づけした部分に存在する

1度熱傷
日焼けは軽症の熱傷．完全に元どおりになおる

2度熱傷
毛根や汗腺の細胞が生き残っていればほぼ元どおりになおる

3度熱傷
毛根や汗腺の細胞までやられたら再生するのはツルツルの皮膚

　皮膚には毛や汗腺などが付属しているが，これらはすべて表皮が変形したものである．毛や汗腺の最下端は真皮層の深くまでもぐりこんでいる．高温による皮膚の損傷を<mark>熱傷</mark>[5]という．熱傷では皮膚への損傷の深さによってなおり方が異なってくる．

　表皮の細胞[6]が生き残っているかが重要で，この細胞が残存すればほぼもとどおりになおる．<mark>真皮層</mark>にある毛根や汗腺の細胞が生き残っていればそこから表皮の再生ができるのである．

　しかしもっと深く損傷を受け，毛根や汗腺がすべて消失していたら，もとどおりには表皮の修復ができない．再生するのは汗腺も毛もないツルツルの皮膚である．

5）要するにやけどのこと

6）上皮細胞のこと

> ✓ 説明できるようになろう
> Check
> 1度・2度・3度熱傷　汗腺を2つ　発汗の誘因を3つ　アポクリン汗腺の場所

恒常性・生体リズム

恒常性・ホメオスタシス　恒常性の維持は生体の最重要機能

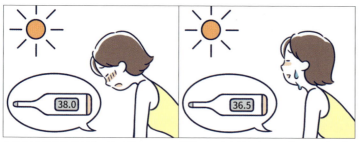

そのままでは体温が上昇してしまう　　発汗によりからだを冷やし，体温は上がらずにすむ

　ヒトのからだはたとえ体外の環境が変化しても，体内の状況は一定に保とうとする．さらに体外の環境変化だけに限らず，体内の状況が変化しても，ほかの部分がそれに応じて変化し，結局，からだ全体の状況や機能は一定の範囲に保たれる．これを**ホメオスタシス**[1]もしくは**恒常性の維持**という．この考え方は生理学の根幹なので，確実に理解してほしい．
　たとえば気温が上がると体温が上がりそうになるので，汗をかいて体温を下げるため，結局体温は一定に保たれるわけである．恒常性の維持は体内の複数の器官系の連携プレーのたまものだが，中でも神経系や内分泌系が大きな役割をはたしている．

1) homeostasis（→p.214）

体温調節　からだは暖房と冷房とを同時に動かしている

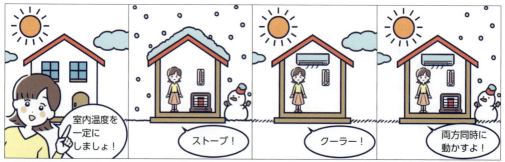

この部屋の中の温度をつねに一定に保つには…　　寒いときは暖房を　　暑いときは冷房を　　暖房と冷房を同時に動かすほうがより正確に温度を一定に保てる

細胞のはたらきは温度によって大きく影響を受けるので，正確な**細胞機能**を営むためには一定の**温度**が不可欠である．鳥類と哺乳類は体温を一定に保つしくみをもっている．

　体内で食物を**酸化**[2]させると**熱**が生じ体温が上がる．体温を一定に保つには熱発生と同時にからだを冷却する．

　どんどん食物を燃やして体温を上げ，同時にからだを冷やして，その両者の結果として体温を一定に保っている．つまり暖房と冷房を同時にはたらかせることにより温度を一定に保たせているわけである．ただし効率の点ではむだが多い．

2) これに使用する酸素を取りこむのが呼吸

生体リズム
生体時計が刻む1日周期のリズムが概日リズム

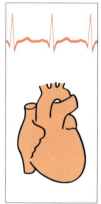

心臓のリズムは
秒単位の周期である

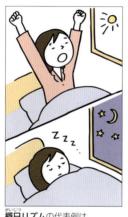

概日リズムの代表例は
覚醒／睡眠

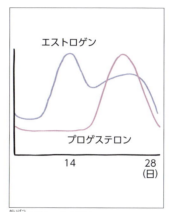

概月リズムの代表例は
子宮と卵巣

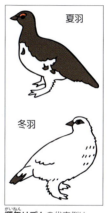

概年リズムの代表例は
動物の毛や羽のはえかわり

　ヒトは体内に時計をもっている[3]．たとえば睡眠・体温・ホルモン分泌などは1日周期のリズムで行われている．これを**概日リズム**，英語でサーカディアンリズム[4]という．ヒトでは脳がこの生体リズムの主な形成源と考えられている．

　微生物からヒトまで，すべての細胞は**時計の遺伝子**をもっており，短い時間から長い時間まで，いろいろな周期でリズムを刻むことができる．心臓のリズムは秒単位で刻まれているし，睡眠と覚醒は1日周期，ヒトの排卵や基礎体温は1月周期[5]，動物の毛や羽のはえかわりは1年周期[6]である．

　ヒトなどほ乳類では脳の**視床下部**で時を刻んでいるようである．

　時計の遺伝子はすべての細胞がもっている．それにしても，細菌のような単細胞生物でさえ，時計の遺伝子をもっているとは驚きである．

3) 生体時計という

4) circadian rhythm

5) 概月リズムという
6) 概年リズムという

✓ **説明**できるようになろう
Check
　　恒常性の維持　概日リズム

章末問題

准看護師試験既出問題

次のうち，正しいものはどれか．
1．細胞小器官の一つとして核がある．
2．組織学的には副腎皮質は上皮組織である．
3．筋肉に横紋が認められれば，平滑筋である．
4．神経細胞の軸索（軸索突起）と隣り合う神経細胞軸索が連絡するところをシナプスという．

解説 1．細胞小器官には核は含まない　2．正しい　3．横紋があれば横紋筋（p.156）　4．軸索は隣り合う神経細胞の細胞体もしくは樹状突起と連絡することが多い（p.176）
答え [2]

臨床検査技師国試既出問題

細胞の電子顕微鏡写真を示す．矢印で示すのはどれか．
1．粗面小胞体
2．滑面小胞体
3．ゴルジ装置
4．ミトコンドリア
5．ライソゾーム

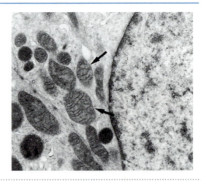

解説 ミトコンドリアは二重膜をもち，内側の膜が内部に向かってひだ状に突出した独特の形をしている
答え [4]

看護師国試既出問題

フィードバック機構で正しいのはどれか．
1．ホメオスタシスには正のフィードバック機構が重要である．
2．環境変化の影響をより強める方向に働く．
3．身体の各器官系が独立して働くように作用する．
4．受容体が生体の変化を感知して調節中枢に情報伝達する．

解説 1．例外もあるがホメオスタシスの主体は負のフィードバック機構　2．環境変化の影響を弱める方向にはたらく　3．各器官系は協調してはたらく　4．正しい
答え [4]

第2章

血液

体液と血液
浸透圧
浮腫と脱水
血球
赤血球1
赤血球2
白血球と免疫1
白血球と免疫2
血液凝固1
血液凝固2
血液型

第2章 血液

体液と血液

単細胞生物と多細胞生物
細胞内液は K⁺，細胞外液は Na⁺，血液は細胞外液の一種

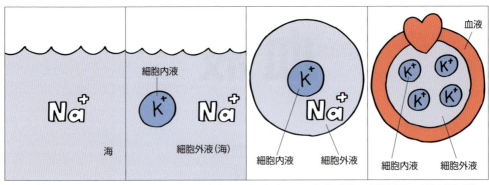

海は Na⁺ が主成分 / 単細胞生物の中身は K⁺ が主成分 / 陸に上がるときに海ごと移動 / 多細胞生物の血液は細胞外液の一種

　むかしむかし，最初の生物は海[1]の中に**単細胞生物**として生まれた．海水の主成分は**ナトリウム**（Na⁺）[2]である．そして単細胞生物は水をつめた袋だが，その水の主成分は**カリウム**（K⁺）である．つまりこの単細胞生物はナトリウム溶液の中にカリウム溶液をつめた袋として生まれたのである．この袋を**細胞膜**という．

　この単細胞生物が陸[3]に上がったと仮定する．今までは海の水に囲まれていたのに，空気に囲まれると細胞としてはちょっと困る．そこで陸に上がるときには自分だけでなく，海も一緒に陸にもっていった．そして自分のまわりに海をつくったのである．これで昔と同じ環境になった．細胞のまわりの液体を**細胞外液**といい，その主成分は **Na⁺** である．また細胞の中の液体を**細胞内液**といい，その主成分は **K⁺** である．

　単細胞生物が進化すると**多細胞生物**になる．これは複数の細胞で役割分担をしたほうが生物として高度な機能を発揮できるからである．多細胞生物では，酸素をまんべんなく行き渡らせたり，老廃物を除去したり，他の細胞への命令を伝えたりする必要がある．そこで細胞外液の一部を改造して，この運搬などの仕事を専門に行う液体をつくり出した．これが**血液**で，つまり血液は細胞外液の一種なのである．

1) 昔の海は現在の海より塩分濃度がうすかった．その濃度は約 0.9%
2) Na⁺ や K⁺ を電解質という
3) 陸というのは比喩であり，周囲の環境が海とは異なった場合，と考えてほしい

ヒトのからだの水分量　ヒトのからだは約6割が水

ヒトの体重の約6割が水である．そしてその水の内訳は，細胞内液が約 **2/3**（つまり体重の約40％），細胞外液が約 **1/3**（体重の約20％）である．細胞外液のうちの約 **1/4**（体重の約5％）が血漿で，たとえば体重60 kg の人では<ruby>血漿<rt>けっしょう</rt></ruby>量は約3 L である．この場合の**血液量**は約5 L となる．水以外の成分とは脂肪や骨などである．

女性や肥満者は脂肪の割合が高く，相対的に水分量が少なくなる．また小児は水分量が多く，乳児はもっと多量の水分（約75％）をもっている．逆に高齢者では水分量が少なくなるので，カサカサした感じがする．

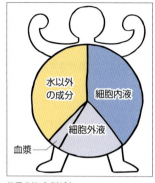

体重の約6割が水

血漿と血球　血液は血漿と血球とからなりたっている

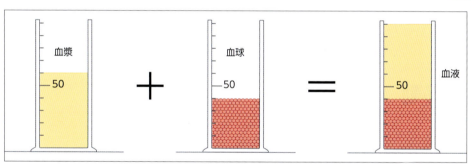

血液は液体と固体をおよそ「60：40」〜「55：45」で混ぜあわせたもの

血漿とは液体のこと，**血球**とは細胞のことである．血液は血漿という液体にほぼ等容積[4]の細胞集団を加えたものとイメージしてほしい．血液全体に対して**血球成分**の占める割合を**ヘマトクリット**[5]という．ヘマトクリットは重要なので，基準値[6]とともに記憶しておこう．液体成分は半分強しかないので，血液はかなりドロドロした液体である．

4) 成人男性では液体の割合が55％，細胞の割合が45％
5) Ht と略す
6) 成人男性が45％，女性が40％．男女差がある

> **電解質**
>
> 塩化ナトリウムのように水に溶けてイオンになる物質を電解質という．イオンの例には，Na^+，K^+，Cl^-，HCO_3^- などがある．グルコースは水に溶けてもイオンにはならないので電解質ではない．

 説明できるようになろう

細胞内液の主成分　細胞外液の主成分　血漿の主成分　血漿　ヘマトクリット

第2章 血液

浸透圧

血漿 血液は半分弱が細胞，半分強が液体

　血液はその容積の半分弱は赤血球などの細胞であり，残りの半分強は液体成分である．この血液中の液体成分のことを**血漿**という．この血漿が細胞外液の一種であることはすでに説明した．

　血漿と一般の細胞外液との最大の違いは，血漿は**蛋白質**を大量に含んでいる[1]ことである．特に**アルブミン**をたくさん含んでいる[2]．そのほか**免疫グロブリン**[3]や**血液凝固因子**なども含んでいる．アルブミン[4]は非常に重要な蛋白質である．アルブミンの特徴をまず3つ覚えておこう．

> 1. 血漿中に大量に含まれている蛋白質
> 2. 血管から漏れ出ないギリギリの大きさ
> 3. 肝臓でつくられる

1) 血漿の総蛋白質濃度は約7 g/dL
2) 血漿のアルブミン濃度は約4 g/dL
3) 抗体のこと
4) 正確には血清アルブミン

粒子の移動 水の中の粒子は，濃度の高いほうから低いほうへ移動する

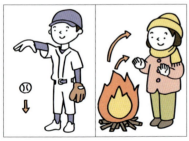
ボールは高いほうから低いほうへ移動する
熱も高いほうから低いほうへ移動する

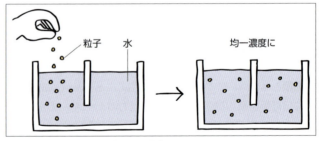
粒子も濃度の高いほうから低いほうへ移動する

　水の中に何かの粒子[5]があると，その粒子は濃度の高いほうから低いほうへ移動しようとする．つまり均一な濃度になろうとする．濃度の異なる2つの溶液を接触させた場合，濃度が均一になるには，(1) 粒子が拡散する，(2) 水が寄ってくる，の2つの方法がある．粒子と水とはその移動方向が反対である点に注目してほしい．

　体液に細胞内液と細胞外液があることはp.22で述べた．両者の成分は異なるが，その濃度は等しくなっている．これは水分子は細胞膜を自由に通過することができ，細胞内液と細胞外液の濃度が常に等しくなるように水が移動[6]するからである．

5) Na^+やK^+をイメージしてほしい

6) この移動の力を浸透圧という．浸透圧は生理学の理解のうえで非常に重要な項目である

浸透圧 アルブミンが膠質浸透圧の主役

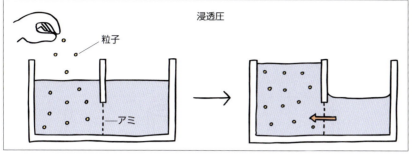

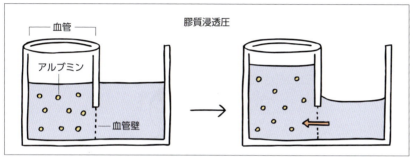

　水中に何かの粒子が不均一に存在すると，その粒子の分布は均一になろうとする．粒子の濃度が高い部分があると，粒子が拡散するか，水が寄ってくるという現象が生じ，結局，粒子濃度は低下しておちつく．

　図のように水分子は通すが粒子は通さないアミをまん中に置き，左に粒子を放り込んだ場合，左右の粒子濃度は等しくなろうとするが，粒子はアミを通れない．しかたがないので水が右から左に移動し左の水面がある程度高くなったところでつり合う．この水の移動する力[7]を**浸透圧**，小さな粒子は通過させて大きな粒子は通さない膜を**半透膜**[8]という．

　血管の場合も同じである．粒子にあたるものはアルブミンである．**血管壁**は細かな穴があいていて，水は自由に通れるが，アルブミンは大きすぎて通れない．血管内外のアルブミン濃度は等しくなろうとするが，アルブミン粒子は血管壁を通れない．しかたがないので水が血管外から血管内に移動する．このように蛋白質の力により水が血管内に移動する力を特に**膠質浸透圧**[9]という．大きな粒子の**血漿蛋白質**なら，なんでも膠質浸透圧を引きおこす．しかし，血漿蛋白質のうち粒子の数がダントツに多いのはアルブミンである．その結果，アルブミンが膠質浸透圧の主役となる．

7) この場合は水面の高さの差としてあらわれている
8) 非常に細かい穴があいている膜をイメージしてほしい．細胞膜も血管壁も半透膜である
9) 膠質とは蛋白質のこと

 説明できるようになろう
アルブミンの特徴3つ　浸透圧　膠質浸透圧

第2章 血液

浮腫と脱水

講義動画

浮腫　アルブミン低下で浮腫が生じる

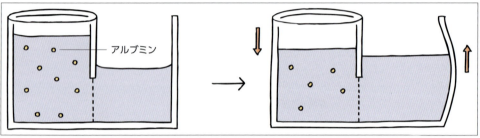
アルブミン濃度正常　　アルブミン濃度低下

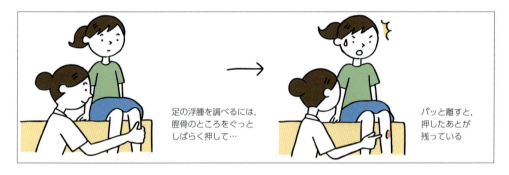
足の浮腫を調べるには，脛骨のところをぐっとしばらく押して…　　パッと離すと，押したあとが残っている

　血液中の**アルブミン**が減少した場合は，膠質浸透圧が低下し，細胞外に水分が多くなってしまう．このような状況を**浮腫**[1]といい，外見上はむくんで見える．浮腫の原因はさまざまだが，アルブミンの低下は浮腫の原因の代表である．ではどんなときにアルブミンは低下するのだろうか？

　まず第1は肝臓が悪いとき[2]である．アルブミンは肝臓でつくられているので，肝臓疾患では十分量のアルブミンをつくることができなくなる[3]．

　第2は腎臓が悪いときである．尿生成はまず**糸球体濾過**からはじまる[4]が，糸球体ではアルブミンは濾過されない．しかし**糸球体腎炎**などの病気では糸球体の濾過のアミ目が広がってしまい，本来なら通り抜けないアルブミンが濾液中に漏れ出てくる[5]．せっかくつくったアルブミンを尿中にむだに捨てることになり，血液中の**アルブミン濃度**が低下する[3]．

　第3は栄養状態が悪いときである．強い飢餓などで栄養摂取が極端に低下すると，アルブミンを合成するための**アミノ酸**がたりずアルブミン濃度が低下する[3]．

[1] むくみのこと

[2] 代表的疾患は肝硬変

[3] いずれもアルブミン濃度の低下により浮腫が生じる

[4] p.124を参照

[5] 尿検査で蛋白の有無を調べるが，尿蛋白の由来は血液中のアルブミン

酸塩基平衡　血液のpHは常に一定に保たれている

pH[6]の調節のことを**酸塩基平衡**という．**動脈血pH**の基準値は7.4である．異常な状況ではこのpHがずれることがあり，酸性側に傾くことを**アシドーシス**[7]，アルカリ性側に傾くことを**アルカローシス**という．

呼気は二酸化炭素をたくさん含んでいる．二酸化炭素は炭酸と同じものである．炭酸は酸である．つまり二酸化炭素は酸なのである．このことは呼吸と酸塩基平衡とが密接な関係にあることを示している．深呼吸を何回も行い体内から二酸化炭素を追い出しすぎると，体内の酸が減りアルカローシスになる．これを**過換気症候群**といい，息苦しさや手足のしびれを感じる．酸塩基平衡に関しては，p.76であらためて説明する．

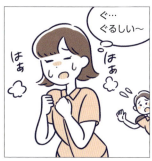

過換気症候群　深呼吸をしすぎるとアルカローシスになる．p.79を参照

6) 水素イオン濃度のこと
7) 酸は英語でアシッド acid

脱水　体液不足が脱水

からだの水分が不足した状態を**脱水**という．体液には，細胞内液と細胞外液とがあることはp.22で述べた．だから脱水には細胞内液が減少した場合と細胞外液が減少した場合の2種類がある．また単に水だけが減少した場合と，水とともに塩分も一緒に減少した場合がある．**塩分濃度**は前者は上昇し，後者はあまり変化しない．このように脱水は理屈では上記のような数パターン[8]に分けられるが，実際の臨床での脱水はこれらが重複していることが多いようである．炎天下での激しいスポーツや砂漠での遭難だけでなく，病気のために水が飲めなかったりしても脱水になる[9]．

一般的に，細胞内液の減少では**口渇感**が出現し皮膚はカサカサしてくる．これに対し細胞外液，特に血漿の減少では**血圧低下**が前面に出てくる．したがって脱水の治療では，水だけの補給でよい場合と，水と**電解質**[10]の両方の補給が必要な場合とがある．

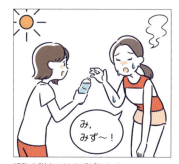

細胞内脱水ではのどがかわく

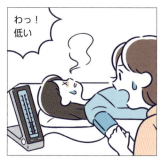

細胞外脱水では血圧が下がる

8) 水分より塩分のほうが強く減少するパターンもある
9) 急激な大出血も脱水の一種である
10) Na^+補給に重点がある場合とK^+補給に重点がある場合とがある

 説明できるようになろう
Check
アルブミン低下の原因3つ　アシドーシス　アルカローシス　脱水

第2章 血液

血球

血液幹細胞

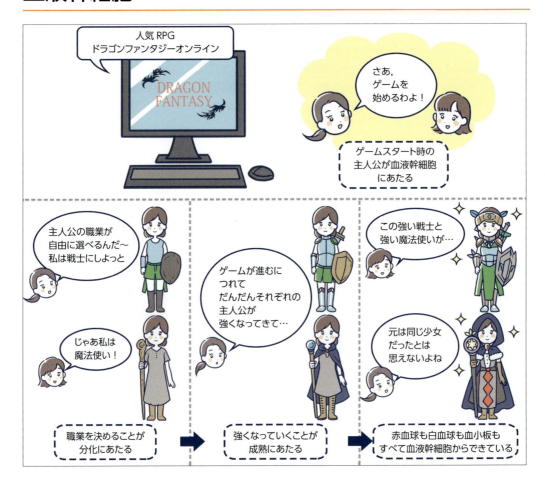

分化と成熟

●血液幹細胞から赤血球・白血球・血小板ができる

血球には赤血球[1]，白血球[2]，血小板の3種類がある．これらすべての血球はもとは血液幹細胞という同じ細胞からつくられる．ある指令[3]がきたら血液幹細胞は赤血球になり，また別の指令がきたら白血球になるのである．目的に応じて異なった細胞に変身していくことを分化[4]という．分化して間もない細胞はまだ未熟[5]で，目的の能力をあまり身につけていな

1) RBC（red blood cell）と略す

2) WBC（white blood cell）と略す．白血球とリンパ球は別のものという考え方もあるが，医学の分野ではリンパ球は白血球の中に入れる

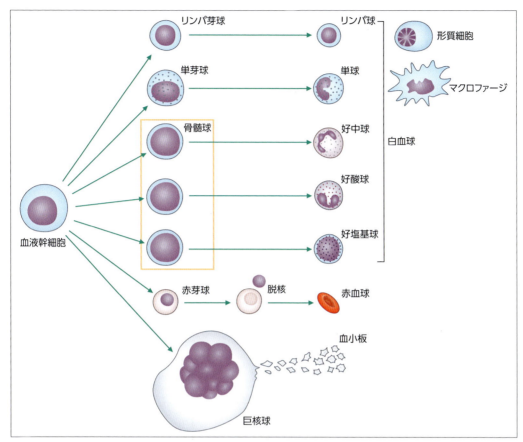

左側の細胞は未分化で未熟な細胞，右は分化・成熟した細胞である．血液幹細胞には酸素を運ぶ能力も細菌を食べる能力もない

い．細胞がその細胞独特の能力を高めていくことを**成熟**という．血球細胞の分化・成熟過程は**骨髄**で行われ，十分に成熟した細胞だけが血液中[6]に出てくる．

赤血球産生を促進するサイトカインとして**エリスロポエチン**[7]を知っておこう．エリスロポエチンは腎臓から分泌され，骨髄に作用して赤血球への分化増殖を促す．エリスロポエチンの分泌臓器が腎臓という点は重要である．

● **白血球には好中球・好酸球・好塩基球・単球・リンパ球がある**

末梢血中の血球の数は赤血球がだんぜん多い[8]のである．数だけからいうと血球のほとんどは赤血球である．白血球には5種類の細胞がある．細胞内に顆粒[9]をたくさんもっている白血球を**顆粒球**という．顆粒球は顆粒の種類により**好中球**，**好酸球**，**好塩基球**に分けられる．またほとんど顆粒をもっていない細胞に**単球**と**リンパ球**とがある．白血球の中では好中球がもっとも多く，次がリンパ球である[10]．**血小板**は巨核球という巨大な細胞の細胞質の断片である．

3) サイトカインという
4) 分化の反対は未分化
5) 「幼若」や「若い」ともいう
6) 血管内にある血液を末梢血とよぶ
7) EPOと略す（→p.133）
8) 血液 1 μL 中の赤血球数は 450〜500万個，これに対し白血球数は 5,000〜8,000個
9) 細胞質内にある小さなつぶのこと
10) 白血球数のおおよその割合は，好中球が 5〜7割，リンパ球が 3〜4割，ほかは 1割以下

 説明できるようになろう
Check

分化　成熟　血球の種類　白血球の種類　血液幹細胞

第2章 血液

赤血球 1

骨髄

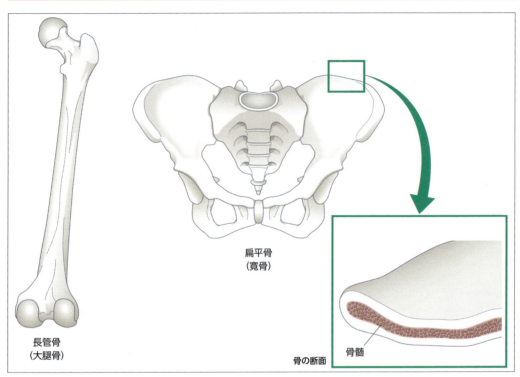

扁平な骨を扁平骨，細長い骨を長管骨という

●造血は骨髄で行われる

全身の骨は**扁平骨**と**長管骨**に大きく分けられる．扁平骨の代表は胸骨や腸骨，長管骨の代表は手足の骨である．骨はその外側は非常に硬い緻密な組織だが，中心部は割とスカスカした組織で**骨髄**とよばれている．**造血**[1]はこの骨髄で行われている[2]．造血が盛んなのは扁平骨のほうである[3]．白血病などで骨髄の検査をするときは，**胸骨**や**寛骨**（腸骨）に針を刺して，中の骨髄を採取する．

●骨髄には，赤血球・白血球の未熟な段階の細胞が存在する

骨髄には血液幹細胞および**赤芽球**，**骨髄球**[4]，**リンパ芽球**，**単芽球**など[5]が存在する．これらはそれぞれ赤血球，顆粒球，リンパ球，単球の未熟な段階の細胞である．これらの未熟な細胞や巨核球は骨髄中にのみ存在し，末梢血中には出てこない．

1) 血球をつくることを造血という
2) 胎児では肝臓などで造血が行われる時期がある
3) 造血が盛んな骨髄は赤く，盛んでない骨髄は脂肪が多く黄色い
4) もっと未熟な細胞に骨髄芽球や前骨髄球などというものもある
5) 芽球とは未熟な細胞という意味

赤血球の形　赤血球は中央がくぼんだ形をしている

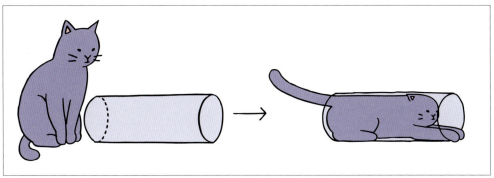

自分より狭いところは本来なら通れないが…　　　　少し形を変えれば通れる

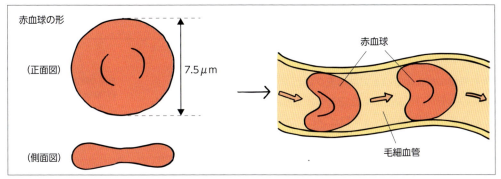

赤血球の形　　　　　　　　　　　　　　　　　　　　　　赤血球
（正面図）　7.5μm
（側面図）　　　　　　　　　　　　　　　　　　　　　　毛細血管

赤血球の長径は約7.5μm　　　　　　　　　毛細血管の内径は約5μm

　赤血球は球ではなく中央がくぼんだ形をしている．その結果，表面積が増え**酸素**のやり取りの効率がよくなっている．またこの形は球体よりも変形しやすいので，赤血球は自分の直径より狭い**毛細血管**の中をうまく通り抜けることができる．

　赤血球は骨髄でつくられるが，骨髄で成熟した赤芽球は最後に核を捨てて[6]から血液中に出てくる[7]．つまり赤血球は核をもっていない．できたてのほやほやの赤血球は核が抜けたあとが網状に見える[8]．これを**網状赤血球**という．その網は2〜3日で見えなくなる．

　赤血球は核をもってはいないがちゃんと生きている細胞である．しかし分裂増殖はできない．したがって赤血球は使い捨てであり，その寿命は約**120日**である．この使い捨てを補うためか，骨髄ではきわめて活発に細胞の分裂増殖が行われている．寿命のつきた赤血球は**脾臓**でこわされる[9]．

6) 脱核という
7) 赤血球数の基準値は次ページ表を参照
8) 網状を見るには特殊な染色が必要．そのままでは見えない
9) 脾臓に住んでいるマクロファージが貪食する

 説明できるようになろう
Check
　造血の場所　赤血球の形の長所　赤血球の産生と分解の場所

赤血球2

ヘモグロビン（Hb）　赤血球のいちばん重要な役目は酸素の運搬[1]である

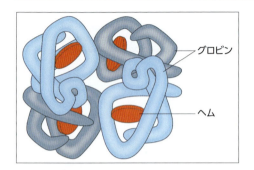

表　成人における赤血球関連の基準値

	男	女	
ヘマトクリット（Ht）	45	40	(%)
赤血球数（RBC）	500	450	(万個/μL)*
ヘモグロビン量（Hb）	16	14	(g/dL)

*μL は mm³ と書くこともある

　酸素を直接つかまえているのは**ヘモグロビン**[2]という蛋白質である．赤血球はこのヘモグロビンをつめた袋と考えてもよい．ヘモグロビンは**ヘム**という鉄を含んだ赤い色素[3]と**グロビン**という蛋白質からできている．ヘモグロビンの量にも性差があり，成人の基準値は男**16 g/dL**，女**14 g/dL**である．つまり血液の約**1割半**がヘモグロビンである．いかにヘモグロビンが多いか実感してほしい．

[1] 血液の酸素含有能力は水の約70倍
[2] Hb と略す
[3] 血液が赤いのはこのヘムのせい

貧血　酸素運搬能の低下を貧血という

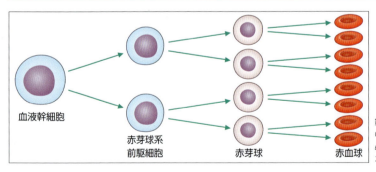

鉄はヘモグロビンの構成成分．赤芽球の分裂増殖にはビタミンB₁₂と葉酸が必要．左図の全体の流れは，エリスロポエチンの命令によって動く

　貧血では，検査上**ヘモグロビン量・ヘマトクリット・赤血球数**[4]などの低下を示す．ヘモグロビンの材料として**鉄**が必要となる．また赤芽球の段階ではきわめて盛んに分裂増殖を繰り返している．赤芽球は一定量の**核酸**を含んでおり多数の赤芽球をつくるにはその分の核酸もつくる必要があ

[4] 成人の基準値は上の表を参照

る．そして核酸の材料は**ビタミン B$_{12}$**と**葉酸**である．また赤血球をつくるためには**エリスロポエチン**[5]も必要となる．

鉄が不足すると，十分量のヘモグロビンがつくれなくなり貧血となる．ビタミン B$_{12}$や葉酸が不足しても，細胞分裂がうまくいかず貧血となる．エリスロポエチンが不足しても，やはり貧血になる．このように貧血の原因にはいろいろある．しかし頻度的には鉄欠乏の場合が多いようである．

[5] 腎臓から分泌されるホルモン（→p.133）

ヘモグロビン代謝　ヘモグロビンの代謝産物がビリルビン

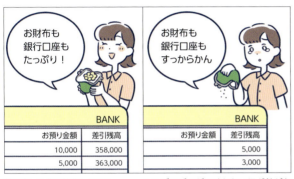

鉄の余った分は貯蔵してある　　ヘモグロビンがつくれないほど鉄が欠乏しているときは貯蔵鉄も枯渇している

ヘモグロビンのなりたち

ヘモグロビン＝ヘム＋グロビン
↓
ヘム＝鉄＋鉄以外の成分[6]

ヘモグロビンの鉄は完全に再利用しているので，出血さえなければ鉄が欠乏することはあまりない[7]．女性は月経の出血がある分，鉄欠乏になりやすく，成長期の子どもや妊婦では体内の**総血液量**が増えるので，十分な鉄の補給が必要となる．鉄は**肝臓**に貯蔵されている[8]．体内に鉄が欠乏してくると，まずこの**貯蔵鉄**を使用する．貯蔵鉄がなくなってからはじめて，**ヘモグロビンの鉄**が減少するようになる．逆にいうとヘモグロビンの鉄が不足している場合は貯蔵分の鉄は枯渇しているということである．**鉄欠乏性貧血**時の鉄の補給は貯蔵鉄の分まで補う必要がある．

ヘモグロビンは，鉄を含んだヘムという色素とグロビンという蛋白質からできている．赤血球は寿命がきたら脾臓でこわされてしまう．鉄とグロビンは再利用されるが，ヘムの鉄以外の成分は代謝を受け，**ビリルビン**という物質になり肝臓を経て胆汁中に捨てられる．このビリルビンは茶色をおびており胆汁の主成分[9]である．

ヘモグロビンの色は，酸素を受け取ると鮮紅色，酸素を離すと暗赤色[10]となる．そしてビリルビンは茶色である．肝臓疾患などで体内にビリルビンが増加すると，皮膚も茶色になる[11]．ビリルビンは重要なので，p.106であらためて説明する．

[6] 鉄以外の成分はビリルビンになり胆汁中に捨てられる

[7] 体内にはヘモグロビン以外にも鉄は存在しており，その分の鉄の補給は必要

[8] 鉄を多く含んだ食物の代表はレバー

[9] 便の色はこのビリルビンの色（→p.106）

[10] 動脈血は真っ赤，静脈血は赤というよりはどす黒い

[11] このような状態を黄疸（おうだん）という

 説明できるようになろう

Ht・Hb・赤血球数の基準値（単位も）　赤血球産生に必要なもの　ヘモグロビンの分解産物

33

白血球と免疫 1

自己と非自己　免疫とは非自己の認識と排除である

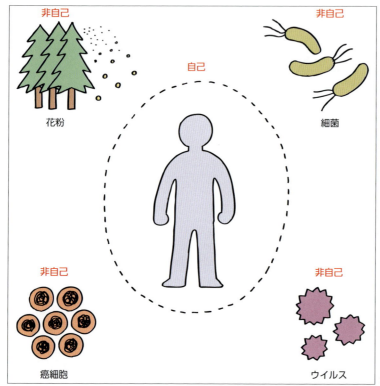

自己と非自己の識別が免疫の基本

　世の中のすべての物質は，自分のからだの正常な構成成分とそれ以外のものとに分けることができる．前者を **自己**，後者を **非自己** という．自己とは自分自身の細胞や組織のことである．自己以外はすべてが非自己である．たとえば細菌やウイルスなどの **病原体** はもちろんのこと，寿命のきた細胞，癌細胞，他人の細胞，さらに一部の **化学物質** など，自分の **正常組織** 以外のものすべてが非自己[1]である．これには毒性の有無は直接関係はない．たとえば **スギ花粉** はそれほど毒性がないが非自己である．
　免疫 とは自分のからだを守ることである．そのためには2つの段階が必要となる．まず自己と非自己を **識別** すること，そして次に非自己と認識したものを **排除** することである．この非自己の認識と排除の方法に，ヒトの **免疫システム** はさまざまな方策をそろえている．

1) 非自己と認識されうる物質を抗原という

白血球

免疫を担当している血球が白血球である

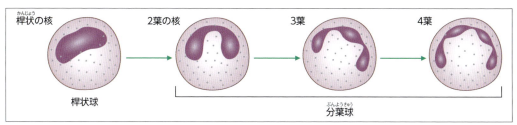

好中球は成熟するにつれ核がくびれてくる

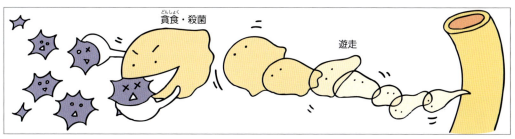

好中球は遊走・貪食・殺菌の3つの作用をもつ

　白血球は骨髄で**幹細胞**からつくられる．末梢血中の白血球数の基準値はおよそ5,000〜8,000個/μLくらいである．白血球には**好中球**，**好酸球**，**好塩基球**，**単球**，**リンパ球**の5種類がある．数からいうと第1に好中球，第2にリンパ球である．

　好中球は非自己の異物，特に細菌を食べること[2]が主な仕事である．細菌が体内に侵入すると好中球は血管から抜け出して細菌の場所まで移動し，細菌を食べて消化する．つまり走って食べて殺すという3つの作用[3]をもっている．血管外で細菌を食べた好中球は死んで[4]しまう．この死骸が膿である．好中球は核がくびれていることが多く，あたかも核が複数[5]あるように見える．多核白血球というと好中球のことだと考えてよい．

　単球は組織に住みついて，**マクロファージ**[6]とよばれる細胞になる．マクロファージは好中球よりももっと強い貪食能力をもっている．さらに細菌などが侵入したとき，それがどんな細菌かをほかの免疫担当の細胞に教えている[7]．すなわち，好中球と単球は異物の**貪食**が主な仕事なのである．

2) 貪食という．「貪」の漢字を「貧」とまちがえないこと

3) 遊走能，貪食能，殺菌能という

4) いったん血管の外に出た好中球はもどってこない．つまり使い捨て

5) 実際の核の量は1つ

6) 大食細胞ともいう

7) 抗原提示という

> **日和見感染**
>
> 病気や薬などで免疫力が非常に低下したとき，カビのような普段なら負けないような弱い菌に負けて感染してしまうこと．免疫は強すぎても弱すぎてもいけない．

 説明できるようになろう
Check
　　　免疫とは　単球とマクロファージの関係

白血球と免疫 2

リンパ球 リンパ球は大きくBリンパ球とTリンパ球とに分けられる[1]

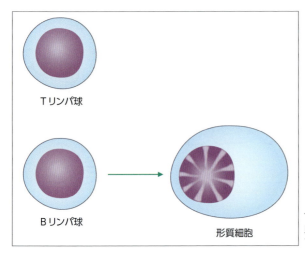

Tリンパ球とBリンパ球とは外見はほとんど同じ．普通の方法では見分けがつかない

　Bリンパ球は抗体[2]という蛋白質をつくっている．抗体は抗原に結合することにより抗原を無毒化する．Bリンパ球が抗体づくりに専念したい場合は形質細胞[3]に変身する．これに対しTリンパ球は免疫の調節を行っている[4]．免疫システムに対し，もっと働け，あるいはあまり働くなと指揮する調整役である．さらにある種のTリンパ球は直接癌細胞などをやっつけることもできる．

　つまり単純に言い切ると，Tリンパ球が非自己の認識を行い，Tリンパ球の指揮のもと，抗体および好中球，マクロファージ，リンパ球などの協同作用で非自己を排除している．なお，リンパ球は血液中のみならず，骨髄・胸腺[5]・リンパ節・脾臓などにたくさん存在している．

1) どちらにも分類されないリンパ球もある
2) 抗体による免疫を液性免疫という
3) Bリンパ球も抗体をつくるが，形質細胞の方がもっと効率よく抗体をつくる
4) Tリンパ球主体による免疫を細胞性免疫という
5) 胸腺ではTリンパ球の訓練をしている

アレルギー　本来ならばおこってはいけない過剰な免疫反応がアレルギーである

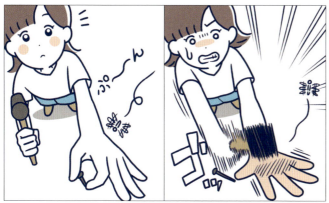

アレルギーの例　　　　非自己の攻撃時にへんなことがおこる

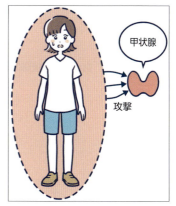

自己免疫疾患の例　自己を非自己とまちがえて攻撃

　免疫反応の過程で，本人にとってマイナスの結果を引きおこしてしまった場合を<u>アレルギー</u>という．

　たとえば自己を非自己とまちがえて，自分の組織を攻撃してしまう場合がある．これは<u>自己免疫疾患</u>とよばれる病態で，<u>全身性エリテマトーデス</u>[6]や<u>関節リウマチ</u>[7]がその代表である．また，非自己を攻撃するとき，そのとばっちりで本人にマイナスの影響を及ぼす場合もある．たとえばスギ花粉が飛んできた場合，それほど必死になって戦う必要もないのに過剰すぎる反応をおこし，結果として鼻や目に悪い影響をおこしているのが<u>花粉症</u>[8]である．同様に家ダニなどに対して反応し，肺に悪い結果を引きおこしている例に<u>気管支喘息</u>，皮膚に悪い結果を引きおこしている例に<u>アトピー性皮膚炎</u>などがある．<u>腎炎</u>や<u>肝炎</u>もよく似た機序で生じている．

　気管支喘息などでの主役は<u>肥満細胞</u>[9]である．肥満細胞の中には特殊な化学物質がたくさん含まれており，免疫反応の結果，この化学物質[10]が細胞内から細胞外へ放出されることが直接の原因である．したがってこの化学物質の放出やその効果を抑える薬がアレルギーの薬となる．

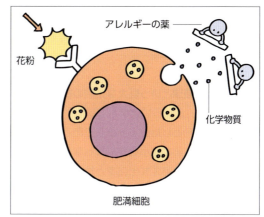

肥満細胞からの化学物質放出

6) SLE と略す．血管などが自分の免疫システムの攻撃を受けている
7) 関節が自分の免疫システムの攻撃を受けている
8) 医学的な病名はアレルギー性鼻炎
9) マスト細胞ともいう．白血球の好塩基球と同じものと考えてよい
10) 代表はヒスタミンという物質

✓ **説明**できるようになろう
Check
　　リンパ球の種類を2つ　アレルギー　気管支喘息を引きおこす主役の細胞

血液凝固 1

血小板　　血小板は巨核球の断片である

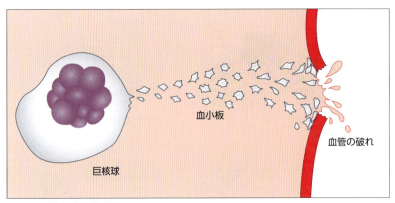

血小板は巨核球の細胞質の断片

　血小板は**巨核球**という巨大な細胞の細胞質の断片である．**末梢血**中には15〜40万個/μLくらい含まれている．血小板は核もなく分裂増殖もできないが，ちゃんとした生きた細胞である．血小板は粘着性が強く，血管が破れたときは，まず血小板が凝集しながらその破れに多数くっついてその穴をふさぎ，とりあえず出血をとめる．

講義動画

血液凝固　　血漿には固体になる能力がある

　血液を採血して試験管内に放置しておくと数分で固まってしまう[1]．そのまま数時間たつと黄色い液がしみ出てくる．この場合の赤い塊を**血餅**（けっぺい），しみ出てきた液を**血清**（けっせい）[2]という．血餅を細かく観察すると，非常に細い線維状[3]のものに**赤血球**が絡み取られているように見える．出血時に血小板がふさいだ血管の破れは，この凝固した血液の塊がより強く栓をする．

　このように出血をとめるのは血小板だけではない．**血漿**にも止血能力がある．血漿はそもそも液体だが，出血などがあると血漿は固体に変化する．液体が固体になるからくりは，血漿中の可溶性の蛋白質が不溶性に変化して析出してくることにある．むずかしく言うと，可溶性の**フィブリノゲン**[4]が重合して不溶性の**フィブリン**[5]になった，というわけである．

[1] 凝固である

[2] 血液検査等で血中濃度を測定する場合，この血清中の濃度を測定する場合が多い

[3] 糸やヒモや網をイメージしてみよう

[4] 日本語で線維素原

[5] 日本語で線維素

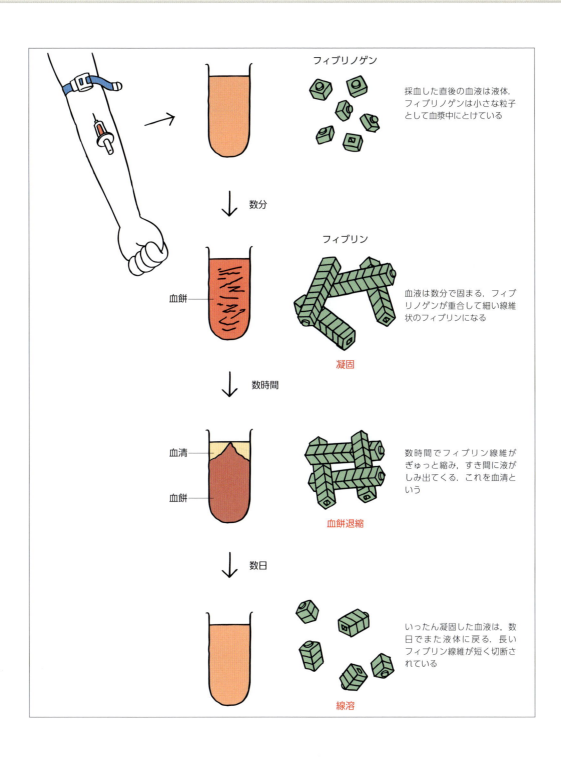

- ✅ **説明**できるようになろう
  血小板数　血清

39

血液凝固 2

凝固因子

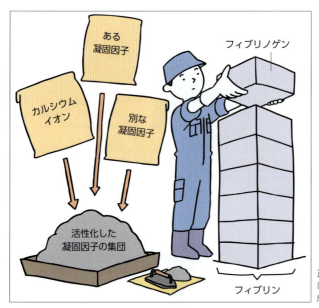

正常では，十数種類の活性化した凝固因子の共同作業により，フィブリノゲンをくっつけてフィブリンを形成する

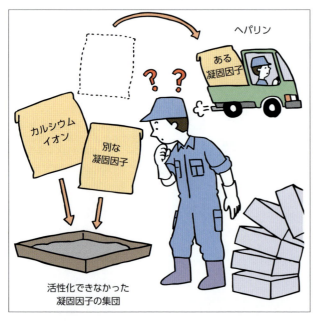

ヘパリンがあるとフィブリンは形成されない

- ●血液凝固に関与している物質を凝固因子という

  凝固因子には十数種類があり，これらが順番に作用して**血液凝固反応**をすすめる．

  凝固因子のほとんどは蛋白質[1]だが，**カルシウムイオン**（Ca^{2+}）も凝固因子の1つである．カルシウムは**イオン化**している必要があり，イオン化していないカルシウムには凝固因子としての作用はない．凝固因子のいくつかは**肝臓**でつくられている．肝臓病では凝固因子の産生が低下し，出血しやすくなることがある．肝臓が凝固因子をつくる際には**ビタミンK**[2]が必要となる．ビタミンK不足の場合にも出血しやすくなる．

- ●凝固因子のはたらきを阻害すれば血液は凝固しない（抗凝固）

  ヘパリンという物質はある凝固因子の作用をとめるため，ヘパリンが存在すると血液は凝固しない．**血管内皮細胞**[3]はヘパリンをもっており，血液が血管壁と接触しても血は固まらない．ところが血管が破れると血液は内皮細胞以外のものと接触することになり，この接触が引き金となって凝固因子が作動しはじめ，血液凝固反応がおこる．

  カルシウムイオンは凝固因子の1つであることは上記で述べた．ということは血液中からカルシウムイオンを除去すれば血液は凝固できないということである．輸血用の血液にはカルシウムイオンを除去するような物質が加えられており凝固を防いでいる．また検査用の血液にも同様な処理を行うこともある[4]．

1) 先天的にある凝固因子が欠損して，出血しやすくなった病気が血友病
2) ビタミンKは納豆やクロレラに多く含まれる
3) 血管とは内側が内皮細胞で覆われた管である
4) 血液凝固阻止にはさまざまな方法がある

線維素溶解現象（線溶） <small>凝固した血液は数日で液体となる</small>

採血した血液を試験管に入れるとすぐに凝固するが，そのまま数日間放置するとまた液体にもどる．こうなった血液は二度と凝固しない．これは不溶性になっていた**フィブリン**の長い線維が短く切断されて**可溶性**になったためである．血管の破れをふさいでいた**凝血塊**は，血管が修復されたあとは不要となり除去されるべきなので，この現象は理にかなっている．このようにいったん凝固した血液が液体に戻ることを**線維素溶解現象**，略して**線溶**[5]という．凝固から線溶までが広い意味での**血液凝固**[6]である．

せんよう

5) 線溶はプラスミノゲンという蛋白質がプラスミンになることによりおこる．このプラスミンがフィブリンを切断する
6) 狭義の凝固系に異常がなくても，線溶が強すぎるために出血が続くこともある

✓ **説明できるようになろう**
Check

血液凝固に重要なイオン　凝固因子をつくっている臓器とそれに必要なビタミン　抗凝固物質の例　線溶

41

血液型

ABO式血液型　赤血球の表面にAとBの印がついている

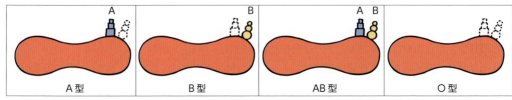

A型	B型	AB型	O型
表面にAという印をもっている赤血球がA型	表面にBという印をもっている赤血球がB型	表面にAという印とBという印の2つの印をもっている赤血球がAB型	表面にAという印もBという印ももっていない赤血球がO型

　赤血球の表面には，生まれつきある特定の印[1]がついている．その印には2種類，AとBとがある．つまりAという印がついた赤血球が **A型**，Bという印がついた赤血球が **B型**，AとBの両方の印がついた赤血球が **AB型**，まったく印がついてない赤血球が **O型**，というわけである．このAとBによる分け方を **ABO式血液型** という．

[1] 複数の糖がつながったもの

Rh式血液型　もう1つの血液型分類法

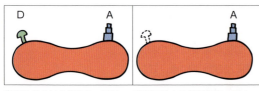

表面にDという印をもっている赤血球がRh⁺型．この例はA型のRh⁺型

表面にDという印をもっていない赤血球がRh⁻型．この例はA型のRh⁻型

　血液型にはABO式以外にもう1つ **Rh式** という分類法がある．血液型にはたくさんの分け方があるが，臨床的に問題になるのは通常ABO式とRh式の2種類である．Rh式では赤血球表面に特定の印があれば **Rh⁺**，なければ **Rh⁻** と規定する[2]．D型ともいう．**Rh式血液型** には細かくは6種類あるが，D型の有無がRh⁺とRh⁻である，と理解しておけばよいだろう．Rh⁻の人の割合は全体に少なく，日本人で **2%** くらいである[3]．
　Rh⁻の女性がRh⁺の子どもを妊娠したとき，母体中の抗体が胎盤を通過して胎児に移行し，胎児の赤血球を破壊することがある[4]．

[2] それぞれ，アールエイチプラス，アールエイチマイナスと読む
[3] 白人や黒人はもう少し多い
[4] 胎児赤芽球症という

Rh⁻の人には必ずRh⁻の血液を輸血する．しかしRh⁺の人へはRh⁺とRh⁻のどちらの血液を輸血してもかまわない．ただ，献血で得られるRh⁻の血液は数が少なく貴重なので，普通はRh⁺を輸血する．

　結局，輸血の場合の血液型は，ABO式4種類（A，B，AB，O）とRh式2種類の組み合わせ（Rh⁺，Rh⁻），すなわち合計8種類（AのRh⁺とRh⁻，BのRh⁺とRh⁻，ABのRh⁺とRh⁻，OのRh⁺とRh⁻）に分けられる．

血液型と遺伝子　　A型B型の印の本体は赤血球膜の表面にくっついた糖である

　遺伝子は糖のつき方を直接決めることはできない．遺伝子が決めているのは蛋白質つまり**アミノ酸**の鎖の順番だけである．糖がくっつくのは糖をくっつける**酵素**[5]のはたらきの結果である．どんな糖がくっつくかは，その糖をくっつける酵素をもっているか否かによる．つまりA型になるように糖をくっつけていく酵素と，B型になるように糖をくっつけていく酵素とがあるわけで，前者の酵素だけをもっている人はA型になり，後者の酵素だけをもっている人はB型になる．両方の酵素をもっていればAB型，両方とももっていなければO型になる．酵素をもっていない人は広い意味では遺伝的な**酵素欠損症**ともいえる．この酵素の有無は**メンデルの法則**にしたがって遺伝するため，血液型もメンデルの法則にしたがって遺伝する．なお血液型と性格の相関は医学的には証明されていない．

[5] これは蛋白質である

血液型とクロスマッチングテスト

赤血球などの輸血を行う際には，毎回必ずクロスマッチングテストを行う．患者血液と輸血用血液との適合性を毎回確認する必要があるからである．輸血を行ったあとに，赤血球の凝集や溶血性副作用などが発生しないことを事前に確認するために，毎回の輸血前に必要な検査である．
患者血液と輸血用血液の血球と血漿（もしくは血清）をクロスして反応させることからクロスマッチングテスト（交差適合試験）とよばれる．
ABO式血液型に応じて，各個人は生まれたときから抗A抗体や抗B抗体をもっている．これを規則抗体とよび，これ以外の抗赤血球抗体は不規則抗体とよばれる．輸血歴のある患者や妊娠歴のある女性などでは，ABO型以外の血液型抗原（Rhも含む）に感作された結果，それに対する抗体をもつ場合がある．この不規則抗体があると，赤血球の凝集や溶血の危険性が生じる．
クロスマッチングテストは，血液型の適合性と患者血清中の不規則抗体の有無を確認するためにも，非常に重要な検査である．

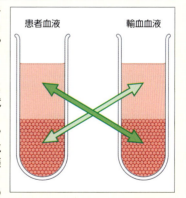

クロスマッチングテスト　矢印の血球と血漿とを混ぜあわせて反応を調べる．濃い色の矢印をオモテ試験，うすい色の矢印をウラ試験という

 説明できるようになろう

臨床上重要な血液型分類法2つ　クロスマッチングテスト　D型赤血球

章末問題

准看護師試験既出問題

次の記述のうち，正しいものはどれか．
1．血液のpHが正常範囲を超えて小さくなった状態をアシドーシス，大きくなった状態をアルカローシスといい，原因により呼吸性と代謝性に分ける．
2．血液は血球（赤血球，白血球，血小板）と液体成分（血漿）とからなり，全血液量は体重の約1/7〜1/8といわれる．
3．血液中のグルコースを血糖といい，エネルギー源としてはたらく．空腹時の血糖値は110〜130 mg/dLを基準値とする．
4．血小板は血液中に約15万〜40万/μL存在する．核を有し，寿命は平均100〜200日といわれる．

解説 1．正しい　2．血液量は体重の1/13，およそ4〜5L程度　3．空腹時血糖値の基準値は約80 mg/dL程度　4．血小板には核はなく，寿命は7〜10日
答え [1]

看護師国試既出問題

血小板の機能はどれか．
1．抗体産生
2．浸透圧調節
3．酸素の運搬
4．血液凝固

解説 1．抗体産生はリンパ球　2．浸透圧調節は血漿　3．酸素の運搬は赤血球　4．正しい
答え [4]

歯科医師国試既出問題

血液凝固に関与するのはどれか．
1．プラスミノゲン
2．フィブリノゲン
3．アルブミン
4．グロブリン
5．ミオグロビン

解説 1．線溶に関与する　2．正しい　3．血漿蛋白の一種　4．血漿蛋白の一種　5．筋肉の蛋白質
答え [2]

第3章

循環

心臓の構造 1
心臓の構造 2
冠動脈
心周期
心拍リズム
心電図
血圧
血圧と血流量

第3章 循環

心臓の構造 1

講義動画

心臓の位置

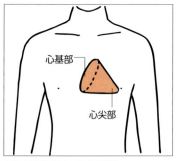

心臓の位置は正中で心尖部が左

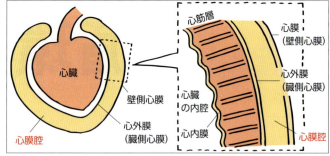

心膜が心臓を包み込む（心外膜は心臓側にある心膜という意味で臓側心膜とよばれる）．これと壁側心膜の間に心膜腔が存在する

心筋壁と心膜との関係（心内膜は血管の内膜と同じもの）

●心臓の外観は円錐形

心臓の外観はハート形というよりは円錐形である．心臓の位置は左といわれているが，実際には**心基部**がまん中，**心尖部**が左[1]，つまり円錐を左に倒したと考えてほしい．心臓は筋肉[2]からなる容器である．この容器の表面は心筋細胞ではない別な細胞が覆っており，容器の内面を**心内膜**[3]，外面を**心外膜**という．さらに，心臓全体は心膜で覆われており，激しく動いてもまわりの組織との間で擦り傷がつかないような構造になっている．

●4つの部屋と4つの弁

心臓には4つの部屋と4つの弁がある．これらの名称と血液が流れる方向（p.52の図を参照）は完璧に覚えよう．**左心房**と**左心室**には酸素をたくさん含んだ**動脈血**が流れており[4]，**右心房**と**右心室**には酸素をあまり含んでない**静脈血**が流れている[5]．**大動脈弁**と**肺動脈弁**を**半月弁**といい，半円形[6]のヒラヒラ[7]が3枚一組で血液の逆流を防いでいる．**僧帽弁**[8]と**三尖弁**は**房室弁**という．各弁の特徴を次ページの表にまとめた．僧帽弁の弁尖数は2枚である．

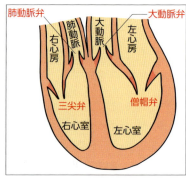

心臓の構造をごく簡単に示した

1) 円錐の底面付近を心基部，頂点を心尖部という
2) 心筋といい，横紋筋だが不随意筋（→p.156）
3) 心内膜の最内層は血管の内膜と同じように内皮細胞が覆っている
4) 左心系という
5) 右心系という
6) 半月と半円は同じ意味
7) 弁尖という
8) キリスト教の司教がかぶる帽子によく似ているのでこの名前がついた

表 心臓の弁の特徴

名称	種類	腱索	弁尖の数	系	場所	弁閉鎖時の圧差	弁障害発生頻度
僧帽弁	房室弁	有	2枚	左心系	左心房→左心室	約 120 mmHg	最も多い
大動脈弁	半月弁	無	3枚	左心系	左心室→大動脈	約 70 mmHg	次に多い
三尖弁	房室弁	有	3枚	右心系	右心房→右心室	約 20 mmHg	少ない
肺動脈弁	半月弁	無	3枚	右心系	右心室→肺動脈	約 5 mmHg	少ない

講義動画

乳頭筋と腱索　房室弁は腱索がささえている

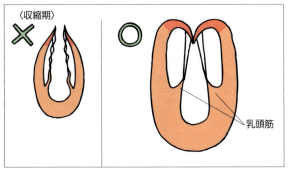
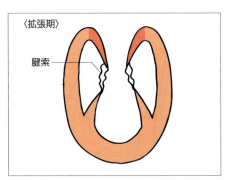

収縮期ではそのままでは腱索がゆるむ　　乳頭筋が収縮することで，腱索がゆるまないようにする　　拡張期は僧帽弁が開く

　房室弁は心室が収縮している間[9]は閉じている必要がある．房室弁には閉じたとき反対側にめくり返らないように**腱索**というひも[10]がついており，この腱索は**乳頭筋**につながっている．心室が収縮すると腱索のついている位置は弁に近づく．もし乳頭筋がなければ，心室が収縮すると腱索はゆるんでたわみ，弁がめくれてしまう．そこで乳頭筋が収縮して腱索を引っぱり，弁がめくれないようにしている．心室の収縮と同時に乳頭筋も収縮しているのである．

　半月弁には腱索はついていない．心臓の弁が耐えるべき圧力は，半月弁のほうが房室弁より低い[11]せいか，半月弁は腱索でひっぱらなくてもめくりかえらない．

9) 心室の収縮期である

10) パラシュートのヒモをイメージすればよい．腱がヒモ状に細くなったもの

11) 僧帽弁にかかる圧は心室の収縮期圧（約 120 mmHg）であり，大動脈弁にかかる圧は大動脈の拡張期圧（約 70 mmHg）である

心臓弁膜症

弁に障害がおこり，うまくはたらかなくなる病気のこと．弁の障害には2種類ある．すなわち，弁が狭くなり血液が通りにくくなる場合と，弁が完全に閉じず逆流がおこる場合である．前者を狭窄症，後者を閉鎖不全症という．両者が合併することもある．重症の場合は手術で人工弁と置き換える．

 説明できるようになろう
Check
　　心臓の部屋・弁・動静脈の名前と血液の流れ　乳頭筋のはたらき

第3章 循環

心臓の構造 2

収縮圧と壁の厚さ

● 左心室がメイン，右心室はオマケ

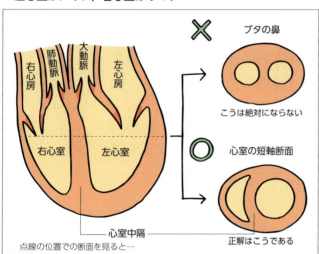

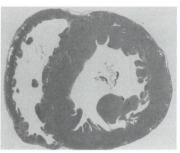

実際の心臓の断面の写真（ウサギ）

　左右の心室の壁の厚さがどの程度違うのか，実際に示したのが上の図と写真である．左右の心室を比べて，左心室がメインで右心室はそのオマケみたいなものである，ということを実感してほしい．発生する圧は左心室が **120 mmHg**[1]，右心室が **20 mmHg** とおよそ6倍の差がある．壁の厚さも数倍の差があってしかるべきだろう．**心室中隔**[2]も左心室のためだけにあるように見える．

　心房は右心室よりももっとうすい壁からできている．その生み出せる圧はたいしたことはないので，たとえ心房がまったく収縮しなくても[3]，**心機能**としてはそれほどの影響は受けない[4]．極論すれば，心機能上は心房なんかはたらかなくても何とかなるってことである．

● 左心室は収縮期圧が高い

　心臓には4つの部屋があるが，その力，つまり **収縮力** は全く異なる．これらの力を収縮時の圧でみると，右ページの図のようになる．ケタ違いに強いのが左心室，まあまあが右心室，心房は左右ともほとんどゼロと考えてよい．

　この発生する圧の違いは何に由来するのであろうか？　これらは各部屋の **筋肉量**，つまり **壁の厚さ** を示している．つまり左心室の壁は非常に厚く，右心室の壁はまあまあ，心房壁はうすくなっているのである．

1) 収縮期血圧（→p.58）に相当する
2) 左心室と右心室との間の壁．心筋でできている
3) 心房細動という不整脈では心房はまったくはたらいていない
4) 非常に大まかに言って，心機能は約2割程度低下する．健常な心臓では十分代償可能である

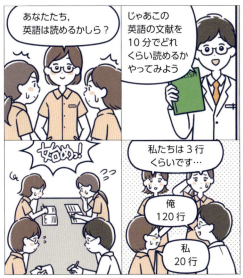

この4人は同じ日本人なのに英語力が全く異なる．
同様に心臓の4つの部屋の力も全く異なる

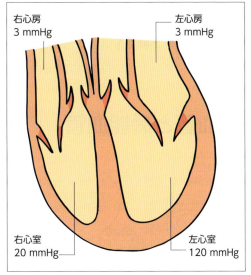

心臓の4つの部屋の収縮時の圧はまったくちがう

講義動画

1回拍出量　1回拍出量は70 mL

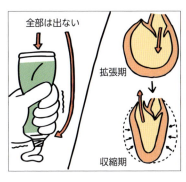

チューブを押しても全量はなかなか出ないように，心室の拡張期容積と収縮期容積との差が押し出される血液量である

　はみがきチューブを単にギュッと押しても，中身が全部出るわけではない．普通はチューブの中に少しは残ってしまう．心臓も同様で，心室が収縮するときにその中の血液をすべて押し出すわけではない．押し出す**血液量**は，拡張時の**心室容積**から収縮時の心室容積をひいたものである[5]．これを **1回拍出量**といい，およそ 70 mL くらいである．

5) 収縮により拡張期の血液のうち何%を押し出せるかの割合を駆出率という．その基準値は約 80%

 説明できるようになろう
Check
収縮期圧と心室・心房の壁の厚さ　1回拍出量

第3章 循環

冠動脈

栄養血管と機能血管

講義動画

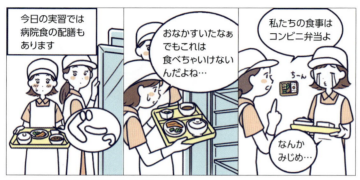
仕事上の商品には手をつけてはいけない

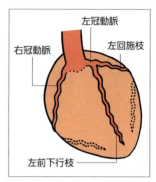
冠動脈の数は根元2本，実質3本ある

●心筋にも酸素や栄養を供給しなければならない

心臓の筋肉つまり**心筋細胞**にも酸素や栄養が必要である．心房や心室の内腔にはたくさんの血液があるが，この血液は心筋の**酸素供給**には使われない．心筋に酸素を供給しているのは**冠動脈**とよばれる特別な血管である．冠動脈のように組織の細胞に酸素や栄養を供給している血管を**栄養血管**という．まずは，心筋が冠動脈で栄養されていること[1]を理解してほしい．

これに対し，組織がその作用を発揮するための血管を**機能血管**[2]という．心臓においては心房や心室は血液が流れる「血管」の一種だが，この中の血液を送り出すことが心臓の使命である．このように臓器によっては2種類の血管をもっている場合がある．たとえば肺は**肺動脈**から来た血液に酸素をわたす．しかし肺の細胞は**気管支動脈**[3]という血管から栄養や酸素を受け取っている[4]．肝臓も同様で，門脈の血液に対していろいろな代謝を行い，肝臓の細胞は**肝動脈**から栄養や酸素を受け取っている[5]．

●心筋は冠動脈から栄養を受ける

冠動脈は大動脈の最も心臓に近い部位，つまり大動脈弁の直上2か所から計2本の動脈として出てくる．これを**右冠動脈**[6]と**左冠動脈**という．**左冠動脈**はすぐに2本に分かれる．1本は**左前下行枝**[7]といい，心室の前面を走る．もう1本は**左回旋枝**[8]といい，心室の左側側面から後面を走っている．ここでは冠動脈の数は根元2本[9]，実質3本[10]あることを覚えておこう．

1) 心臓の栄養血管が冠動脈
2) 心臓の機能血管は心房と心室および大動静脈と肺動静脈
3) 大動脈から出ている
4) 肺の機能血管は肺動脈，栄養血管は気管支動脈
5) 肝臓では門脈と肝動脈の栄養補給の役割はそれほど厳密には分かれてはいない
6) RCAと略す
7) 解剖学では前室間枝と表現することも多いが，臨床では左前下行枝という名称を使っている．LADと略す
8) LCxと略す
9) RCAと左冠動脈である
10) RCA，LAD，LCxである

心筋内の動脈 　冠動脈は心臓の表面に存在する

実質3本ある冠動脈は心筋の中ではなく心臓の表面に存在している．そして表面を走りながら枝分かれし，さらに図のように心筋の中に細い枝[11]を次々に出していく．血液は表面の冠動脈から心筋内の細い枝に流れ込む．

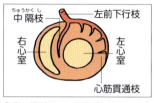

心室の横断面　冠動脈が心筋内へ枝を出している

11) 中隔枝や心筋貫通枝というがこの名称は覚えなくてよい

 講義動画

 講義動画

終動脈 　終動脈がつまると梗塞を起こす

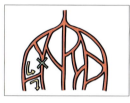

一般の動脈では1か所くらいつまっても血液は迂回して流れる

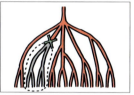

冠動脈では1か所でもつまると血液はその先へは流れない

普通の動脈というのは枝分かれしたらその先でまたくっつき，再度枝分かれというように分岐してだんだん細くなっていく．血管同士がくっついているので，どこかで動脈が1か所つまっても迂回路[12]があり，つまった先へも血液は流れていくことができる．ところが冠動脈は木の枝のように枝分かれしたら再びくっつくことはない構造になっている．このような血管分布の様式を**終動脈**という．

終動脈ではどこか1か所つまるとその先には血液がまったく行かなくなってしまう．つまり心臓は血流不足[13]になりやすい臓器なのである．完全に血管がつまってしまい，その先の組織が死んでしまう病気を**心筋梗塞**という．完全にはつまらなくても，冠動脈が狭くなって十分な血液が流れなくなったものを**狭心症**という．心筋梗塞も狭心症[14]も急激かつ激しい心臓の痛みが生じる．

12) 血管の迂回路のことを側副血行路という

13) 組織の血流不足のことを虚血という

14) 心筋梗塞と狭心症を虚血性心疾患という

狭心症の治療法

狭心症は冠動脈が狭くなって十分量の血液が流れないのが原因である．したがって血管を広げたり，別な血流経路をつくるのが治療法となる．前者は薬で広げたり，風船つきのカテーテル（細い管のこと）を冠動脈内に挿入して風船をふくらませることにより血管を広げたりする．後者では狭くなった冠動脈の下流に別な血管を直接つなぐ手術（バイパス手術という）を行う．

 説明できるようになろう

Check

栄養血管の例を3つ　冠動脈の名称　冠動脈血流の周期　終動脈　狭心症と心筋梗塞

第3章 循環

心周期

心音 弁が閉じるときに音がする

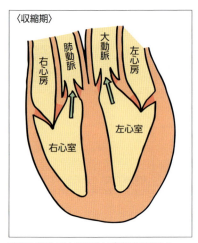

血液は心室から大動脈および肺動脈に流れる．半月弁が開き房室弁は閉じる

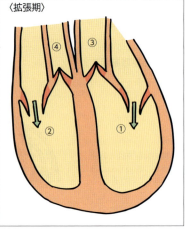

血液は心房から心室に流れる．房室弁が開き半月弁は閉じる

〈房室弁〉
収縮初期に閉じ，拡張初期に開く
①僧帽弁
②三尖弁

〈半月弁〉
拡張初期に閉じ，収縮初期に開く
③大動脈弁
④肺動脈弁

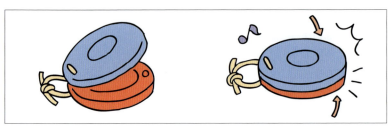

カスタネットは閉まるときに音がする．弁も閉まるとき音がする

　カスタネットを閉じると音がする．同じように心臓の弁が閉じるときには弁同士がぶつかり合って音がする．心臓がドキドキという音はこの弁のぶつかり合う音である．弁は全部で4つあるので，音も4種類存在するが，実際には音は2種類のように聞こえる．それは**僧帽弁**と**三尖弁**[1]はほぼ同時に閉じ，**大動脈弁**と**肺動脈弁**[2]もほぼ同時に閉じるからである．心臓に異常があると，弁の音の大きさや音色が変わったり，音の発生時期がずれたり，新しい音[3]が発生したりする．

1) これら房室弁の閉じる音をⅠ音という
2) 半月弁の閉じる音をⅡ音という
3) Ⅲ音やⅣ音が聞こえることもある．ⅢⅣ音とⅣ音は弁のぶつかる音ではない

心周期 心臓の収縮と拡張のくり返しを心周期という

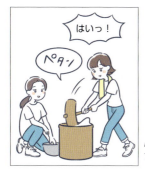

心房の収縮と心室の収縮は連係プレイである

　心臓は収縮と拡張をくり返しているが，この**収縮期**と**拡張期**のサイクルのことを**心周期**という．心室が拡張するとき，心室への血液流入は心房が収縮したほうがより力強くスムーズになる．つまり正常の心周期では，心室が拡張している間は心房は収縮し，逆に心室が収縮している間に心房は拡張している[4]．外見上は，まず心房が収縮し，その後やや遅れて心室が収縮しているようにも見える．

4) 正確には心室拡張の期間と心房収縮の期間は完全に一致するわけではないが，現段階ではそのズレは無視してよい

講義動画

心拍出量 1回拍出量に心拍数を乗じたものを心拍出量という

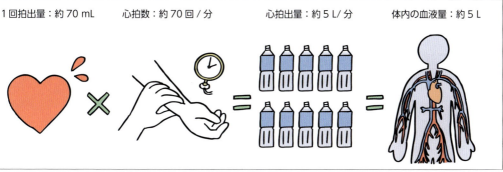

| 1回拍出量：約70 mL | 心拍数：約70回/分 | 心拍出量：約5 L/分 | 体内の血液量：約5 L |

心臓が1回に押し出す血液量は約70 mL

心拍数は1分間に約70回．つまり…

心臓が1分間に押し出す血液量は約5 L

ということは，血液は1分間でちょうど全身を1周するということである

　心拍出量とは1分間にどれだけの**血液量**を心臓が押し出しているか，という指標である．安静状態では約5 L/分[5]，運動時には，最大およそ20 L/分くらいにも増加する．

5) 偶然だが，体内の血液量も5 Lである

 説明できるようになろう

　　Ⅰ音とⅡ音　安静時と運動時の心拍出量

第3章 循環

心拍リズム

ペースメーカー　すべての心筋細胞は同時に収縮する

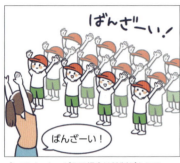

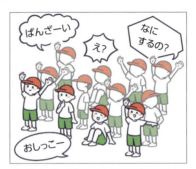

ペースメーカーがある場合は統制がとれる　　ペースメーカーがない場合は統制がとれない

　　心臓[1]が収縮してポンプ作用を発現するためには，すべての心筋細胞が同時に収縮する必要がある．実際にすべての心筋細胞は毎回毎回，指令にしたがって収縮を行っている．その収縮指令を出しているところを**洞結節**[2]といい，右心房にある．洞結節のように，一般にリズムの指揮をとっているところを**ペースメーカー**という．洞結節の興奮回数がそのまま**心拍数**となる．

1) 心臓は多数の心筋細胞の集合体

2) 洞房結節ともいい，特殊な心筋細胞からできている．神経細胞ではない点に注意

刺激伝導系　興奮命令は刺激伝導系により伝えられる

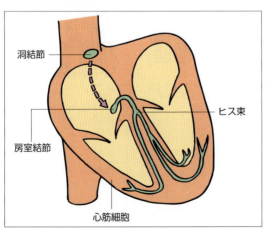

刺激伝導系は，洞結節から始まり心室の心筋細胞に至る高速通信回線のようなもの

洞結節から発令された収縮命令は，一般の心筋細胞まですみやかに伝える必要がある．このための命令伝達経路を**刺激伝導系**[3]という．刺激伝導系は洞結節から始まり，**房室結節**から**ヒス束**を経て心室の一般心筋細胞までを結んでおり，特殊な心筋細胞[4]から構成されている．房室結節は洞結節が不調のとき，代理でペースメーカーの仕事をすることができる．

3) 命令を伝える電線のようなものをイメージすればよい

4) 神経細胞ではない点に注意

講義動画

不整脈　へんなタイミングの収縮が不整脈

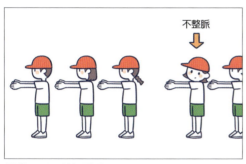

規則的ではない脈を不整脈という

心室細動　形の異なる波形が連続して無秩序に出現している

　正常ではペースメーカーからは規則正しい**収縮命令**が発せられ，心臓はそれにしたがい規則正しく収縮している[5]．このきれいなリズムが狂って，へんなタイミングで心臓が収縮することを**不整脈**という．心拍数が多すぎるものや少なすぎるものも不整脈の仲間である．一口に不整脈といっても，ペースメーカーの指示にしたがわず心筋が収縮しない場合や，かってに収縮する場合など，いろいろな種類がある．不整脈があると心臓のポンプ作用の効率は低下する．
　不整脈のうちで最も重篤なものが**心室細動**である[6]．これは心室の心筋がバラバラに収縮している状態で，結果的には心室はまったくはたらいていない状態となる．心室細動をおこした場合には，ただちに[7]治療を開始する必要がある[8]．

5) 整脈である．健常者の安静状態の洞結節の興奮回数つまり心拍数は約70回/分

6) いわゆる心臓麻痺はこの心室細動と考えてよい

7) 数秒以内．数分間以上放置すると脳障害がもどらない

8) 胸骨圧迫（心臓マッサージ）に加え，電気的除細動の処置等が必要．これらの手技は心肺蘇生法の基本

 説明できるようになろう
Check

　　ペースメーカー　洞結節　刺激伝導系　不整脈　心室細動

第3章 循環

心電図

心電図　細胞収縮には電気的変化を伴う

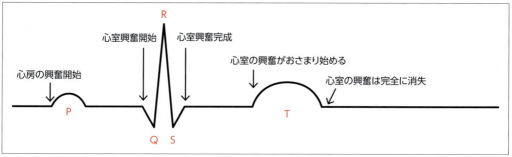

基本的心電図波形の例

　心臓の収縮とは心筋細胞の収縮である．心筋細胞の収縮は細胞の電気的な変化を伴っている[1]．この電気の変化をとらえたのが**心電図**で，通常はある決まったパターンを示す．
　まず心房の興奮が，そして心室の興奮とその興奮がさめる様子が波形として現れてくる．心房の興奮を**P波**，心室の興奮を**QRS波**[2]，心室の興奮がさめるときに現れる変化を**T波**という．つまりP波から始まってT波までが**心臓興奮**の1区切り[3]である．心房は心室に比べずっと細胞数が少ないので，P波は小さくあらわれる．

1) 心筋に限らず骨格筋も神経も，作用を示すときは電気的変化を伴う
2) 最初の下向きの波をQ波，次の上向きの波をR波，次の下向きの波をS波という．これらの波が小さい場合はそれぞれq波，r波，s波という
3) 1心拍に相当するのはP波から次のP波まで

12誘導心電図　3次元的評価のためには12方向からの観察が必要

　心電図の検査を受けたことがあるかもしれない．この検査は通常，からだのあちこちにたくさん電極をつける[4]．そして12種類の波形[5]を観察する．これを **12誘導心電図** といい，この12種類はお互いに相似形をしている．なぜ12種類も調べるかというと，心臓の観察の方向が12種類あるからである．右ページの図のように，靴のようすを詳細に観察するためには，正面1枚だけでは無理である．いろいろな方向から写真を撮ることによりはじめて全体のようす[6]がわかるのである．

4) 標準では胸に6か所と両手両足につける
5) 12誘導という．手足の電極から得た波形を四肢誘導，胸の電極から得た波形を胸部誘導という
6) 写真は2次元，全体の様子は3次元である

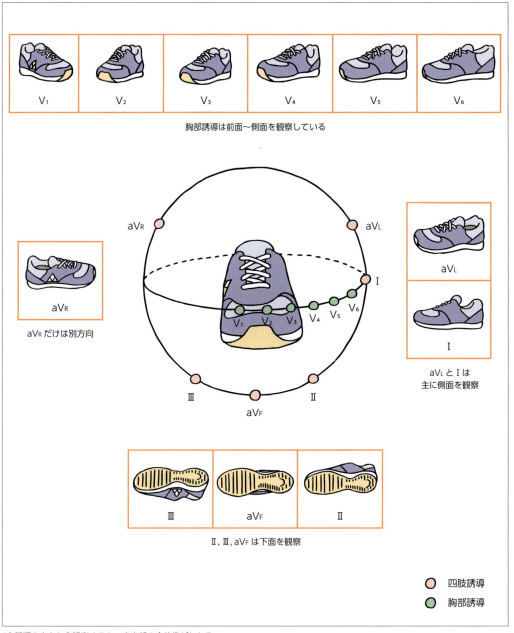

12種類の方向から観察すると，病変部の全体像がわかる

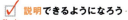

心電図の基本波形　心電図で 12 誘導をとる理由

第3章 循環

血圧

血圧　太い動脈の内側の圧力が血圧

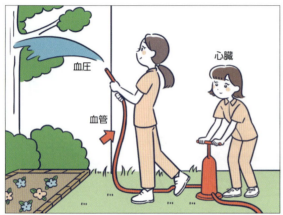

矢印のところのホース内の圧力が血圧に相当する。また、はるかが心臓に相当する

　ホースで植木に水をやる場合には、ホース、水、ピストンを押す力の3つが必要である。逆にいうとこの3つしか必要ではない。ヒトのからだも同様で、血液をからだのすみずみまで届かせるには、**血管**、**血液**、心臓からの**押し出す力**の3つだけが必要なのである。そして血管の中の圧力[1]を**血圧**という。一般に「血圧」という場合は、心臓に近い太い動脈の内圧をさす。

1) 別な言い方をすると、血管内圧

講義動画

収縮期血圧と拡張期血圧　心臓は収縮期にのみ血液を押し出す

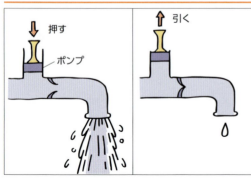

ホースが硬いとポンプを押した分のすべての水が流れ出る

そしてポンプがとまったとたんに水が出なくなる

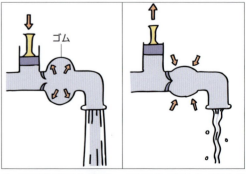

ホースに弾性があるとポンプを押しても水の一部は蓄えられ…

そしてポンプがとまってもしばらく水が出続ける

心臓は拍動しており，収縮したときのみ血液を押し出している．つまり拡張期には血液を送り出していない．動脈はゴム管のように弾性が強く，収縮期にはふくらむ[2)]ことにより送り込まれた血液をダムのように少したためておき，拡張期にはしぼむことによりそのためた分の血液を下流に流す．収縮期の最も高い血圧を**収縮期血圧**[3)]，拡張期の最も低い血圧を**拡張期血圧**[4)]という．そしてたとえば 120/70 mmHg のように表現する．また収縮期血圧と拡張期血圧との差を**脈圧**[5)]という．

2) ふくらまされる，というほうがより正確
3) 最大血圧ともいう
4) 最小血圧ともいう
5) この場合の脈圧は 50 mmHg となる

講義動画

血圧の測定　血圧は上腕で測れる

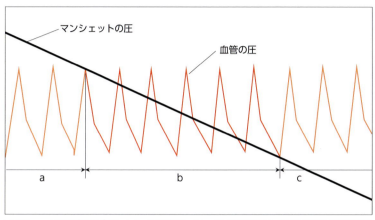

マンシェットの圧が高すぎても（a），低すぎても（c），音は聞こえない．拡張期血圧と収縮期血圧の間の圧のとき，音が聞こえる

　血圧を測定する場合は，上腕を**マンシェット**[6)]で包み空気を送り込む．上図において，cのように拡張期血圧よりも弱い圧で腕を締めても，上腕の血流は途絶えることなく流れ続ける．またaのように収縮期血圧よりも強い圧で腕を締めつけると，上腕の血流はまったく途絶えてしまう．いずれも血管から音は発生しない．ところがbのように収縮期血圧と拡張期血圧との間の圧で腕を締めつけると，上腕の血流は流れたり途絶えたりを繰り返す[7)]．このとき血液の流れによる**雑音**が生じる[8)]．この音を聴診器で聞き取るのである[9)]．つまりaとcのときは音が聞こえず，bのときに音が聞こえる．実際に測定する場合は，まず収縮期血圧より高い圧力[10)]で腕を締めつける．このときは音は聞こえない．マンシェットの空気を少しずつ抜き圧力を下げていくと収縮期血圧を下回った時点で音が聞こえ出す[11)]．聞こえ始めたときの圧が収縮期血圧である．さらにマンシェットの圧を下げていくと，拡張期血圧を下回った時点[12)]で音が消失する．消失したときの圧が拡張期血圧である．

6) 空気を入れる帯状の袋の名称
7) 血管の圧がマンシェットより高いときには血液は流れることができ，マンシェットより低いときは血流はとだえる．つまり1心拍ごとに血液は流れたりとまったりする
8) 液体の流れに乱れが生じると，その乱流から音が発生する
9) 自動血圧計ではセンサーでこの音を感知している
10) 図ではaに相当
11) 図ではbに相当
12) 図ではcに相当

 説明できるようになろう
Check
収縮期血圧と拡張期血圧

第3章 循環

血圧と血流量

講義動画

血流量

● **重要なのは組織の血流量**

式1：血流量＝ 血圧 / 血管抵抗※

↓この式を書き直すと

式2：血流量＝血圧×血管の直径
となる

※血管の細さのこと，細いほど抵抗は高く太いほど抵抗は低い

表　血管径と血圧と血流量の関係

血管径	血圧	血流量
一定	↑（上昇）	↑（増加）
一定	↓（下降）	↓（減少）
血管が拡張する	一定	↑（増加）
血管が収縮する	一定	↓（減少）
血管が収縮する	↑（上昇）	一定
血管が拡張する	↓（下降）	一定

血流量を調節したいがために，血圧や血管径が変動する

　血液循環で最も重要なのは組織や臓器に流れる**血液量**である．単位時間，たとえば1分間に流れた血液量が**血流量**である．この血流量がいくつになるかは，血圧や血管の太さ[1]で決まる．血管の太さの変化は，**血管拡張**[2]，**血管収縮**[3]ともいう．つまり，**血管径**，**血圧**，**血流量**の3者の間には上の式のような関係がある．これに加え，さらに体内の血液量[4]も血圧に影響を及ぼしている．理屈は少しややこしくなるので，**血液量**が増えれば**血圧**は上がり，血液量が減れば血圧は下がる，と理解しておけばいいだろう．強い脱水や多量の出血では血圧が下がってしまう．

● **血圧は常に変動している**

　血圧は個人差が大きく，同じ人でもからだの状態によっても大きく変動する．成人における**正常血圧**は，診察室血圧では**収縮期**が120 mmHg未満

1) 血管抵抗のこと，血管径（断面積）と抵抗は反比例
2) 太くなること，血管抵抗は減少
3) 細くなること，血管抵抗は増大
4) 血管内に存在する血液総量のこと，循環血液量ともいう

ホース内の圧力（血圧）が高いとホース（血管）が早く老朽化する

かつ**拡張期**が 80 mmHg 未満である．家庭血圧では，収縮期 115 mmHg 未満かつ拡張期が 75 mmHg とされている[5]．ただしこの値を超えたからといって，必ずしも異常だとか治療を要するというわけではない．

　血圧が高いと何がまずいのだろうか？　**血管内圧**が高いと血管が痛めつけられて早く老朽化してぼろぼろ[6]になってしまう．つまり高血圧では**動脈硬化**になりやすいのである．血圧を下げるには，心臓の収縮力を弱める，血管を拡張させる，血液量を減らす，などの方法がある．

[5] この値は日本高血圧学会の『高血圧治療ガイドライン2019』により示された
[6] ぼろぼろの代表が動脈硬化

心周期と冠動脈の血流変動　冠動脈は拡張期に血液が流れる

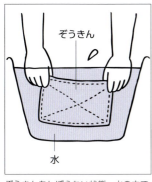
ぞうきんをしぼらない状態．水の中で，水はぞうきんの中にしみ込んでくる

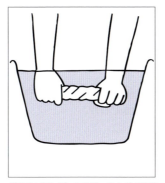
ぞうきんをしぼった状態．たとえ水の中でも水はぞうきんの中にしみ込まない

　心筋内に血液が流れ込むタイミングに関して，**心収縮**との時間的関連を見てみよう．心筋以外の一般の組織では収縮期のほうが血流が多くなる．これは収縮期のほうが拡張期より血圧が高いからである．

　一方，心筋の場合は，拡張期には心筋は弛緩しており順当に血液が心筋内部へ流れる．ところが収縮期は状況がまったくかわってくる．心臓が収縮しているということは心筋組織内の圧力が高まっているということである．つまり収縮期には心臓表面の血液は心筋内に移動することができないのである．結局，冠動脈は拡張期にのみ血液が流れる[7]．このことは**心拍数**が増えすぎると拡張期の総計時間が短くなり心筋が受け取る血液量が減少してしまうことを示している．リラックスしたほうが心筋の血流は豊富になることもあるのである．

[7] 右冠動脈は少し条件がちがう．どうちがうかはまだ知らなくてよい

 説明できるようになろう
Check
　　血流量と血圧と血管抵抗の関係　　高血圧の害　　冠動脈血流の周期

章末問題

看護師国試既出問題

全身からの静脈血がもどる心臓の部位はどれか．
1．右心房
2．右心室
3．左心房
4．左心室

解説 大循環での血液の流れは，左心房→左心室→全身→右心房→右心室の順
答え [1]

准看護師試験既出問題

健康な成人の心臓について，正しいものはどれか．
1．重さは250～300gである．
2．大動脈口は右心室に存在する．
3．右心室壁の厚さは左心室壁の3倍である．
4．大動脈弁は2つの半月弁からなる．

解説 1．正しい 2．大動脈は左心室から出る 3．左心室のほうが厚い 4．大動脈弁の半月弁数は3つ
答え [1]

管理栄養士国試既出問題

心臓に出入りする血管に関する記述である．正しいのはどれか．
1．右心房には4本の肺静脈が入る．
2．右心室からは体循環の上行大動脈が出る．
3．左心房には上大静脈と下大静脈及び冠状静脈洞が入る．
4．左心室からは左肺と右肺に行く肺動脈が出る．
5．心臓に酸素を送る左右の冠状動脈は，上行大動脈の基部から出る．

解説 1．肺静脈は左心房に入る 2．右心室からは肺動脈が出る 3．これらが入るのは右心房 4．左心室から出るのは大動脈 5．正しい
答え [5]

第4章

呼吸

気道1
気道2
気道3
胸郭
呼吸筋
呼吸機能
呼吸の制御
肺機能検査

第4章 呼吸

気道 1

気道の構造　肺への空気の通り道を気道という

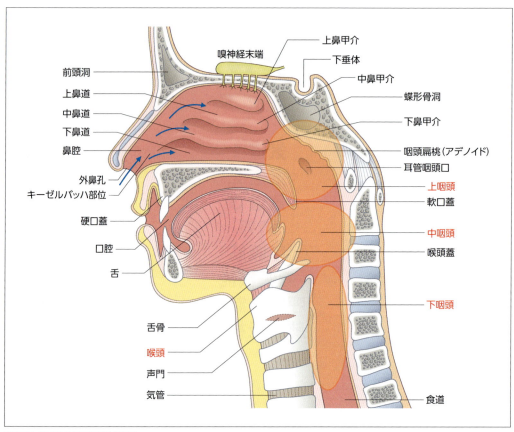

咽頭は上中下の3部分に分けられる

　呼吸を行うためには肺に空気を送らなければならない．肺への空気の通り道を気道という．

　気道は鼻から肺胞[1]の手前までをいう．気道の役目は空気を通すことだが，単なる空気の通り道だけではなく，

(1) 吸気のほこりを取る
(2) 吸気に温度と湿気を与える
(3) 発声

という3つの大きな役目がある．しかも死腔[2]を減らすためになるべく気道容積は小さくなっている．

1) 肺で実際に血液に酸素を渡している場所（→p.75）

2) 死腔に関してはp.78であらためて説明する

口腔と口蓋 口の中を口腔といい，鼻腔と口腔の仕切りを口蓋という

講義動画

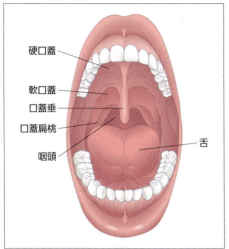

口蓋のうち，骨があるところを硬口蓋，骨がないところを軟口蓋という

　口蓋の前方は中に骨が入っている．この骨があるところを**硬口蓋**，奥のほうの骨がない口蓋を**軟口蓋**という．軟口蓋は可動性がある．

　口腔下部のほとんどは**舌**である．舌はやわらかいので，意識のない人があおむけに寝ると舌の根もとが気道をふさぎ窒息することがある．これを**舌根沈下**といい，救急時に気をつけなければならない点である．

> **耳管**
>
> エウスタキオ管ともいう．鼓室（中耳のこと，→p.206）と咽頭とを結ぶ 30〜40 mm の管．通常，耳管は閉鎖されている．しかし嚥下時やあくびをした時には内腔が開き，鼓室内圧は外気圧と同じになる．耳管がうまく開かないと難聴や中耳炎になりやすい．また咽頭の細菌が耳管を伝わって鼓室に達すると中耳炎をおこすことがある．

 説明できるようになろう
気道の構造　気道のはたらき3つ　口蓋　硬口蓋と軟口蓋

気道 2

鼻腔と副鼻腔

● 鼻の内側は鼻腔という

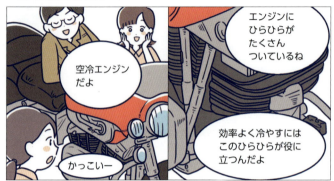
エンジンを冷やすのと空気を温めるのは同じこと　　表面積は広いほうが熱のやりとりの効率がよい

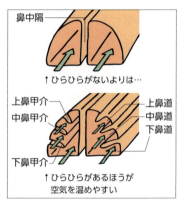
鼻腔の模式図

　では順に気道を見ていこう．鼻の内側は**鼻腔**（びくう）という．空気はまず**外鼻孔**[1]から入る．ここには鼻毛が生えていて，吸気中の大きなごみを引っかける[2]．左右の鼻腔の仕切りが**鼻中隔**（びちゅうかく）である．鼻中隔の外鼻孔寄りの部分は血管が豊富で出血をおこしやすい部位である[3]．鼻腔には大きなひらひらが3つ出ており，上から**上鼻甲介**（じょうびこうかい），**中鼻甲介**（ちゅうびこうかい），**下鼻甲介**（かびこうかい）という．空気は鼻甲介の間を流れる．この空間を**上鼻道**（じょうびどう），**中鼻道**（ちゅうびどう），**下鼻道**（かびどう）という．吸った空気は鼻腔を通過する間に体温と同じ温度に近づき，湿度も高くなる．

1) 鼻の穴のことである
2) このごみの塊が鼻くそである
3) ここをキーゼルバッハ部位といい，鼻出血の出血源はたいていの場合はここ

● 副鼻腔は4種類ある

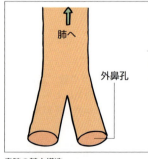
鼻腔の基本構造

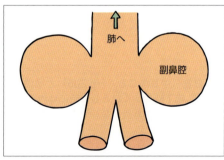
副鼻腔の模式図

　鼻腔は空気の通り道だが，その通路の脇になぜかふくらみがついている．これを**副鼻腔**という．副鼻腔の存在意義はよくわかっていない．

副鼻腔には**上顎洞**,**前頭洞**,**蝶形骨洞**,**篩骨洞**の4種類があり,小さな孔で鼻腔と通じている.蝶形骨洞のすぐ奥には**下垂体**があることを覚えておこう.副鼻腔に炎症が生じたものが**副鼻腔炎**[4]である.

4) 俗にいう蓄膿症のこと

咽頭　鼻腔・口腔の奥と,食道の入り口の部分を咽頭という

咽頭は,鼻腔の奥が**上咽頭**,口腔の奥が**中咽頭**,食道の入り口部分が**下咽頭**と3つの部分に分けられる.上咽頭には**咽頭扁桃**[5]があり**耳管**が開口している.また,気管の入り口部分を**喉頭**という.喉頭部付近を境に気道を大きく2つに分け,外鼻腔〜喉頭部を**上気道**,喉頭部〜気管支を**下気道**ということもある.

5) これが大きくなったものがアデノイド.小児に多い

講義動画

呼吸と嚥下　食物を飲み込むことを嚥下という

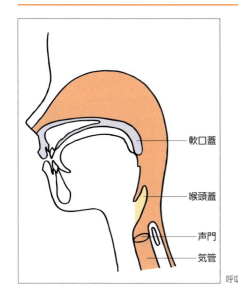
呼吸時

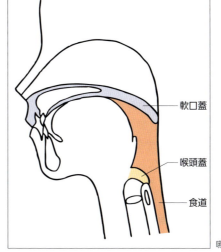
嚥下時

呼吸の空気は鼻腔から**気管**へ進み,食物は**口腔**から**食道**へと進む.両者の経路はちょうど咽頭部で交差する.したがって咽頭部では交通整理が必要となる.この交通整理をしているのが喉頭蓋と軟口蓋である.図のように嚥下時は**喉頭蓋**は気管にフタをし,**軟口蓋**は鼻腔への通路をふさぐ.

　説明できるようになろう
副鼻腔を4つ　蝶形骨洞の奥にあるもの　咽頭部の嚥下時の変化

第4章 呼吸

気道 3

発声と反回神経

● 声帯は喉頭にある

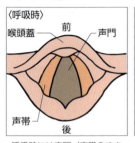
〈呼吸時〉
喉頭蓋　前　声門
声帯
後
呼吸時には声門（声帯のすき間）は開いている

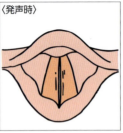
〈発声時〉
発声時には声門はほとんど閉じている

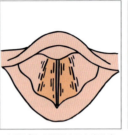
声門が強く緊張すると声は高くなる

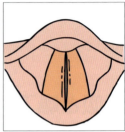
声門が大きな人は声は低い

　喉頭部にはヒダがあり，このヒダを**声帯**という．さらに声帯のすき間を**声門**といい，この声門を空気が通り抜ける．声帯そばの筋肉を収縮させることにより声門の幅を変えることができる．声帯を緊張させ声門を狭くした状態で強く空気を通過させると声帯が振動して音が発生する．この振動が，咽頭，口腔，鼻腔，副鼻腔などと共鳴して声になる．

　声の高低は声門の振動数に一致する．声門が強く緊張すると高い声[1]，緊張がゆるいと低い声になる．また声門が大きいと声は低くなる．**変声期**には声帯そのものが大きくなるので声が低くなる．また強い息を出すと声は大きくなり，弱い息では小さな声になる．

1) 弦楽器でも，弦を強くはると音は高くなる

● 反回神経麻痺で嗄声が生じる

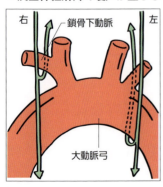
反回神経の走行
迷走神経から分かれ，右は鎖骨下動脈，左は大動脈弓の下をくぐって上行する

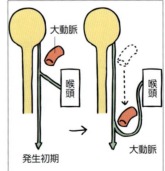
反回神経の発生
発生初期は反転していなかったが，発育に伴い大動脈と喉頭の位置にずれが生じたため，反転してしまった

声帯を動かしているのは**反回神経**である．反回神経は**迷走神経**[2]の枝である．迷走神経は**副交感神経**として有名だが，運動神経や感覚神経も含んでいる．このうちの運動神経枝の代表が反回神経である．反回神経は大動脈弓付近で迷走神経から分かれ，右は鎖骨下動脈，左は大動脈弓の下をくぐって上向きに反転[3]し，気管と食道の間のすきまを走り，声帯を含む喉頭付近の筋肉に分布する．反回神経は肺癌や食道癌などで障害を受けることがあり，反回神経が麻痺すると声帯が動かず声が出なくなる．声の音質の異常を**嗄声**といい，反回神経麻痺の代表的症状が嗄声である．

2) p.180 を参照

3) 反転して逆向きに上行するので反回神経の名称がついた

痰と咳　　痰は肺の外分泌液

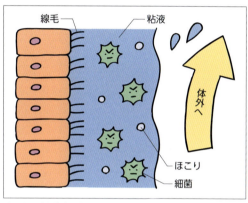

咳も痰も肺を清浄に保つ大切なシステムである

　気管や気管支表面は**粘液**[4]で覆われており，吸気中のほこりや細菌はこの粘液にひっかかる．これも清浄な空気を肺胞に届けるための重要なシステムである．気道表面の細胞には細かい毛[5]があり，この毛の運動によりほこりを含んだ粘液は口腔の方向に順次移動されていく．そしてこの粘液は健常者では再吸収，蒸発，嚥下により消失する．**気管支炎**などで粘液量が増えると**痰**[6]としてはき出される．

　痰をはき出すには**咳**[7]という動作が役にたつ．咳は痰や気道内異物を除去するための**防御反射**で，肺内の空気を一瞬で強くはくことにより痰を吹き飛ばす．このように痰や咳は呼吸器を清潔に保つために重要である．咳をするときは，気道は狭いほうが空気の流速は速くなり，その効果は強くなる．気道の広さは，通常呼吸時には広いほうがいいが，咳をするときは狭いほうが有利である[8]．気道を狭くするシステムが**気管支平滑筋**であり，その収縮により気道は狭くなる．

4) 気道には粘液を分泌する細胞が多数存在する

5) 線毛という

6) 喀痰ともいう

7) 咳嗽ともいう

8) 気管支喘息などでは気管支平滑筋が収縮して気道が狭くなり呼吸がしにくくなる

 説明**できるようになろう**
　　嗄声　声帯の支配神経　気管支平滑筋の作用

第4章 呼吸

胸郭

講義動画

肺と縦隔

● 胸骨・胸椎・肋骨によって囲まれた空間を胸郭という

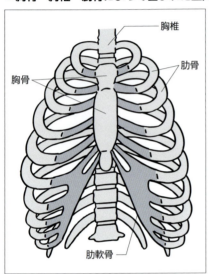

胸郭の構造
肋骨は片側 12 本，胸椎 12 個

前方の胸骨，後方の胸椎，そしてその間を結ぶ肋骨によって囲まれた空間を**胸郭**という．**胸椎**[1]は 12 個，**肋骨**は左右に 12 本ずつある．肋骨のうち上の 10 本は**肋軟骨**を介して**胸骨**につながっているが，下の 2 本はぶらぶらのままである．

1) 脊椎のうち肋骨と結合しているものを胸椎という．当然，胸椎の数と肋骨の数は一致する

● 肺がおさまっている空間を胸膜腔という

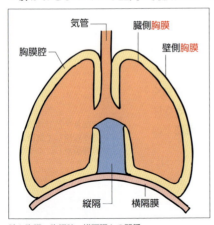

肺と胸膜・胸膜腔・横隔膜との関係

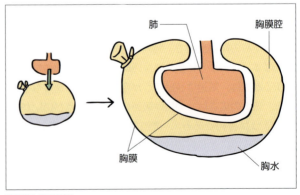

胸膜腔と肺の関係
水を少し入れたゴム風船に肺をめり込ませたとイメージしてほしい．ゴム風船の内側が胸膜腔，ゴムが胸膜

70

胸郭の大部分は肺が占め，肺がおさまっている空間を**胸膜腔**（きょうまくくう）という．
胸膜腔の内側は**胸膜**に覆われており少量の水[2]が入っている．
肺側の胸膜（**臓側胸膜**）は肺実質にピッタリはりついている[3]．
胸膜腔の側面は肋骨，下面は横隔膜である．胸部の正中部付近には肺以外のものがあり，この部分を**縦隔**（じゅうかく）という．縦隔には気管，心臓，大動脈，大静脈，食道，胸腺（きょうせん）[4]，胸管（きょうかん）などが存在している．

2) 胸水（きょうすい）という
3) 肺と胸膜の関係は，心臓と心膜，腸と腹膜などの関係と全く同じ
4) 胸腺は成人では縮小・退化している

講義動画

肺葉と気管支

● **主気管支は左右対称ではない**

気管はまず左右の**気管支**[5]に分かれる．さらに右は3本，左は2本に分かれ，その後さらに2つずつに分かれながら次第に細くなっていく[6]．

肺は合計5つの袋からなっており，右胸膜腔に3つ，左胸膜腔に2つ[7]おさまっている．

気管から左右の**主気管支**が分かれるとき，左右対称でないことに注目してほしい．右のほうがまっすぐである．ということは，気管内に管を入れたとき，そのまま管を突っ込むとたいていは右肺に入る．同様にピーナツなどの異物も右肺に入りやすい．

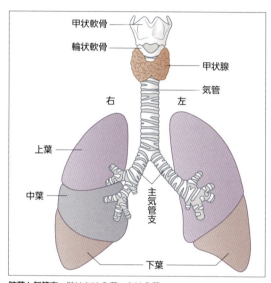

肺葉と気管支　肺は右は3葉，左は2葉

● **肺は自力ではふくらむことができない**

心臓や胃腸などは自力で収縮拡張することができる．しかし肺は自分自身ではふくらむことはできない[8]．そこで肺をふくらませるしくみが必要となる．胸膜腔は閉ざされた空間であることはすでに説明した．実は胸膜腔内は弱い**陰圧**になっている．この陰圧により肺は他動的にふくらまされているのである．そして胸郭の容積が大きくなると，そのぶん胸膜腔の陰圧も強くなり，肺はつられて2次的にふくらむ．逆に胸郭容積が小さくなると肺も小さくなる．

5) 最初の気管支を主気管支，その次を葉気管支という
6) 主気管支より末梢の管はすべて気管支とよぶ．空気の通路という意味では気管も気管支も同じに扱ってよい
7) 右肺は上葉（じょうよう），中葉（ちゅうよう），下葉（かよう）の3葉，左肺は上葉，下葉の2葉からできている
8) 肺を肺の自由にさせると小さくしぼんでしまう

 説明できるようになろう
Check
　　胸郭を形成しているもの　肋骨の数　縦隔にあるもの　肺葉の数
　　気道異物が右葉に入りやすい理由　吸息の原動力

第4章 呼吸

呼吸筋

講義動画

横隔膜と肋間筋　呼吸筋は横隔膜と肋間筋

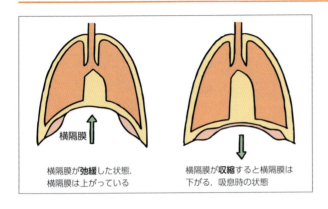

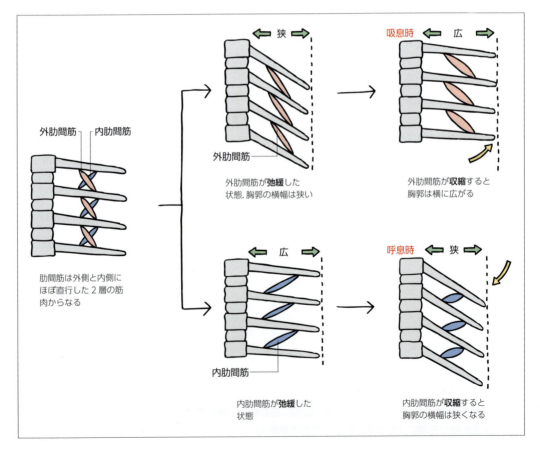

肺の容積は胸郭の容積に比例して変化することはp.71で述べた．胸郭の底面は横隔膜と接し，側面は肋骨で覆われている．

横隔膜は単なる「膜」ではなく膜状の骨格筋である．また肋骨と肋骨の間には**肋間筋**[1]がある．肋間筋は外側と内側にほぼ直行した2層の筋肉（**外肋間筋**と**内肋間筋**）からなる．

胸郭の容積を増やす[2]には，胸郭が上下に長くなる方法と横に広がる方法とがある．横隔膜が収縮すると胸郭が上下に伸び，外肋間筋が収縮すると胸郭は横方向に広くなる．また内肋間筋が収縮すると胸郭は横方向に狭くなる．2つの肋間筋の方向に注意してほしい．

このように胸郭の容積は横隔膜や肋間筋の収縮によって変化させることができる．つまり吸息時には横隔膜と外肋間筋を収縮させ，呼息時には両者の弛緩に加え内肋間筋を収縮させている[3]．横隔膜収縮による換気[4]が**腹式呼吸**，肋間筋収縮による換気が**胸式呼吸**である．

横隔膜はドーム状になった骨格筋である．胸骨のいちばん下[5]，肋骨[6]，腰椎から始まりからだの中央部に腱となって集まっている．このように横隔膜は，中央部は腱，周辺部は筋肉でできた膜となっており，筋線維の向きは放射状である．また横隔膜は胸と腹を分断しているので，食道，大動脈，下大静脈が通るための穴が3つあいている．

横隔膜の支配神経を**横隔神経**といい，頸髄から出て左右1対ある．肋間筋への神経は**肋間神経**といい，胸髄から出ている．肋骨は12対なので肋間筋は11対，肋間神経も11対である．横隔膜のほうが肋間筋より下にあるのに，横隔神経は肋間神経より上から出ている．

1) 焼き肉でいうカルビ（ばら肉）はこの肋間筋
2) 胸膜腔内圧を下げる，と同じ意味
3) 横隔膜と内外肋間筋をすべて弛緩させると息をある程度吐いた状態となる
4) 空気の出し入れのこと
5) 剣状突起という
6) 肋軟骨を含む

7) 横隔神経は左右2本あるが，1本だけの刺激でも吃逆は生じる

吃逆

しゃっくりのことを医学用語で吃逆という．吃逆は横隔膜の痙攣である．横隔神経刺激で生じる[7]．さらに呼吸中枢自体や呼吸中枢に影響を及ぼしている感覚神経に対する刺激でも生じる．吃逆をとめるといわれている方法はこの感覚神経の抑制を目指したものが多いようである．たとえば手のひらのまん中を強く押してみよう．たまにとまることがある．

 説明できるようになろう

胸郭容積を増やすには　外肋間筋と内肋間筋のはたらき　横隔膜の支配神経　肋間筋の支配神経

第4章 呼吸

呼吸機能

講義動画

呼吸の目的　外呼吸と内呼吸

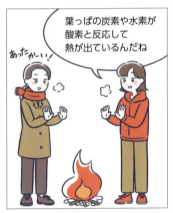

たき火の発熱は酸素との反応により生じる

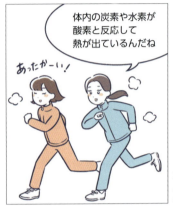

からだの発熱や運動エネルギーも酸素との反応により生じる

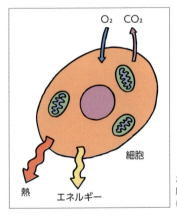

からだの酸化反応は細胞で生じており、細胞には酸素が必要

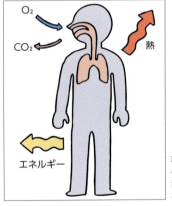

細胞に酸素を送るためには、からだが酸素を取り込む必要がある

　呼吸はなぜ必要なのだろうか．たとえば，たき火は温かいが，これは熱が発生しているからである．葉っぱの中の炭素や水素が酸素と結合して，つまり**酸化反応**が生じて熱が出ているのである．ヒトも，体内の炭素や水素を酸素と反応させる[1]ことにより，熱やエネルギーを発生させている．この反応は細胞内で生じている[2]．これを**内呼吸**という．すべての細胞に酸素を届けるためには，まず空気から効率よく**酸素ガス**を体内に取り込む[3]必要がある．これを**外呼吸**という．外呼吸のためのシステムが肺をはじめとする呼吸器官である．

1) これも酸化反応
2) ごく少量のエネルギーなら酸素がなくても生み出すことはできる
3) 発生した二酸化炭素を捨てる必要もある

肺機能の3大要因 呼吸器官の中心が肺，肺機能の中心が肺胞

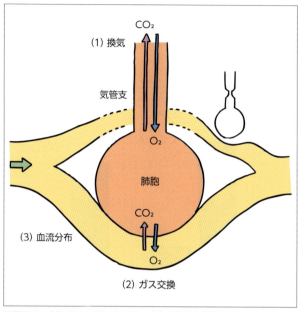

肺機能には（1）換気，（2）ガス交換，（3）血流分布が重要

　呼吸器官の中心が肺であり，肺の作用の中心は**肺胞**である．肺の作用をひとことでいうと，空気と血液との間で**酸素**（O_2）と**二酸化炭素**（CO_2）の交換を行うことである．この作業に影響を及ぼす要因は次の3つがあげられる[4]．すなわち（1）**換気**，（2）**ガス交換**，（3）**血流分布**である．

　（1）換気は空気の入れ換えのことで，新鮮な空気を肺胞までちゃんと届け，かつ使用後の空気は肺胞からちゃんと追い出す，ということである．

　（2）ガス交換のガスとは，酸素と二酸化炭素のことで，肺胞部において空気と血液[5]との間で，酸素と二酸化炭素の受け渡しをうまく行うということである．肺炎などではこの受け渡しがうまくいかなくなる．

　（3）血流分布は，個々の肺胞の処理能力に応じて，それぞれの肺胞に適正量の血液を送るということである[6]．はたらいている肺胞にだけ血液を届け，はたらいていない肺胞には血液を送らない方が効率はいいわけである．酸素が届いていない肺胞や，ガス交換ができない肺胞にいくら血液を送っても，酸素を受け取ることはできない．要するに肺胞には適正量の空気と適正量の血液を供給する必要があるということである．

[4] この3つが呼吸機能を決めている

[5] より正確には静脈血

[6] （3）のメカニズムはちょっとむずかしいので読みとばしてもかまわない

 説明できるようになろう

　　内呼吸　外呼吸　肺機能の3大要因

75

第4章 呼吸

呼吸の制御

血液ガス　　呼吸の程度と動脈血中の二酸化炭素量とは反比例

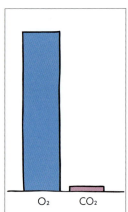
吸気中の O_2 と CO_2 の量

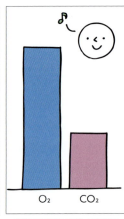
通常の呼吸回数時の動脈血中の O_2 と CO_2 の量
CO_2 の量はある値でおちつく

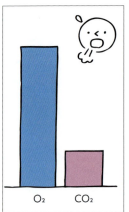
呼吸回数が多いときの動脈血中の O_2 と CO_2 の量
CO_2 がどんどん排出される．O_2 は不変

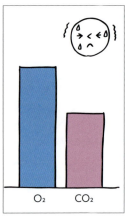
呼吸回数が少ないときの動脈血中の O_2 と CO_2 の量
CO_2 が蓄積．O_2 も不足

　空気の成分は酸素が21％，二酸化炭素はほとんど0％[1]である．血液中には酸素も二酸化炭素も含まれている．空気と血液との間でガス交換が完全に行われたとすると，血液[2]中の酸素量は空気の21％に匹敵する量[3]になるし，二酸化炭素量はほとんど0になるはずである．この二酸化炭素量に注目してほしい．呼吸をすればするほど血液中の **ガス組成** は空気に近づき，血液中の二酸化炭素は排出され0をめざして減少していく．逆に呼吸を休むと血液中に二酸化炭素が蓄積しその濃度は上昇する．つまり「呼吸の程度と動脈血中の二酸化炭素量とは反比例[4]する」ということである．これは非常に重要なことなのでよく覚えておいてほしい．

　では酸素はどうだろう．血液中の **酸素濃度** は呼吸の程度と比例するのだろうか．実はこれは半分正しく半分誤りである．呼吸をサボるとそれに応じて血液中の酸素量は低下する．ところが呼吸をいくらがんばっても血液中の酸素量は頭打ちなのである．前述したように，空気中の酸素濃度は21％である[5]．これに匹敵する量以上には血液中の酸素量は上昇できない．つまり空気を吸い込む限り **血液酸素量** には上限があり，通常呼吸ですでにその上限付近の酸素量を確保している[6]．

1) 正確には0.03％
2) ここでいう血液とは動脈血のこと
3) 血液中の酸素や二酸化炭素を血液ガスといいその量は分圧であらわす．単位は torr もしくは mmHg
4) 片方が増えると他方は減る，という意味である
5) 肺の中の空気は水蒸気や静脈血から出る二酸化炭素も混ざってくるのでその分酸素濃度は少し低くなる
6) 純酸素を吸うと血液中の酸素量は上昇する

アルカローシスとアシドーシス 二酸化炭素は酸

さてコーラなどの炭酸飲料でよく知られているように，二酸化炭素は水に溶けると**炭酸**[7]という「酸」になる．二酸化炭素イコール酸である．**深呼吸**を続けると体内の二酸化炭素はどんどんはき出される．つまり，からだから炭酸が減っていくわけである．酸がからだから減るので，血液のpHは**アルカリ**側に傾く[8]．逆に呼吸をがまんすると体内に二酸化炭素が蓄積し，血液中に炭酸が増え，血液のpHは**酸性**側に傾く[9]．このように呼吸と血液のpHとは密接な関係がある．

動脈血のpHの基準値は7.4であり，これより上昇することを**アルカローシス**，下降することを**アシドーシス**[10]という．その要因には**呼吸性**のものと**代謝性**のものとがある．動脈血のpHは呼吸の影響を受けるが，体内の代謝の影響も受ける．たとえば嘔吐が続くと，胃酸を大量に排泄することになり体内から酸が減ってその分アルカリがまさることになりアルカローシスになる．この場合は呼吸回数を減らして呼吸によるアシドーシスをわざとおこし，最終的には動脈血のpHを7.4付近に保つ．このように血液のpHは厳密に調節されておりめったなことでは変動しない[11]．このような血液の酸アルカリの関係を**酸塩基平衡**という．

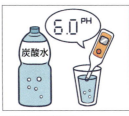

二酸化炭素は酸である

[7] H_2CO_3 は H^+ と HCO_3^-（重炭酸イオン）に分かれる
[8] アルカリなのでpHの数値は上昇する
[9] pHは下がる
[10] 酸は英語でacid（アシッド）
[11] たとえば食事だけでは絶対に変動しない

呼吸中枢 呼吸中枢は延髄網様体にある

呼吸筋は**随意筋**であり，呼吸の深さや回数は意識的に自由に変化させられる．ところが呼吸回数を減らしたままにしておくことはできない．たとえば息をとめていると苦しくなり，結局はそれなりの呼吸におちつく．このように**呼吸レベル**はいわゆる「意志」よりももっと上位レベルで制御されている．この呼吸制御の中枢を**呼吸中枢**といい**延髄網様体**[12]に存在する．つまり呼吸の深さや回数は呼吸中枢が決めている．

では何を基準に呼吸回数を決めているのか．それは動脈血中の二酸化炭素量[13]である．酸素量でないことに注意してほしい．呼吸中枢のニューロンが二酸化炭素量を感知し[14]呼吸の程度を制御している．動脈血中に適量の二酸化炭素があり，動脈血が適切なpH値の範囲内（基準値は7.35〜7.45）になるよう呼吸回数等を制御している．したがって，健常者がいくら純酸素を吸い血液中の酸素濃度を高くしても，息が楽になったとは感じない[15]．

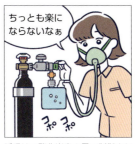

呼吸は二酸化炭素の量で制御されているので，健常者が純酸素を吸っても息が楽になったとは感じない

[12] 脳幹である（→p.187）
[13] pHと考えてもよい
[14] そのほか頸動脈などにもセンサーがあり，その情報を呼吸中枢に送っている
[15] 呼吸不全がある場合は状況がまったく変わる

✓ 説明できるようになろう
Check
呼吸の程度と血液中の二酸化炭素量との関係　血液中の二酸化炭素量とpHとの関係
正常の動脈血のpH値　アシドーシス　アルカローシス　呼吸中枢の場所　呼吸制御の要因

第4章 呼吸

肺機能検査

講義動画

換気と死腔 「肺がふくらむ」と「肺胞がふくらむ」とは同じ意味

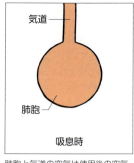
吸息時
肺胞と気道の空気は使用後の空気

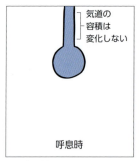
呼息時
肺胞内の空気は前回の使用後の空気

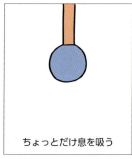
ちょっとだけ息を吸う
肺胞内の空気は新鮮な空気と前回の使用後の空気の混合

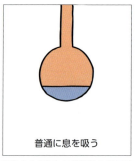
普通に息を吸う
肺胞内の空気には使用後の空気が混じってはいるが新鮮な空気が主

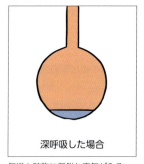
深呼吸した場合
気道と肺胞に新鮮な空気が入る

　吸った空気は気道[1]を通り肺胞に届く．吸息時と呼息時に変化するのは**肺胞**の容積であり，気道の容積は変化しない[2]．空気と血液とのガス交換は肺胞でしか行われない．肺胞にある空気はガス交換に利用されるが気道にある空気はガス交換に直接には貢献できない．この空間を**死腔**[3]という．息をはいた後の気道中の空気は次の吸息で再度吸い込む．そのため死腔は小さいほど，また小さな息よりも深呼吸のほうが**換気効率**はよくなる[4]．

1) 外鼻孔から肺胞直前までの空間
2) 気管や気管支は軟骨をもっておりつぶれないようになっている
3) 気道が主であるがはたらいていない肺胞などの空間も含む
4) 相対的に死腔の割合が小さくなるから

肺活量と1秒量

代表的な肺機能検査[5]が肺活量と1秒率

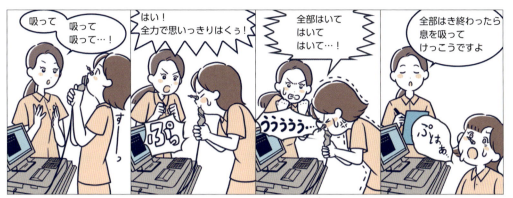

1秒量の検査のようす

1秒間でどれだけはけるかを測定

全部はいた量が肺活量

健常者には簡単な検査だが，閉塞性肺障害の患者さんには結構つらい検査

　肺活量とは，最大に息を吸った状態[6]から全部はいたとき[7]に出てきた空気の量で，肺胞の容量を反映している．気道の容量は反映していない．また，いかに息を速くはき出せるか，というのも肺機能の重要項目である．**最大吸気位**から思いっきり急いで息をはき出すと，正常では1秒間に肺活量の70％以上を出してしまうことができる．これを**1秒量**といい，1秒量の肺活量に対する割合を**1秒率**[8]という．

　肺機能障害には，肺活量が小さくなってしまう疾患[9]と，1秒量が小さくなってしまう疾患[10]とがある．後者の代表が**肺気腫**や**気管支喘息**であり，息は吸えるがはけなくて苦しくなる．

5) スパイログラフィーともいう
6) 最大吸気位という
7) 最大呼気位という
8) 1秒率の基準値は70％以上．肺活量や1秒量の基準値は年齢，性別，身長によって異なる
9) 拘束性の障害という．手術で肺の一部を切除したのと同じ状態
10) 閉塞性の障害という．ゆっくりならはき出せるが，速くははき出せない

過換気症候群

精神的ストレスなどで深呼吸を続けてしまうことがある．このときの動脈血のpHは上昇し二酸化炭素量は低下している．しかし酸素量は正常である．不安感，四肢のしびれ感，動悸，息苦しさなどを訴える．このような病態を過換気症候群という．息のしすぎによる二酸化炭素量の低下が原因なので，息をとめ体内に二酸化炭素をためればなおる．若い女性に多く見られる．

 説明できるようになろう
Check
　　死腔　肺活量　1秒量

章末問題

看護師国試既出問題

吸気時の状態で正しいのはどれか.
1. 胸腔内は陽圧である.
2. 肺胞内は陽圧である.
3. 横隔膜は収縮する.
4. 内肋間筋は収縮する.

解説 1. 陰圧に保たれている 2. 陰圧に保たれている 3. 正しい 4. 内肋間筋は呼気時に収縮する. 吸気時に収縮するのは外肋間筋
答え [3]

管理栄養士国試既出問題

呼吸器系に関する記述である. 正しいのはどれか.
1. 咽頭の声帯ヒダが発声に関与している.
2. 左肺の葉気管支は3本である.
3. 壁側胸膜は肺の表面を直接保護している.
4. 肺胞にはサーファクタントを分泌する細胞がある.
5. 内呼吸とは肺胞でおこなわれるガス交換のことである.

解説 1. 声帯は喉頭に存在する 2. 葉気管支は右は3本, 左は2本 3. 壁側胸膜は胸壁の内面を覆っている. 肺の表面は臓側胸膜 4. 正しい. サーファクタントとは肺胞のふくらみを円滑にする物質で脂質の一種 5. 内呼吸は組織でのガス交換, 肺でのガス交換は外呼吸
答え [4]

准看護師試験既出問題

呼吸器系に関する記述として, 正しいものはどれか.
1. 食道は気管の前方を通る.
2. 右気管支は左気管支より短い.
3. 右肺は2葉に分かれている.
4. 肺のおもな栄養血管は肺動脈である.

解説 1. 気管が前 2. 正しい 3. 左肺は2葉, 右肺は3葉 4. 肺の栄養血管は気管支動脈
答え [2]

第5章

消化

口腔
食道・胃
胃液
腸1
腸2
腸3
腹膜
十二指腸と膵臓
膵液と胆汁1
膵液と胆汁2
肝臓の構造と代謝
肝機能検査
ビリルビン
腹部の脈管1
腹部の脈管2
栄養1
栄養2
栄養3

第5章 消化

口腔

歯 乳歯は20本，永久歯は32本

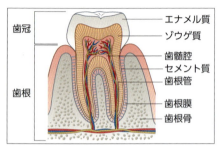

歯の構造　歯髄には動静脈や神経が存在する

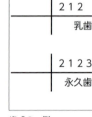

歯式の一例

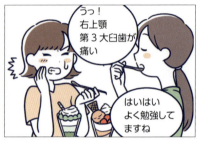

虫歯はう歯という

歯は左右対称かつ上下対称に生えている．**乳歯**は，切歯2本，犬歯1本，小臼歯2本，の4倍で合計20本．**永久歯**はこれに大臼歯3本の4倍が加わり合計32本である．歯の表記法を**歯式**といい，上図の例以外にもいろいろな書き方がある．

最初に生えてくる永久歯は**第1大臼歯**である．最後に生えてくるのが**第3大臼歯**つまり親知らずで，結局口腔内に顔を出さないこともある．歯の表面はエナメル質[1]で覆われ人体で最も硬い部位で，歯の中心部は歯髄といい血管や神経が存在する．

虫歯は**う歯**（齲歯）という．う歯は細菌感染症で，歯の表面にいる細菌[2]が糖を酸に変え，その酸で歯が溶ける．そのため甘いものを食べると虫歯になる．う歯が歯髄に及ぶと強い痛みを生じる．**歯周炎**[3]は歯肉の炎症だがこれも細菌感染症である．

1) Caが主成分
2) ミュータンス連鎖球菌という
3) 昔は歯槽膿漏といっていた

咀嚼と食欲

●咀嚼筋は下顎骨を動かす

咀嚼筋は**下顎骨**を動かす筋肉で下顎骨と他の頭蓋骨とを結んでいる．**咬筋**と**側頭筋**がその代表．咀嚼時にこめかみが動くのは側頭筋のせいである．噛む力は肉食獣で非常に強力だが，ヒトも結構強いようである．この筋肉以外にも下顎を前後左右に動かしたり開口させたりと，多数の筋肉が咀嚼に関与している．食物を飲み込むことを**嚥下**（→p.67）という．

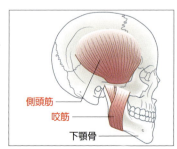

咀嚼筋

●食欲は視床下部が決めている

食欲は生命維持にとって大切な本能である．脳の視床下部には摂食を促進する中枢と満腹を感知する中枢とがあり，両者のバランスで食欲が決まると考えられているが異論も多い．食欲は空腹時に亢進し，満腹時に低下する．この理由の1つは，空腹時は胃からグレリン，満腹時は脂肪細胞からレプチンというホルモンが分泌されるからである．両者とも視床下部に作用して，グレリンは空腹感を，レプチンは満腹感を生み出す[4]．

[4] これらのホルモンに異常があると肥満ややせになる

唾液腺

●唾液腺には耳下腺・舌下腺・顎下腺がある

唾液を分泌している唾液腺は左右に3対あり，耳下腺，舌下腺，顎下腺という．

耳下腺は口腔の側方で耳介の下にあり，開口部は頰部の内側である．耳下腺はサラサラした漿液性の唾液を分泌する．流行性耳下腺炎[5]のときに腫れるのがこの耳下腺である．

舌下腺と顎下腺は口腔の下方つまり下顎にあり，舌下腺は粘っこい粘液性の唾液を，顎下線はその中間の唾液を分泌している．いずれの唾液腺も副交感神経の刺激によりその分泌量が増加する．

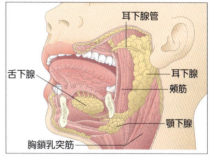

唾液腺

[5] ムンプス，俗にいうおたふくかぜ

●唾液にはアミラーゼが含まれている

食物は口腔内で咀嚼されながら唾液と混じり合う．唾液には唾液アミラーゼが含まれており，デンプンをマルトース（麦芽糖）に分解する．お米をよくかむと甘味が出てくるのはこの反応のせいである．唾液アミラーゼは膵液アミラーゼとは構造が微妙に異なっているが，作用は同じである．

胃の中は強酸性なので，飲み込まれた唾液アミラーゼは活性を失う．唾液の作用はデンプンの消化以外に，食物に水分を加えたり，口腔内を清潔に保つ作用もある．

●胸鎖乳突筋が頸部の筋肉の代表

頸部にはたくさんの筋肉がある．頭部を支えたり首を動かす作用以外にも，顎の動きや呼吸にも関与している．頸部の筋肉では胸鎖乳突筋を覚えよう[6]．首を斜行している大きな筋で，起始は胸骨と鎖骨，停止は側頭骨の乳様突起である．この起始停止部位名から筋肉の名称は胸鎖乳突筋になった．首を回したり傾けたりする．

[6] ラテン語名 m. sterno-cleido-mastoideus ムスクルスステルノクレイドマストイデウス．医学生が横文字で覚える最初の筋肉名がなぜかこれ

 説明できるようになろう

乳歯と永久歯の種類と本数　咀嚼筋　唾液腺名　唾液の酵素　頸部の筋肉の代表を1つ

第5章 消化

食道・胃

食道

● 食道は縦隔にある

食物を咽頭から胃へ送っている管が**食道**である．気管の後ろをまっすぐに下降し，横隔膜を貫き胃の噴門に至る．胸郭内で，左右の肺の間の正中部分でタテ長の領域を**縦隔**という．縦隔には，気管，食道，心臓，大動脈，上大静脈，胸管，胸腺などが存在している．このように食道のすぐそばには重要な器官がたくさん存在しているので，もし食道に穴があいて食物が食道外に漏れ出たら重大なことになる．

● 食道粘膜は重層扁平上皮

食道は外側から外膜，筋肉，粘膜で構成されている．食道の最外層は**外膜**といいこれは腹膜ではない．胃腸などの一般の消化系臓器の外面は腹膜で覆われているが，食道はその外面は腹膜ではなく外膜で覆われている．

食道の筋肉は，上部1/3は横紋筋，下部1/3は平滑筋からなっている．そして真ん中1/3は横紋筋と平滑筋の混合である．なお胃腸の筋肉はすべて平滑筋である．食塊は**蠕動運動**[1]により胃へ運ばれる．

食道の粘膜は皮膚や口腔と同じ重層扁平上皮である．通常の**食道癌**はこの扁平上皮細胞が癌細胞になったものである．なお胃腸は単層上皮である．重層上皮と単層上皮との境目は噴門部にある．食道では消化は行われない．単なる胃までの通路だと考えていいだろう．

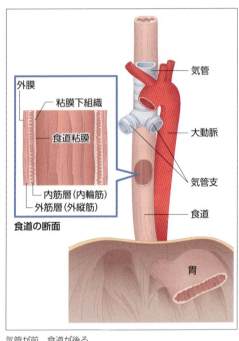

食道の断面

気管が前，食道が後ろ

1) p.90 を参照

胃の構造　　胃底部は胃の上

胃は上腹部のやや左寄りにある．大きく3つの部分に分けて，**胃底**，**胃体**，**幽門部**という．食道との継ぎ目を**噴門**，十二指腸との継ぎ目を**幽門**といい，噴門より幽門までの右側上縁を**小彎**，反対側を**大彎**という．小彎と大彎には腸間膜に相当する膜が付着している．小彎のくびれを**胃角**[2]という．潰瘍や癌は胃角付近にできることが多いようである[3]．幽門では筋層が厚くなり括約筋を形成している．

2) 角切痕ともいう
3) X線や内視鏡の検査では胃角付近を特に詳しく調べる

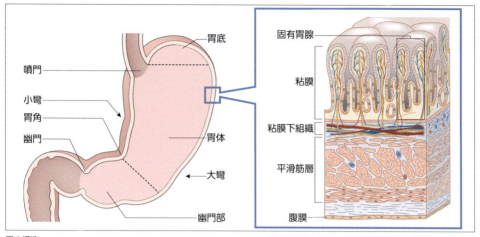

胃の構造

胃の拡大図 胃腺の細胞には主細胞，壁細胞，副細胞などがある

　食物の塊は胃で細かくなり，胃液とよく混ぜ合わされ，ドロドロの半流動性の**糜粥**(びじゅく)とよばれるものになる．

　幽門部では糜粥の消化具合を判断して，OK ならちょっとだけ幽門が開き少しずつ糜粥を**十二指腸**に送る．十二指腸に送り出す時間は食物の種類により異なり，早いものでは数分，遅いものでは 6 時間以上かかる．

　胃体の断面を拡大したのが右上の図である．内面は**粘膜面**であり胃液を分泌する胃腺がたくさん開口[4]している．胃腺の外側には厚い 3 層の平滑筋があり，強力な胃運動の原動力となっている．腸管の平滑筋は 2 層だが胃は内側に 1 層多く，内側から**斜走筋**，**輪状筋**，**縦走筋**の 3 層構造となっている[5]．胃の最外層は腹膜で覆われている．

4) 開口部のくぼみを胃小窩(いしょうか)という

5) 幽門括約筋は中層の輪状筋が特に発達したもの

神経性食欲不振症

思春期やせ症ともいい，食行動の異常と強いやせを示す疾患である．若い女性に多い．体重増加への強い恐怖心をもっている．

悪心(おしん)と嘔吐(おうと)

吐き気のことを悪心，吐くことを嘔吐という．嘔吐は胃の内容物を速やかに排除するための生体防御反射の 1 つ．延髄にある嘔吐中枢からの命令で，開口，食道弛緩，横隔膜収縮，消化管逆蠕動などが連鎖的におこり，胃内容物が一挙に経口的に排出される．悪心や嘔吐の原因は消化器関係だけに限らず，精神的なこと，内耳や脳の異常さらには薬剤や妊娠などでも生じる．

 説明できるようになろう
Check

縦隔　食道の外層と筋肉と粘膜　胃の主要部位の名称

第5章 消化

胃液

胃液成分　胃液の主成分はペプシン・胃酸・粘液

　胃液の主成分を3つ覚えてほしい．それは**ペプシン**[1]，**胃酸**，**粘液**である．これらは胃腺のそれぞれ異なった細胞から分泌される[2]．ペプシンと胃酸は食物消化のためにはたらく．ペプシンは蛋白質分解酵素であり，酸性の環境下で作用をもつ．

　胃酸の正体は塩酸であり，胃内容を強い酸性にしてペプシンのはたらきを助ける．また食物と一緒に入ってきた細菌類を殺す作用もある．ところで，自分の胃がペプシンや胃酸で消化されては困ってしまう[3]．そこで胃は自分が消化されないように，粘液を分泌して粘膜上にバリアーを張り自分自身の粘膜を保護している．つまり粘液は食物消化のためというよりは胃自身の保護のために分泌されている．

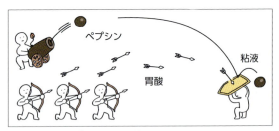

胃液の主成分はペプシンと胃酸と粘液

[1] 実際にはペプシノゲンという形で分泌される．分泌された後ペプシンに変化する
[2] ペプシンは主細胞から，塩酸は壁細胞から，粘液は副細胞から分泌される
[3] 自分の胃が消化されたものが胃潰瘍

胃液分泌機序　胃液の分泌は自律神経とホルモンの両者により調節されている

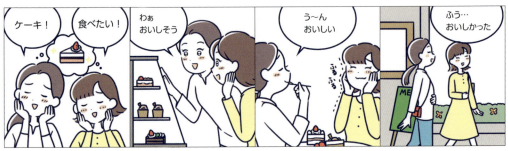

　ここでの自律神経とは**迷走神経**[4]のことで，ホルモンとは**ガストリン**のことである[5]．食物を見た，においをかいだ，食べて味わった等の刺激は脳に伝えられる．また，食物を食べると胃は食物が来たことを感じ取り，その刺激も脳に伝えられる．これらの刺激は脳でまとめられ，あらためて胃に命令が伝えられる．脳の命令を胃に伝えている神経は迷走神経である．迷走神経の興奮により胃の運動は活発になり**胃液分泌**も盛んになる．

[4] 自律神経のうちの副交感神経．この伝達物質はアセチルコリン
[5] ほかにもあるがこの2つが重要

幽門部に食塊が触れると幽門部の細胞からガストリンというホルモンが血液中に分泌される[6]．ガストリンは全身に広がる．そして**壁細胞**はこの血液中のガストリン量を感知して，増加していれば**塩酸**を分泌する．これは幽門部から隣の胃体部への命令だが，ホルモンという伝達手段[7]を利用している．さらに食塊が十二指腸や空腸に進むと腸からホルモンが分泌されて胃液の分泌が亢進する[8]．

[6] この作用は蛋白性の消化産物が強い
[7] 当然ながらガストリンの血中濃度は全身で均一
[8] この作用はあまり強くない

講義動画

ヒスタミンとプロトンポンプ
アセチルコリン，ガストリン，ヒスタミン

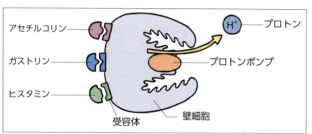

胃酸分泌のしくみ

　胃酸分泌を促進させる物質をもう1つ知っておこう．それは**ヒスタミン**である．胃にはヒスタミンを分泌する細胞がある．ヒスタミンは近くの壁細胞に作用して塩酸を分泌させる．まとめると，塩酸の分泌を促す物質は3つで，**アセチルコリン，ガストリン，ヒスタミン**である[9]．

　胃酸は酸である．酸とはH^+のことである．H^+は英語で**プロトン**[10]という．壁細胞はヒスタミンなどの刺激で胃酸を分泌するが，胃酸の分泌とはプロトンの分泌と同じ意味である．プロトンを細胞外に排出している細胞膜上の蛋白質を**プロトンポンプ**という．つまり細胞内でつくられた酸はプロトンポンプを介して細胞外に分泌されている．

　胃潰瘍の薬としては，胃酸を中和したり胃粘膜を保護する薬はもちろんのこと，アセチルコリン，ガストリン，ヒスタミン，プロトンポンプの作用をとめる薬も使われている[11]．

[9] この3つは重要なので覚えること
[10] 物理学でいう陽子 proton のこと
[11] これらのなかではヒスタミンを抑制する薬とプロトンポンプをとめる薬が効果が強い

胃潰瘍

自分の胃が消化されてしまい穴があいたものが胃潰瘍である．胃潰瘍の治療法には胃酸の分泌を抑える方法と胃の粘膜を増強する方法とがある．1983年にオーストラリアの2人の医師によってヘリコバクター・ピロリという名前の細菌が胃で発見された．この菌は胃潰瘍や十二指腸潰瘍，胃癌の原因となっているということが，近年明らかになっている．この菌を殺すための抗生物質の投与も胃潰瘍の治療法として確立している．なおピロリ菌という呼び方はマスメディアの造語であり正しい名称ではない．

 説明できるようになろう

　　胃液の主成分　　胃液分泌を亢進させる物質3つ　　胃酸を細胞外に排出している蛋白質名

第5章 消化

腸 1

腸のヒダと表面積
腸の表面積はとても広い

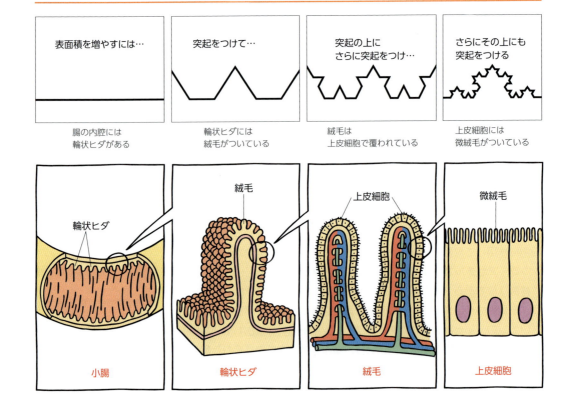

　小腸は**十二指腸**，**空腸**，**回腸**に分けられる．空腸と回腸の境界は明確ではない．これらの3者の構造は微妙に異なるが，本質的には同じものと考えていいだろう．

　小腸で栄養分の吸収を行っている主役は**粘膜**である．粘膜の表面積は広いほど吸収の効率がよくなるため，粘膜には表面積を大きくするしくみが存在している．それは，**輪状ヒダ**と**絨毛**と**微絨毛**である．輪状ヒダは腸管を輪状におよそ半周する粘膜の盛り上がりである[1]．そして腸管内面全体は絨毛とよばれる小さな突起に覆われていて，あたかもビロードのようである．絨毛の中には動静脈やリンパ管[2]がある．そして絨毛表面の細胞[3]の内腔面は微絨毛とよばれるさらに小さな突起に覆われている[4]．これらの構造により小腸の吸収面積は約600倍に増大し，結局約200 m^2 [5]ほどになっている．

1) 輪状ヒダは十二指腸でよく発達しており，空腸では中程度，回腸にはあまり見られない

2) 吸収された脂肪はリンパ管を通っていく

3) 腸上皮細胞でありこの細胞が粘膜における実際の吸収を担当している

4) 微絨毛はあたかもブラシ（漢字で刷子）のように林立しているのでこれを刷子縁という

5) テニスコート程度の広さとほぼ同じ

管腔内消化と膜消化
小腸では管腔内消化後，膜消化が行われただちに吸収される

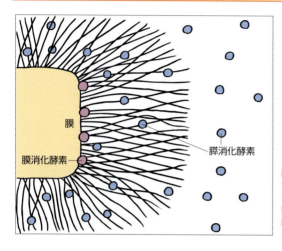

膜表面には消化酵素が存在する．細胞表面にはあたかも密生した海草のように多糖体などの物質が存在し，細菌などが細胞に密着しにくくしている

　小腸は消化吸収の場である．胃から送られてきた糜粥には膵液や胆汁が加わる．これにさらに腸からの分泌液[6]も加わり，これらが分節運動により混ぜ合わされながら，蠕動運動により小腸内を進んでいく．このとき膵液に含まれていた消化酵素により消化が進む．これを**管腔内消化**という．管腔内消化により，糖質は**二糖類**，蛋白質は**オリゴペプチド**[7]から**アミノ酸**にまで分解される．

　そして腸上皮細胞の微絨毛表面に存在している**消化酵素**により最終的な消化を受け，二糖類は**単糖類**へ，オリゴペプチドは単一のアミノ酸にまで分解され，ただちに**腸上皮細胞内**に吸収される．この「ただちに」という点が重要である．分解作業を吸収面のすぐそばで行っているため，消化によって生じた単糖類やアミノ酸は管腔内に戻ることなくすみやかに吸収される．このように微絨毛表面で行われている消化を**膜消化**といい，これが消化の最終段階である．つまり小腸では管腔内である程度まで消化を行い，膜の位置で最終消化を遂行するわけである．

6）腸液自体には消化酵素はほとんど含まれていない

7）アミノ酸数が数個～十数個程度のペプチド．一般の蛋白質に比べかなり小さい

消化管と消化器
腸と腸管は同じ意味．食道・胃・腸をまとめて消化管という．消化管に肝臓・胆囊・膵臓を加えたものが消化器．解剖学的には口腔まで含めたものが消化器であるが，臨床的には一般に口腔は消化器科の担当外のことが多い．

 説明できるようになろう
Check

　　小腸の3部分　　腸の表面積を広くするしくみ　　膜消化

第5章 消化

腸 2

蠕動運動と分節運動 腸は内容物を混ぜながら送っている

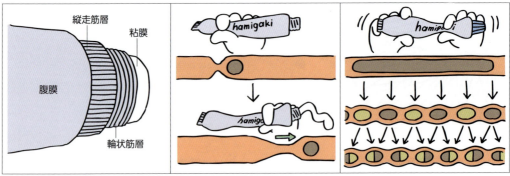

腸管には2重の平滑筋層がある　　**蠕動運動**　内容物を送る　　**分節運動**　内容物を混ぜる

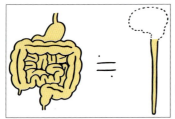

消化管と脊髄とはそのニューロン数はほぼ同じ

　腸の内容物は肛門のほう[1)]へ送られる．このとき腸は内容物を混ぜながら徐々に肛門のほうへ送っていく．つまり腸は内容物に対し「送る」という仕事だけでなく同時に「混ぜる」という仕事もしている．腸には平滑筋が2層存在する．内層は輪状につまり腸管の輪切り方向に平滑筋が走っており，外層は縦向き，つまり腸管の長軸方向に平滑筋が走っている[2)]．内層の筋肉が収縮すると腸は細くなり，外層の筋肉が収縮すれば腸は短くなる．

　腸において，ある部位が細くなりその細い部分が肛門の方向に順次移動していけば，内容物はそれにともない移動していく．これを**蠕動運動**[3)]という．また腸のあちこちに細い部分が出現しては消えると，内容物はよく混和されることになる．これを**分節運動**という．このような運動を正しく行うために，消化管は脊髄のニューロン総数に匹敵するほど多数のニューロンをもっており，密な**神経ネットワーク**を形成している[4)]．

1) 肛門側という．口のほうは口側という

2) 輪状筋と縦走筋という．「内輪外縦」と覚えるとよい

3) 蠕虫（みみず類）の動きに似ていることからこの名称がついた

4) 歴史的には，最初に自律神経系という概念を考案した人は，交感神経系，副交感神経系，消化管神経系の3グループをもって自律神経系とした

回盲弁 　大腸内容物は小腸へは逆流しにくい

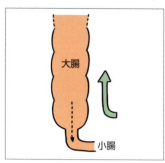
もし小腸と大腸がまっすぐつながっていたら，逆流がおきやすい

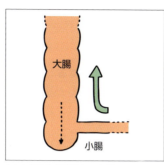
しかし実際には直角につながっている

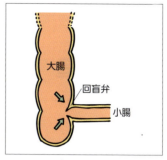
さらに回盲弁がついている．これで逆流防止は強力

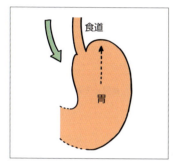
食道と胃の結合部（噴門部）も同じ形

　小腸の内容物は大腸へと送られる．せっかく大腸へ送り込んだのだから，大腸内容物が小腸へあまり逆流しないように，小腸と大腸の境目には逆流を防ぐしくみが存在する5)．

　まず小腸は大腸のよこっ腹に直角に接続している．そのため大腸内で内容物の撹拌がおこっても，内容物は小腸方向には戻らず**盲腸**の方向に逆流する．食道と胃の接続部である噴門の構造もこれとよく似ており，胃内で撹拌がおこっても食道には逆流しない．

　さらに小腸末端は**回盲弁**6)とよばれる弁構造になっている．そのため内容物は小腸から大腸方向には通りやすく，反対方向には通りにくくなっている．

5) 小腸の内容物は小腸内だけで撹拌され，大腸の内容物は大腸内だけで撹拌される．両者はあまり混じり合わない

6) バウヒン弁ともいう

消化と下痢

もし管腔内で単糖類やアミノ酸にまで完全に消化が進むと，腸管内の浸透圧が上昇し水が管腔内に移動して下痢をおこす．病人用の流動食も，デンプンが主成分の流動食は不消化性の下痢をおこしやすい．これに対し，グルコースが主成分の流動食は消化の負担は小さいが，浸透圧性の下痢をおこしやすい．

 説明できるようになろう

腸の平滑筋層　腸の運動の種類　大腸から小腸への逆流を防ぐしくみ

第5章　消化

腸 3

大腸の構造　大腸は盲腸・結腸・直腸からなる

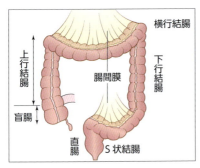

大腸の構造　大網は省略してある

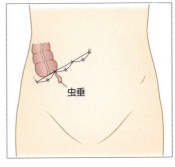

虫垂の位置

　大腸は小腸の約2倍の太さがあり，外観も小腸とは異なり縦のスジ[1]やモコモコしたふくらみが見える．長さ約1.5 mで，腹膜腔をほぼ1周しており，盲腸，上行結腸，横行結腸，下行結腸，S状結腸，直腸に分けられる．左上の図のように右側の大腸を回盲弁の位置で上下2つに分け，上部を上行結腸，下部を盲腸という．

　ヒトの盲腸はあまり大きくない[2]．盲腸の先端には虫垂がついている．虫垂は腸骨の右の出っ張り[3]と臍の外側1/3付近の位置に存在し，虫垂炎[4]の時にはこのあたりが最も痛くなる．

　大腸でちゃんとした腸間膜をもっているのは横行結腸とS状結腸だけである．上行結腸と下行結腸は腹壁に直接固定されており腸間膜はもっていない[5]．腹膜腔から出ていく部分が直腸である．

1) 結腸ヒモという
2) 盲腸は大きな袋と考えてもよい．草食動物の盲腸は大きい
3) 右上前腸骨棘という
4) 俗にいう盲腸炎のこと
5) 虫垂には短い腸間膜が付いている

肛門と排便　大腸では腐敗や発酵が行われている

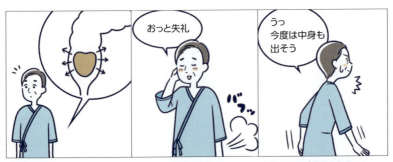

直腸に糞塊やガスがくると直腸が引き伸ばされ，便意が生じる

これを排便反射という

直腸内容物が固体か気体かも感知できる

消化吸収可能な栄養素のほとんどは小腸内で消化吸収されてしまっているので，大腸に到達した内容物には消化可能な栄養分はもうほとんど含まれていない．ところが大腸内には特殊な細菌が多数住み着いており，この消化され残った物質[6]に対し分解や代謝を行う．この行程を**腐敗**や**発酵**といい，便の悪臭の原因となる**硫化水素**などの物質が産生される．

大腸で吸収している物質はおもに**水分**と**電解質**である[7]．水分吸収にともない，水様の内容物は泥状からだんだん固形に近くなっていく．そして直腸に送られ**糞便**として排出される．便の主成分は，消化されなかった食物残渣，粘液，細菌，水分などである．

[6] この代表が食物繊維

[7] 一部のビタミンなども吸収している

肛門の構造

●排便は不随意筋と随意筋との共同作業

肛門は2種類の括約筋で閉じられている．1つは平滑筋[8]で**内肛門括約筋**という．直腸の輪状筋の続きである．大腸の輪状筋が最後に急に太くなっているとイメージしてほしい．

もう1つは骨格筋で**外肛門括約筋**という．これは意識的に収縮させたりゆるめたりできる．直腸に内容物が来ると直腸にあるセンサーが感知してその情報を脳に伝え**便意**が生じる[9]．

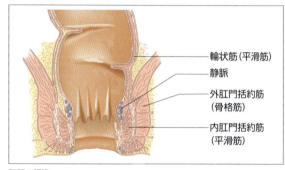

肛門の構造

排便時には直腸の収縮と肛門括約筋の弛緩だけでなく，横隔膜と腹筋の収縮による**腹圧上昇**なども加わる．このうち直腸の収縮と内肛門括約筋の弛緩は自律神経による**不随意動作**である．このように**排便動作**というものは不随意筋と随意筋との共同作業であり，非常に高度な作業なのである．

●便秘とは排便回数や排便量などが通常より減った状態

排便回数や排便量などがその人の通常の回数より著しく減少した状態を**便秘**という．排便回数は個人差が大きいため回数の基準値はない．また便が硬いだけでも便秘とはいわない．**慢性便秘**の人は大腸運動が低下していることが多いようである[10]．このような人は食物繊維[11]をたくさん食べて便の量を増やすと便通がよくなることがある．

[8] 不随意筋である

[9] 便意から排便に至る動作を排便反射という

[10] 便秘の原因はほかにもいろいろある

[11] 消化されず便中に排泄される

 説明できるようになろう
Check

大腸の構造と腸間膜　大腸での消化吸収　便の成分　肛門部の括約筋

第5章 消化

腹膜

腸間膜　腸管には腸間膜がついている

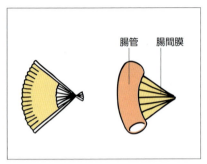

腸間膜の模式図　扇子はうすい膜であり中に骨がある．腸管はこの扇子の外周に管がついているとイメージしてほしい

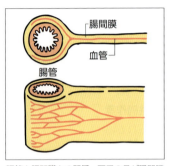

腸管と腸間膜との関係　扇子の骨が腸間膜の血管に相当

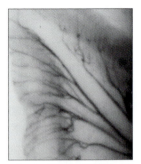

X線による腸間膜動脈造影像（犬）

　腸管は蠕動運動などを行うために自由に動ける必要がある．さらに吸収した栄養などを運ぶ豊富な**血管網**も必要である．それを解決するために，腸管は**腸間膜**というものとセットになっている[1]．腸間膜の中には動脈，静脈，リンパ管などが走っている．

　腸間膜は扇子のような膜であり，あたかも扇子の骨のように腸間膜の中には血管が存在する．そして扇子の外周に管がついているとイメージしてほしい．腸間膜の中の動脈[2]が小腸に分布するようすをX線写真で示す．

1) 十二指腸，上行結腸，下行結腸は腸間膜をもっておらず，腹壁に固定されている

2) 上腸間膜動脈の末梢部の写真である

大網と小網　腸間膜に相当する胃の膜が大網と小網

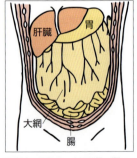

開腹時の正面図　大網は腸に覆いかぶさっている．小網は肝臓の陰に隠れて見えない

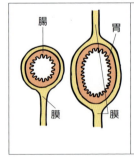

腸には膜が1枚，胃には2枚

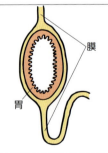

胃では片方の膜がのびて…

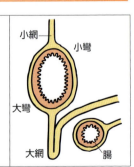

くっついてエプロンみたいになる．上方の膜が小網，下方のエプロンを含んだ膜が大網

腸管の腸間膜は片方だけの1枚だったが，胃は2枚もっている．この2枚の膜を**大網**と**小網**といい，ほぼ対称の位置にある．上方にあるものを小網といい，胃の小彎[3]]からのびている[4]．下方にあるものを大網といい，胃の大彎[3]からのびている．大網は非常に長く，その途中が折れ曲がって2枚がくっついて1枚のエプロン状になって腸全体の塊に覆いかぶさっている．手術でお腹を開くと，まず現れてくるのが大網である．この大網をめくりあげるとその下に腸管が見えてくる．

大網と小網は胃への血管の通り道なので，両者には血管が豊富に存在する．

[3] p.85を参照
[4] 小網は肝臓にいたる

腹膜と腹膜腔　腹膜腔内面は腹膜で覆われている

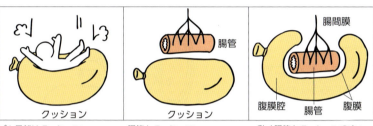

ゴム風船はクッション　　腸管とクッション　　動く腸管をクッションの中へ　　腸管・腸間膜と腹膜の関係

消化管は蠕動運動などを行うために自由に動けることが必要である．その方策の1つが腸間膜である．さらに臓器がキズつかずに動くためにはどうすればよいか．それは，ゴム風船で囲めばよい[5]．このゴム風船のゴムに相当するものを**腹膜**という．そしてゴム風船の内部に相当する空間，つまり腹膜で覆われた空間を**腹膜腔**という．腹膜腔内にはごく少量の水が入っており，これを**腹水**という[6]．

腹膜は1層の細胞からなる非常にうすい膜である．胃，腸，大網，小網，腸間膜などの表面はすべて腹膜で覆われている．肝臓や膵臓も腹膜腔に出っ張っている部分は腹膜で覆われている．さらに腹膜腔の前方や後方などの臓器が存在しない部分も全部腹膜で覆われている．これは魚を料理するとき腹部を開いて内臓を全部出した後のお腹の内面のテカテカした部分に相当し，このテカテカが腹膜である．このように腹膜には臓器を覆っているものと腹膜腔内面の壁[7]を覆っているものとの2種類に分けられるが，両者は実質的には同じものであり，同じ細胞からできている．

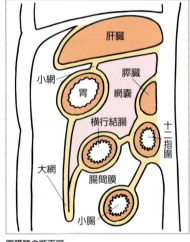

腹膜腔の断面図

[5] p.167を参照
[6] 正常の腹水量は約30 mL程度．病気によっては数リットルたまることがある
[7] 腹膜腔の壁を腹壁という

 説明できるようになろう

腸間膜　大網　腹膜腔　腹膜

第5章 消化

十二指腸と膵臓

十二指腸の構造

● 腸間膜のない小腸部分が十二指腸

　胃は小腸に続く．小腸の一部を構成する**十二指腸**はC字型に彎曲しながら膵臓をまわり込むようなかっこうで存在している．指を横に12本並べたくらいの長さ[1]なのでこの名称がついている．膵液の通路である**膵管**と胆汁の通路である**胆管**がちょうど出口のところで合流してややはでに開口している．開口部は少し飛び出しているのでこれを**大十二指腸乳頭**[2]という．膵管の出口は口側にもう1か所，地味に存在し，これを**小十二指腸乳頭**という．

　十二指腸は空腸や回腸とはその位置もヒダのようすや細胞の種類も明らかに異なっている．まず，十二指腸は腹腔の後壁[3]にぴったりとはりついている．はりついているということはその位置から移動できないということである．当然腸間膜はもっていない．

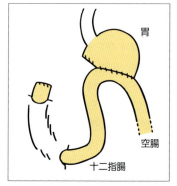

十二指腸の構造
膵臓は膵頭部，膵体部，膵尾部に分けられる

1) およそ25 cm程度
2) ファーター乳頭ともいう．まわりから突出した部分を乳頭という
3) 後腹壁ともいう

● 胃切除の手術法

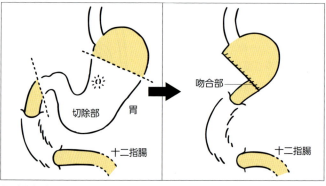

胃の部分切除 十二指腸は腹腔後壁に固定されている

十二指腸を胃とくっつける

十二指腸が届かないときは空腸をもってくる

　十二指腸が腹腔後壁にはりついているということが臨床的にどのような意味をもっているか例をあげて説明しよう．たとえば幽門側で胃の2/3を切り取ったとする[4]．切除後は，残った胃と腸をつなぎ合わせるわけだが，両者が余裕を持って届けばそのまま縫い合わせる[5]．しかし位置的に

4) 胃を切除する場合，普通はこのように2/3取るか全部取るかのどちらかである
5) このやり方をビルロートⅠ法という

96

十二指腸断端が残胃に届かないこともある．十二指腸は腹腔後壁にはりついて移動することができない．しかたがないので**空腸**を引っぱってきて胃と縫い合わせる[6]．空腸は腸間膜があるので余裕で引っぱってこられる．このように外科手術というのは悪いところを切り取るだけでなく，その後の**再建**という手技が非常に重要である．そのためにも人体の構造をよく理解しておこう．

6) ビルロートⅡ法という

講義動画　講義動画

膵臓の構造　膵臓は奥にある

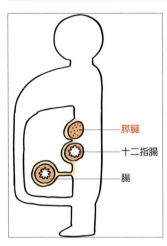

膵臓の位置
膵臓は十二指腸とともに腹腔後壁にはりついている．肝臓，胃，横行結腸などは省略してある

腹側から背側に向かって腹腔を観察すると，**膵臓**はいちばん奥の**腹腔後壁**にはりついて存在する[7]．形は横長であり，右側は太くこれを**膵頭**，まん中を**膵体**，左側を**膵尾**とよぶ．

膵臓は内外分泌腺[8]だが，全細胞の95％は外分泌担当であり内分泌細胞は5％以下である．**内分泌腺細胞**は直径200〜300 μmの小さな集団をつくり，外分泌腺の中に散在している．この細胞集団を**膵島**といい，膵臓の中には100万個以上ある．発見者にちなんで**ランゲルハンス島**ともいう．

膵臓の中心部を膵管が走り，膵頭で十二指腸に開口している．オマケでもう1本膵管が開口している[9]．**主膵管**の開口部には胆管が合流してくる．

7) 膵臓の診察や検査・治療はやりにくい

8) なぜ1つの臓器に外分泌腺と内分泌腺とが同居しなければならないのか，筆者にはとても不思議である

9) 太い膵管を主膵管，オマケを副膵管という．膵臓はもともと2個あり発生途中で合体して1個になった．膵頭部が太いことや副膵管はこのなごり

 説明できるようになろう
Check
十二指腸の位置　膵管と十二指腸の位置関係

膵液と胆汁 1

膵液の分泌機序　膵液分泌はコレシストキニンとセクレチン

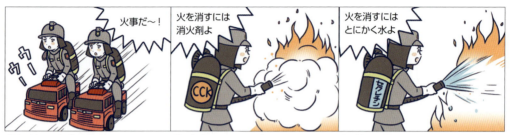

膵液の効果を上げるには…　　質を上げることも必要だし…　　量を増やすことも必要である

　膵液は強い消化力をもったアルカリ性の**消化液**である．十二指腸部以降における消化活動のためには**消化酵素成分**が必要だし，胃酸によって酸性になった糜粥（びじゅく）を中和するにはアルカリ性の**液性成分**[1]が必要である．

　膵液分泌はホルモンと神経の両者でコントロールされている．まず糜粥が十二指腸にはいると十二指腸の細胞から**コレシストキニン**[2]というホルモンと**セクレチン**というホルモンとが血液中に分泌される．この2つのホルモンは全身を回った後，膵臓にたどり着く．そしてコレシストキニンは膵液の消化酵素成分を重点的に分泌させ，セクレチンは膵液のうちのアルカリ性の液性成分を重点的に分泌させる．簡単にいうと，膵液の質を上げるのがコレシストキニン，量を増やすのがセクレチンというわけである．

　さらにコレシストキニンは膵管開口部の括約筋[3]を弛緩させ開口部を開き，膵液を十二指腸内腔に排出させる．また迷走神経の興奮すなわち**アセチルコリン**でも膵液分泌は促進される．

1) 主成分は HCO_3^-

2) CCK と略す．以前はパンクレオザイミンやコレシストキニン-パンクレオザイミンともいっていたが，現在ではもう使わない

3) ファーター乳頭部の括約筋をオッディ括約筋という

肝臓と外分泌　　胆汁は肝臓からの分泌液

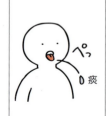
痰は肺という外分泌腺から出る分泌液

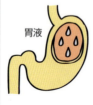
胃液は胃という外分泌腺から出る分泌液

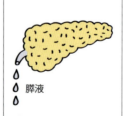
膵液は膵臓という外分泌腺から出る分泌液

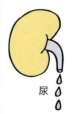
尿は腎臓という外分泌腺から出る分泌液

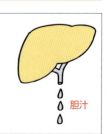
胆汁は肝臓という外分泌腺から出る分泌液

胆汁は肝臓の分泌液である．肺が痰を分泌するように，胃が胃液を分泌するように，膵臓が膵液を分泌するように，そして腎臓が尿を分泌するように，肝臓は胆汁を分泌している．肺も胃も膵臓も腎臓もそして肝臓もすべて外分泌腺の臓器である．

まず胆汁の主成分を4つ知っておこう．それは**胆汁酸**，**ビリルビン**[4]，**コレステロール**，**リン脂質**である．量的には胆汁酸[5]が最も多く胆汁全体の半分以上を占める．

4) 胆汁色素ともいう
5) 胆汁酸も胆汁酸塩も同じと考えてよい

講義動画

胆汁の分泌機序　肝臓は外分泌腺

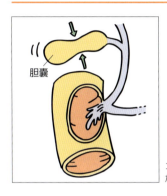

コレシストキニンは膵臓に作用するだけでなく胆嚢収縮作用もある

肝臓は外分泌腺でもあり，その分泌液は胆汁である．胆汁は肝臓でつくられたのち[6]，**胆嚢**に貯蔵され，その間におよそ5〜10倍程度まで濃縮される[7]．

糜粥が十二指腸にはいるとコレシストキニンが分泌されることはp.98で述べた．コレシストキニンは膵臓への作用をもっているが，同時に胆嚢に対しても**胆嚢収縮**という作用をもっている．つまりコレシストキニンは胆嚢収縮作用とオッディ括約筋弛緩作用とにより，胆嚢内に貯蔵されていた濃い胆汁を十二指腸内腔に分泌させる．

手術で胆嚢を取ってしまうことがある．この場合は胆汁はうすいまま垂れ流しになる．しかしその後の栄養状態や体調にはそれほど大きな影響はないようである[8]．

6) 肝臓胆汁あるいはC胆汁という
7) 胆嚢胆汁あるいはB胆汁という

8) モルモットなどのように胆嚢をもってない動物もいる

消化管ホルモン

消化管から分泌されるホルモンを消化管ホルモンという．ガストリン，コレシストキニン，セクレチンなどが代表．その他VIPやGIPという名前のホルモンなどもある．これらはいずれもペプチドホルモンである．

 説明できるようになろう
Check
　膵液分泌を促すホルモン名と分泌源　　胆汁の主成分を4つ　　胆嚢を収縮させるホルモン名と分泌源

第5章 消化

膵液と胆汁 2

胆汁のはたらき　胆汁は脂質の吸収をたすけている

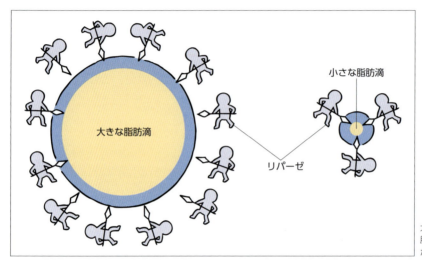

大きな脂肪滴より小さな脂肪滴のほうがリパーゼが作用しやすい

　胆汁の最も重要な作用は **脂質の吸収** をたすける[1]ことである．胆汁中には消化酵素は含まれていない．ではどのようにして脂質の吸収をたすけているのだろうか．

　そもそも消化酵素というものは水の中だけではたらき，油の中でははたらけない．脂肪と水とを機械的に混合しても，脂肪は大きな油滴になるだけである．脂肪を分解する酵素[2]は水の中に存在しており，これが作用できるのは水と接している油滴表面の部分だけである．脂肪は消化管の中では **脂肪滴** になっている．

　この脂肪滴が小さければ小さいほど，水と接する面積が広くなり **リパーゼ** の作用を受けやすくなる．逆にいうと，リパーゼがはたらくには脂肪をなるべく小さな脂肪滴にしたほうがよいわけである．つまり胆汁は脂肪を小さな脂肪滴[3]にしてリパーゼが作用しやすい状況をつくっているのである．

　胆汁がなければ脂質は吸収できない．もし脂質がまったく吸収できなくなったら困ることは何だろう．2つ覚えておいてほしい．それは **必須脂肪酸** の不足と **脂溶性ビタミン** の不足とが生じることである[4]．この2つは体内では合成できない脂質だからである．

1) この作用の主役は胆汁酸

2) リパーゼのこと

3) ミセルという．胆汁は石けんと似た作用をもっている

4) 脂質はエネルギー源としては必須ではない

胆石　胆汁は胆嚢で濃縮される

胆汁は肝臓から分泌され**胆嚢**で濃縮される．胆汁の主成分にビリルビンとコレステロールがあることは p.99 で述べた．このビリルビンやコレステロールが何かの拍子に析出して石のようになることがある．これを**胆石**といい，肝臓，胆嚢，胆管のいずれにもできる．胆石にはビリルビンを主成分とするものとコレステロールを主成分とするものとがある．

日本も欧米も胆石の主成分はコレステロールのものが主流である．日本では昔はビリルビンの胆石が多かったのだが，戦後食事の欧風化によりコレステロールの結石のほうが主流になってしまった．

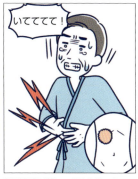
胆石は時に激しい痛みをおこすことがある

腸肝循環　胆汁成分は再吸収される

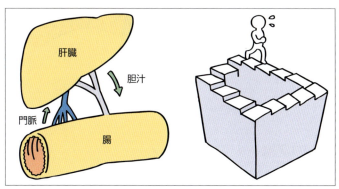
腸肝循環　肝臓→胆汁→腸→門脈→肝臓と回る

胆汁は十二指腸に分泌される．その後腸をずっと流れていくわけだが，その間に一部の胆汁成分は腸から再吸収されてしまう．この再吸収される代表物質が**胆汁酸**と**ビリルビン**である．特に胆汁酸はその9割以上が腸管で再吸収されている[5]．

腸で吸収された胆汁酸は門脈を通って肝臓に行く．そして肝臓で再び胆汁成分として利用され，十二指腸に分泌され，再度腸から門脈へ吸収され……とぐるぐる回っている[6]．これを**腸肝循環**という．腸肝循環をする代表的な物質が胆汁酸とビリルビンである．

5) ビリルビンの再吸収の割合はそれほど多くはない

6) 胆汁酸は1日に約6回転の腸肝循環を行っている

✓ **説明**できるようになろう

Check　　胆汁の作用　胆石の主成分　腸肝循環

第5章 消化

肝臓の構造と代謝

肝臓の構造　肝臓は最大の臓器

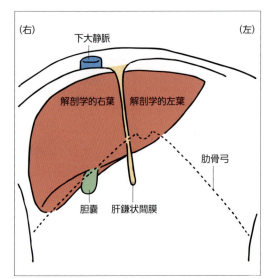

肝臓の正面像　点線が肋骨弓

肝臓を下から見たところ

　肝臓はヒトの最大の臓器で成人でおよそ **1.2 kg** ある．肋骨の内側に入り込んでおり，下辺は肋骨弓から出ているか出ていないかのちょうどギリギリの位置である．**肝鎌状間膜**により左右に分けられる．下面は**肝動脈**，**門脈**，**胆管**が出入りしている．この3つの管はすべて左右ふたまたに分かれて肝臓に出入りしている．この出入りしている場所を**肝門**[1]という．胆嚢は胆管から分かれており肝下面にはりついている．肝臓後面は**下大静脈**と接触しており，短い**肝静脈**が下大静脈に注いでいる[2]．

　肝臓の左葉と右葉[3]は，解剖学的には肝鎌状間膜がその境目になる．しかし外科的には下大静脈と胆嚢とを結んだ線（**カントリー線**）を境目として左葉と右葉に分けている[4]．たとえば肝右葉切除の手術というとこのカントリー線より右側（本人の右側．図では向かって左側）を切りとる手術のことで，肝鎌状間膜より右側（図では向かって左側）ではない．このように解剖学の定義と臨床の定義とは一致しないことがある．

[1] 臓器で血管や外分泌液の管がまとまって出入りしている場所を「門」という．腎門，肺門，肝門など

[2] 肝静脈は肝門部を通らない

[3] 解剖学的定義による左葉と右葉の重量比は約1：3

[4] 外科的定義による左葉と右葉．左右の重量比は約1：1．胆管等はふたまたになって外科的左葉と右葉とを分担している

肝臓での代謝
肝臓では多彩な代謝を営んでいる

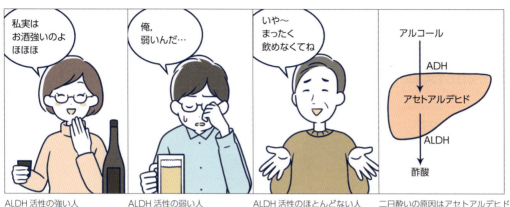

ALDH 活性の強い人 　ALDH 活性の弱い人 　ALDH 活性のほとんどない人 　二日酔いの原因はアセトアルデヒド

　肝臓での代謝の代表的なものに糖質・脂質・蛋白質の合成と分解がある．たとえば糖質では**グリコーゲン**の合成と分解を，脂質では**脂肪酸**や**コレステロール**の合成や分解を，蛋白質では**血清アルブミン**や**血液凝固因子**などの合成を行っている．蛋白質の構成成分であるアミノ酸を分解すると**アンモニア**が出る．このアンモニアを**尿素**につくりかえている[5]のも肝臓である．

　さらにビリルビン代謝とアルコール代謝を知っておこう．**ビリルビン代謝**はp.106で説明する．お酒の主成分である**エチルアルコール**[6]は胃や小腸から吸収され門脈を通って肝臓に来る．そして肝臓で酸化[7]され**アセトアルデヒド**になる．このアセトアルデヒドは**アルデヒド脱水素酵素（ALDH）**によりさらに酸化されて**酢酸**になる．酢酸は速やかに水と二酸化炭素に分解される．

　お酒による頭痛，悪心，二日酔いなどはこのアセトアルデヒドによるものである．日本人の ALDH の活性は遺伝的に，強い・弱い・ほとんどないの3種に分けられ[8]，これはお酒に強い・弱い・ほとんど飲めないという体質にほぼ一致する．

5) アンモニアは有毒，尿素は無毒

6) エタノールともいう

7) アルコール脱水素酵素（ADH）による

8) およその割合は強い56％，弱い40％，ほとんどない4％．白人と黒人は強いがほぼ100％

✓ 説明できるようになろう
Check
肝臓に出入りしている管　二日酔いの原因物質

肝機能検査

肝機能検査　血液検査の代表が肝機能検査

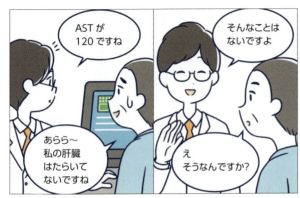

AST は肝機能検査項目の代表であり、肝細胞の機能よりは障害度を反映している

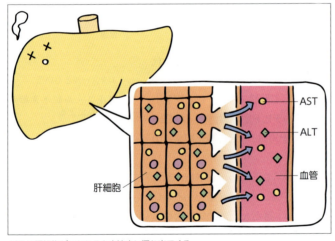

AST は肝細胞がこわれると血液中に漏れ出てくる

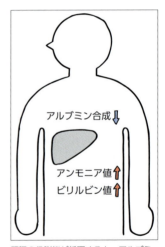

肝臓の代謝能が低下すると、アルブミン値は低下し、アンモニア値とビリルビン値は上昇する

　肝機能検査項目では **AST** と **ALT**[1] が有名である．これらは細胞内に含まれる酵素の名前である．一般の細胞にも含まれているが，特に肝細胞に多く含まれている．肝障害で肝細胞がダメージを受けると，肝細胞の中にたくさん含まれていた AST やら ALT やらが血液中に漏れ出てくる[2]．ただしこれらの酵素は一般の細胞ももっているので，肝臓疾患以外の原因でも上昇することはある[3]．

1) 以前は GOT，GPT とよんでいた

2) 逸脱酵素という

3) たとえば心筋梗塞では心筋細胞内の AST が漏れ出てくる

おもな肝機能検査項目

表 おもな肝機能検査項目

略号	名称	基準値[1]	反映するもの
ALB	アルブミン	4.0 g/dL 以上	肝臓の代謝能（蛋白合成能）
ChE	コリンエステラーゼ	200 単位以上	肝臓の代謝能（蛋白合成能）
PT	プロトロンビン時間[2]	13 秒以下	肝臓の代謝能（蛋白合成能）
NH_3	アンモニア	80 μg/dL 以下	肝臓の代謝能
T-Bil	総ビリルビン	1.0 mg/dL 以下	肝臓の代謝能（黄疸の指標）
D-Bil	直接ビリルビン	0.3 mg/dL 以下	肝臓の代謝能（黄疸の指標）
AST[3]	アスパラギン酸アミノトランスフェラーゼ	40 単位以下	肝細胞の障害度
ALT[4]	アラニンアミノトランスフェラーゼ	40 単位以下	肝細胞の障害度
LDH（LD）	乳酸脱水素酵素	220 単位以下	肝細胞および胆道系の障害度
ALP	アルカリフォスファターゼ[5]	350 単位以下	肝細胞および胆道系の障害度
γ-GTP	ガンマグルタミルトランスペプチダーゼ	50 単位以下	肝細胞および胆道系の障害度[6]

1) 基準値は測定方法や検査施設などにより異なる．ここに示したのは一応の目安
2) 本来は血液凝固の検査
3) GOT ともいう
4) GPT ともいう
5) アルフォスとよく略す
6) 飲酒で上昇しやすい

肝臓で合成される蛋白質の血中濃度

肝臓で合成される蛋白質の代表に血清アルブミンと血液凝固因子とがある．肝機能が低下すると肝臓で合成される蛋白質も減少するため，両者の血中濃度は，肝機能の指標となる．血清アルブミンの血中濃度はわりと簡便に測定できる．血液凝固因子の血中濃度も測定できないことはないが，濃度測定よりも血液凝固能を調べるほうが簡便である．したがって，肝機能検査の一環として血液凝固能の検査をすることがある．

肝機能低下時以外でも，たとえば栄養不足の時にも蛋白質の合成量は低下する．すなわち，肝機能は正常でも，栄養状態が悪い場合には血清アルブミンの血中濃度は低下する．したがって，血清アルブミンの血中濃度は栄養状態の指標としても利用することが可能である．

糸球体の炎症などでは，血清アルブミンは尿蛋白として体外に逃げてしまい（→p.127），血清アルブミンの血中濃度は低下する．

このように，血清アルブミンの血中濃度低下には，肝疾患，栄養不良，腎臓疾患などのさまざまな原因が存在する．

 説明できるようになろう

Check

肝障害時に血中 AST が上昇する理由

第5章 消化

ビリルビン

ビリルビン代謝　ヘモグロビンのなれのはてがビリルビン

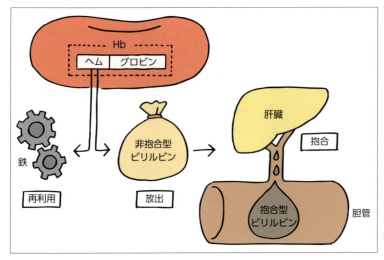

非抱合型ビリルビンと抱合型ビリルビン

　赤血球の**ヘモグロビン**の成分に**ヘム**という鉄を含んだ色素がある．赤血球は寿命が来たら**脾臓**でこわされるが，ヘムの鉄は捨てることなく再利用される．しかしヘムの中の鉄以外の成分は再利用できず**ビリルビン**という物質になり血液中に放出される．このビリルビンは肝臓で**抱合**という代謝[1]を受け胆汁中に捨てられる．肝臓で抱合を受ける前のビリルビンを**非抱合型ビリルビン**[2]，抱合を受けた後のビリルビンを**抱合型ビリルビン**[3]という．

　胆汁中に存在するのは抱合型ビリルビンだけである．腸内の抱合型ビリルビンの一部は腸から再吸収される．このことは血液中には非抱合型ビリルビンと抱合型ビリルビンとの2種類のビリルビンが共存しているということである．臨床検査で**血液総ビリルビン濃度**という項目があるが，これは2つのビリルビンの濃度の和のことである．

1) ビリルビンを水にとける形つまり胆汁にとける形に変化させる
2) 間接ビリルビンともいう．これは水に不溶性である
3) 直接ビリルビンともいう．これは水に可溶性である

黄疸

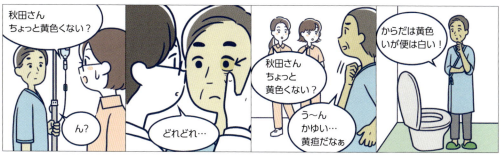

軽度の黄疸はわかりにくい　　黄疸は眼球結膜がわかりやすい　　中等度以上の黄疸では皮膚が黄色〜茶色になる　　閉塞性黄疸では便は白い

● **ビリルビンは茶色**

　ビリルビンの色は茶色である．そのせいで胆汁は茶色をしているし，便も茶色である．便はビリルビンが混じったせいで茶色になったのである．<u>胆汁色素</u>とはビリルビンのことだと p.99 で述べた．血液中にはビリルビンが少量存在する[4]が，病気のときには血液中のビリルビン量が増えることがある．すると全身がビリルビンの色，つまり茶色に染まってくる[5]．これを<u>黄疸</u>（おうだん）という．軽い黄疸ではうすい黄色〜淡い茶色だが，ビリルビン量が多くなると全身がこげ茶色になる．皮膚の色は，ビリルビンの量だけでなくビリルビンの種類によっても微妙に異なる．

● **黄疸の原因は3つある**

　黄疸の原因は大きく3つに分けられる．すなわち，

　（1）ヘモグロビンの分解が増えた場合
　（2）肝臓が悪い場合
　（3）胆道がつまった場合

の3つである．

　（1）は赤血球が悪く早くこわれる[6]のが原因，つまり血液の病気である．

　（2）は肝臓の病気である．肝臓はビリルビンの代謝[7]と分泌とを担当している（→p.106）．肝臓が悪くこれらの作業がうまくいかないとビリルビンが血液中に増加して黄疸になる．黄疸になる肝臓病の代表に<u>肝炎</u>がある．

　（3）は胆道系[8]の病気である．肝臓ではちゃんと胆汁をつくったのに，その通路である胆道がせまくなったりつまったりしてうまく胆汁が流れなくなった場合である[9]．しかたないので胆汁は血液中に逆流してしまい黄疸になる[10]．この場合は胆汁が腸に到達しないので，便の色は茶色ではなく白くなる[11]．

4) 正常のビリルビン量は色がわからないくらい少ない
5) この茶色は皮膚よりも眼球結膜（白目のところ）がわかりやすい

6) 溶血性黄疸という
7) 抱合のこと

8) 胆汁の通り道，つまり胆管と胆嚢のこと
9) たとえば胆石が胆管中にあると胆汁は流れにくくなる
10) 閉塞性黄疸という
11) 食塊がもともとの色のまま出てくる

 説明できるようになろう
　　ビリルビンの種類　黄疸

第5章 消化

腹部の脈管 1

腹部の動脈　消化器への動脈は3本

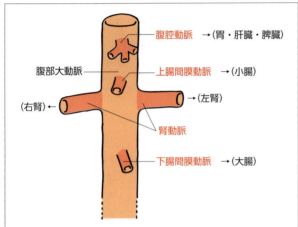

腹部大動脈の枝
この5本の動脈は覚えよう
・腹腔動脈
・上腸間膜動脈
・左腎動脈
・右腎動脈
・下腸間膜動脈

　胸部大動脈は横隔膜より下では**腹部大動脈**と名前を変える．
　腹部大動脈から出るおもな枝を5本覚えよう．
　上から順に**腹腔動脈**，**上腸間膜動脈**，左右の**腎動脈**と**下腸間膜動脈**である．これらの動脈の名称および位置関係は正確に覚えておく必要がある[1]．
　腹部大動脈の枝のうち消化器に血液を送っているのは腹腔動脈，上腸間膜動脈，下腸間膜動脈である．腎動脈は腎臓に行く血管であり消化器とは直接の関係はない．
　腹腔動脈は主に胃，肝臓，脾臓に血液を送っている．
　たとえば肝臓癌に対して検査や治療の薬を動脈から注入するときは，腹腔動脈から注入する．
　上腸間膜動脈は小腸，下腸間膜動脈は大腸の担当だと理解しておけばいいだろう．微妙な違いはあるが[2]．
　これら3本の動脈は出発点は別々の3か所だが，末梢のほうではお互いにつながっている[3]．そのため，たとえば十二指腸や膵臓は，腹腔動脈からも上腸間膜動脈からも血液の供給を受けている．
　なお脾臓は機能的には消化器系の臓器ではないが，その動静脈は消化器系臓器のように腹腔動脈から血液をもらい門脈に返している．

[1] 臨床的に重要．国試でもよく出題される

[2] 大腸は上行・横行結腸は上腸間膜動脈から，下行結腸以下は下腸間膜動脈から血流を受けている

[3] 吻合という．消化器は血管の吻合が豊富

門脈

● 門脈は静脈の一種

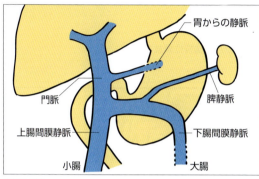

門脈の構造

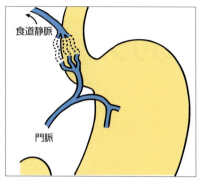

食道下部での静脈の吻合

　一般に静脈というものはお互いに合流しながらだんだん太くなり，下半身は下大静脈に，上半身は上大静脈に合流して右心房に注いでいる．ところが例外がある．胃腸の静脈はいったん集まった後，肝臓に向かい再度細かく枝分かれする．これを門脈[4]という．門脈の枝を4つ知っておこう．上腸間膜静脈，下腸間膜静脈，脾静脈，そして胃からの静脈である．おもに上腸間膜静脈は小腸から，下腸間膜静脈は大腸から，脾静脈は脾臓からの血液を集めている．

　食道からの静脈は門脈ではなくそのまま下大静脈へと流れていく．胃の静脈は門脈として肝臓へ流れていくが，この胃の静脈と食道下部の静脈とはつながっている[5]．もし肝硬変などで門脈の血流が流れにくくなると，本来は肝臓に行くべき血液は向きを変えて食道の静脈に流れていく．その結果，そんなに太くない食道の静脈に血液が集中して血管は太くふくらみ[6]，ついには耐えきれず破裂して大出血をおこすことがある．これは食道静脈瘤破裂による吐血[7]の例で，肝硬変の死因の1つである．

● 直腸の静脈は下大静脈に合流する

　直腸からの静脈は門脈には合流せず，下大静脈に合流する．つまり直腸からの血液は肝臓を経由せずいきなり肺に戻る．

　薬を服用する場合，**経口薬**は胃腸から吸収されて肝臓経由で全身に回る．このとき肝臓で代謝を受けることがある．これは肝臓に負担をかけしかも薬の効果が減少するということである．

　一方，**座薬**は直腸から吸収されて肝臓を経由せずに全身に回る．このように座薬は胃腸や肝臓に負担をかけず，かつ効率的に効果を発現させることができる．

4) 枝が全部集まって最も太くなった部分が狭義の門脈，枝を全部合わせたものが広義の門脈

5) 血管がつながっていることを吻合という．食道以外にも門脈と一般静脈との同様な吻合は，臍周囲の腹壁および直腸周辺に存在する

6) 静脈瘤という

7) 消化管からの出血を口からはくこと

 説明できるようになろう
Check
　　腹部大動脈のおもな枝　門脈のおもな枝の名前　門脈の吻合部

腹部の脈管2

消化器のリンパ　腹部と両下肢からのリンパは胸管に集まる

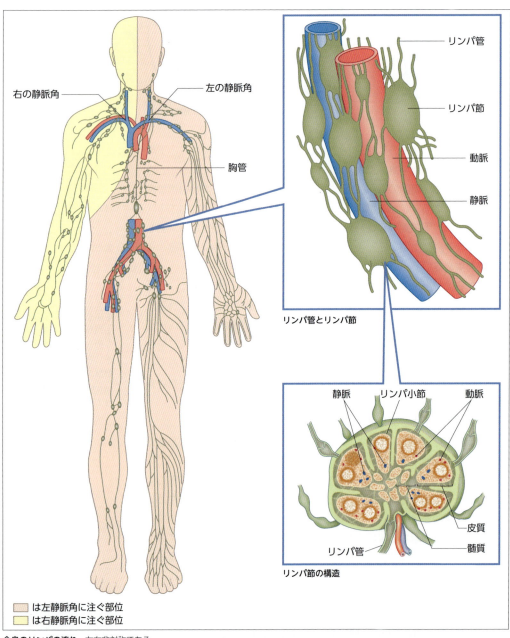

全身のリンパの流れ　左右非対称である

リンパ管はお互いに合流しながらだんだん太くなっていく．リンパ管内を流れる液体をリンパ[1]という．リンパの流れはきわめて遅く，逆流を防ぐためにリンパ管には静脈よりももっと多数の弁がついている．リンパ管の特徴はところどころにリンパ節があることである．リンパはそれらのリンパ節内を通過しながら進んでいく．

胃腸からのリンパは食後は脂肪を含んで白濁[2]している．消化器からのリンパは腹部で下半身全部からのリンパと合流し，胸部を上行して**左の静脈角**[3]で静脈内に注ぐ．この管を胸管という．左静脈角の直前で，左上半身からのリンパも合流する．右上半身からのリンパは**右静脈角**で静脈内に注ぐ．このようにリンパの流れは左右非対称であることに注意してほしい．

1) リンパ液ともいう

2) 乳びという

3) 内頸静脈と鎖骨下静脈との合流点．左静脈角にあるリンパ節を特にウィルヒョウリンパ節という

消化器癌の転移形式　　胃癌などの消化器癌はリンパの流れにのって転移しやすい

胃に発生した癌細胞はその近くのリンパ管の中に侵入する．そしてリンパの流れにのって腹部のリンパ節を順次伝わっていく．これが**リンパ節転移**である．最後は**ウィルヒョウリンパ節**に転移し，左静脈角から静脈内に入る．すると肺そして全身へ広がってしまう．このことはウィルヒョウリンパ節への転移は全身への転移があることを意味している．

また，腹部で血管内に侵入した癌細胞は門脈の流れにのってまず肝臓に行く．肝臓は腹部癌が転移しやすい臓器である．

中心静脈栄養

長期間，高濃度高カロリーの輸液を継続する場合（中心静脈栄養という）は，右鎖骨下静脈からカテーテルを挿入することが多い．左鎖骨下静脈からでも挿入可能であるが，通常は右鎖骨下静脈を用いる．その理由は，左側には胸管が存在しているので，鎖骨下静脈穿刺時の胸管損傷のリスクを回避するためである．

また，中心静脈栄養用のカテーテルは先端が上大静脈に来るように留置する．ここは血流量が非常に多く，投与液がすぐにうすまるので，高濃度液の投与が可能だからである．下半身からカテーテルを挿入した場合は，その先端は下大静脈に留置する．臨床的には上大静脈と下大静脈とを合わせて中心静脈とよんでいるが，解剖学的には「中心静脈」という名称の血管は存在しない．

 説明できるようになろう

腹部のリンパの流れ　　リンパ節転移

栄養 1

同化と異化　　代謝とは同化と異化のこと

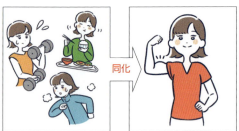
生体物質の合成が同化　　筋肉が合成された

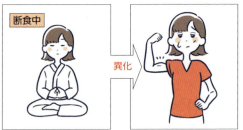
生体物質の分解が異化　　筋肉が分解された

　ヒトが生きて活動していくには，体内でいろいろな物質が合成されたり分解されたりすることが必要である．生体物質の**合成**のことを**同化**，生体物質の**分解**のことを**異化**といい，両者の反応を**代謝**という．**恒常性の維持**[1]はこの代謝反応のうえになりたっている．

　代謝の多くは酵素を介した化学反応で，エネルギーの消費や産生を伴う．ヒトはこのために必要なエネルギーを食物により得ている．食べたものはからだの中で変化を受け，からだの構成成分になったり，筋収縮や熱などのエネルギー源に変化する．

[1] ホメオスタシスともいう

エネルギーと ATP　　細胞の原動力は ATP

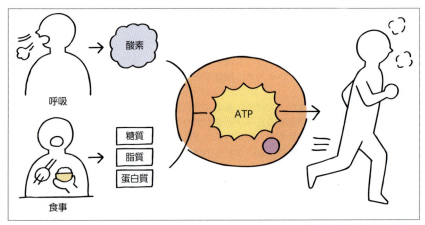

食事と呼吸は ATP をつくるために必要　　　　ATP を分解した力でからだが動く

ヒトのからだが生きていくためにはさまざまな代謝を行っていく必要がある．代謝をおし進めていく原動力になるのが **ATP**（アデノシン三リン酸：adenosine triphosphate）である．代謝における重要なポイントは2つである．「いかにしてATPをつくるか」と「ATPを利用して何を行うか」である．

　ATPをつくるための材料[2]は食物から取る．つまり糖質・脂質・蛋白質を分解し，酸素と反応させる[3]ことによりATPを得ている．そして得たATPを消費することにより筋肉を収縮させたりさまざまな代謝を遂行したりしている．

2) エネルギー源である

3) 酸化反応である．そのために呼吸をしている

栄養素

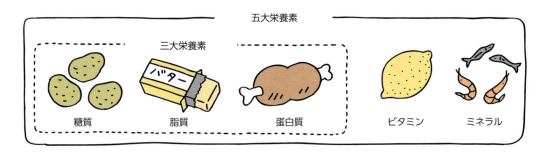

- **五大栄養素は糖質，脂質，蛋白質，ビタミン，ミネラル**

　食べ物がヒトの**生命活動**を支えている．食べ物の有効成分を大きく分けると，**糖質**[4]，**脂質**，**蛋白質**，**ビタミン**，**ミネラル**[5]の5種類[6]に分けられる．これを**五大栄養素**という．

　このうち糖質・脂質・蛋白質は直接のエネルギー源となるのでこの3者を**三大栄養素**という．糖質と脂質は主としてエネルギー源になるが，蛋白質はからだの構成成分とエネルギー源とのどちらにもなりえる．

- **糖質と蛋白質は 4 kcal/g，脂質は 9 kcal/g**

　エネルギー量の単位には **kcal**[7] を使う．1g当りのエネルギー含有量は，糖質と蛋白質は **4.1 kcal**，脂質は **9.3 kcal** である．概算値としては4 kcalと9 kcalで十分である．日本人成人女性で，事務のような軽作業しかしない人の1日のエネルギー需要量はおよそ 1,600 kcal 程度である．

　三大栄養素はバランスよく摂取する必要があり，エネルギー供給源の割合は **糖質 2/3**，**脂質 1/6**，**蛋白質 1/6** が理想だと考えられている．

4) 炭水化物ともいう

5) 無機質や灰分ともいう

6) 水を加えて6種類としてもよい

7) J（ジュール）を使う場合は，1 kcal＝4.17 kJ

 説明できるようになろう
　同化と異化　三大栄養素のエネルギー量

第5章 消化

栄養2

糖質　糖質の基本はグルコース

表　おもな糖類

分類	名称	別名	成分	主な消化酵素	甘味[1]	備考
単糖類	グルコース	ブドウ糖			74	糖質代謝の基本になる糖
	フルクトース	果糖 レブロース			170	体内でグルコースに変換される
	ガラクトース				30	体内でグルコースに変換される
二糖類	マルトース	麦芽糖	グルコース2個	マルターゼ（小腸）	約40	でんぷんの分解産物
	スクロース	しょ糖（蔗糖） サッカロース	グルコースと果糖	スクラーゼ[2]（小腸）	100	砂糖の主成分
	ラクトース	乳糖	グルコースとガラクトース	ラクターゼ[3]（小腸）	約30	母乳や牛乳の主成分
多糖類	デンプン（澱粉）	スターチ アミル	グルコースが主	アミラーゼ[4]（唾液，膵液）		植物の貯蔵糖．消化により麦芽糖になる
	グリコーゲン	糖原	グルコースが主			動物の肝臓や筋肉の貯蔵糖
	セルロース		グルコースが主	ヒトにはない		植物繊維の主成分．ヒトは消化できない．草食動物は胃腸の細菌が分解

1) しょ糖を100とした場合　2) インベルターゼともいう　3) ラクターゼ活性が低いとラクトースを分解できず下痢をおこす
4) アミラーゼには多種類ある．植物にも存在し，その1つの俗称がジアスターゼ

　糖質の基本は**グルコース**（**ブドウ糖**）である．グルコースは単糖に分類される．**単糖**が糖の基本単位である．単糖が2個くっついたものを**二糖**，たくさんくっついたものを**多糖**という．単糖類3種，二糖類3種，多糖類3種を知っておこう．植物細胞の細胞壁の主成分である**セルロース**も成分はグルコースなのだが，残念なことにヒトはこのセルロースを分解することができないのでエネルギー源としては利用できない．しかしセルロースには，**腸の蠕動**を促し便通を整える作用などはある．
　糖は体内で酸化され，エネルギー源として利用される．過剰な糖は肝臓や筋肉に**グリコーゲン**として貯えられる．また糖分は単なるエネルギー源としてだけではなく，たとえばほかの糖へ転換して**糖鎖**の形成に利用したり，**核酸**，**アミノ酸**，**脂質**の合成素材としても利用される．

解糖系とクエン酸回路　解糖系では酸素不使用，クエン酸回路では酸素使用

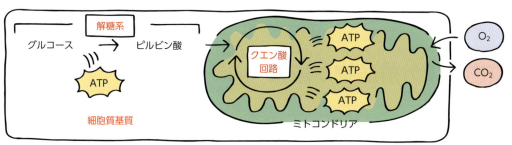

細胞質基質では少量の ATP がつくられる．酸素は不要
ミトコンドリアでは大量の ATP がつくられる．酸素が必要

　糖質代謝の最初のステップは酸素を使わない．ここでは少量の ATP[1] をつくっている．つまり酸素がなくても少量の ATP ならば糖を分解することによりつくることができる．これを**解糖**といい，細胞質で行われている．
　次がメインのステップで，酸素を使って大量の ATP をつくる．この反応経路を**クエン酸回路**[2]といい，細胞のミトコンドリアで行っている．つまりミトコンドリアは ATP をつくる工場である．

1) 数え方にもよるが，グルコース 1 分子から ATP は解糖系で 2 分子，クエン酸回路で 34 分子できる

2) TCA 回路ともいう．クエン酸回路に付随した電子伝達系とよばれる代謝経路も含めて ATP 産生が行われている

脂質　脂質には，中性脂肪・リン脂質・コレステロールがある

　脂質にはたくさんの種類があるが，そのうち 3 つを知っておこう．**中性脂肪**，**リン脂質**，**コレステロール**である．脂質は効率のよいエネルギー源で，酸化したときの**熱量**の概算値は，p.113 で示したように糖質 4 kcal/g，蛋白質 4 kcal/g，**中性脂肪 9 kcal/g** である．
　脂質の代表は中性脂肪である．脂肪組織はこの中性脂肪を大量に細胞質の中にため込んだ細胞（**脂肪細胞**）の集団である．中性脂肪は**グリセリン**（別名グリセロール）に**脂肪酸**が 3 個くっついており，トリグリセリド（TG）やトリアシルグリセロール（TAG）ともいう．
　中性脂肪の 1 個の脂肪酸がリン酸と置き換わったものがリン脂質である．リン脂質は細胞膜の構成成分である．
　またコレステロールは胆汁酸やステロイドホルモンの材料で，形は中性脂肪とはまったく違う．コレステロールは食事からも供給されるが，体内で合成もされる．

 説明できるようになろう
　代表的な単糖類，二糖類，多糖類を 3 つずつ　糖代謝の 2 つのステップ名と場所
　代表的な脂質を 3 つ

栄養 3

蛋白質の分解産物が尿素

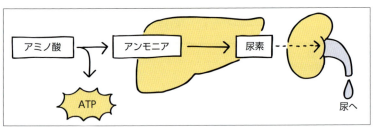

アミノ酸からできたアンモニアは尿素として捨てる

　蛋白質は**アミノ酸**が鎖状につながったものである．食物から得た蛋白質や体内にすでにある蛋白質を切断して得たアミノ酸を使って，必要な蛋白質を新しくつくっている．

　通常は蛋白質の合成と分解はつり合っているが，成長するときは合成のほうが大きくなり，消耗しているときは ATP への転換つまり分解のほうが大きくなる．

　分解の場合は**糖質脂質代謝**に準じて代謝されるが，窒素の部分，すなわちアミノ酸の**アミノ基**の部分は利用することができず**アンモニア**になる．アンモニアはからだに毒なので，これを肝臓で**尿素**につくりかえ，腎臓から排泄している．

基礎代謝

● 覚醒時の必要最低限の代謝量が基礎代謝量

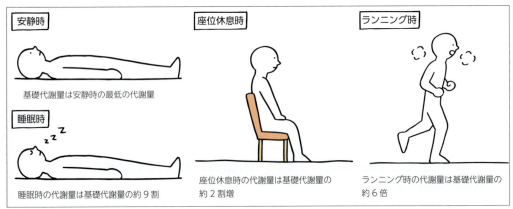

ヒトはまったく運動しなくてもある程度のエネルギーを常に消費している．覚醒した状態での安静仰臥時のエネルギー消費量を**基礎代謝量**という．睡眠中のエネルギー消費量は基礎代謝量より約1割減り，座位安静時には約2割増加する．日本人成人の基礎代謝量はおおよそ男性が **1,500 kcal/日**，女性が **1,200 kcal/日**程度[1]である．

1) 非常に大まかな値である

健常者における基礎代謝量の基準値は性別体格年齢等により異なってくる．そこで基礎代謝量の比較には，同じ性別，体格，年齢における基準値との比を用いる．これを**基礎代謝率**（**BMR**[2]）という．

2) basal metabolic rate，正常値は基準値の±10%の範囲内

基礎代謝量には**甲状腺ホルモン**が大きな影響をもっている．甲状腺ホルモンが増えると基礎代謝量は増大し，甲状腺ホルモンが減ると基礎代謝量は減少する．甲状腺ホルモン以外の影響要因としては，筋肉量と体温がある．体脂肪が減って筋肉が増えたり，また体温が上昇すると基礎代謝量は大きくなる．

● **摂取エネルギー量が消費エネルギー量を超すと肥満になる**

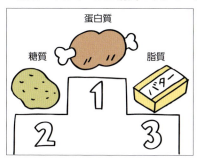

特異動的作用の強さ．
蛋白質が強い

基礎代謝量は覚醒安静時のエネルギー消費量なので，活動時のエネルギー消費量は当然のことながら基礎代謝量よりも大きくなる．1日に必要な**総エネルギー量**は活動強度によってまったく違ってくる．スポーツ選手などでは **4,000 kcal/日**以上ものエネルギーが必要になる場合もある．

摂取エネルギーと消費エネルギーとが一致していると理論上は太りもやせもしない．摂取エネルギーのほうが多ければ，その過剰分は**中性脂肪**として体内に貯蔵される．消費エネルギーのほうが多ければ，その不足分は体内の糖質，脂質，蛋白質を分解して補充する．**肥満**の治療[3]などで摂取エネルギー量を制限する場合には，蛋白質，ビタミン，ミネラル量は減らさずに，糖質と脂質量だけを減らした食事，特に脂質量を中心に減らした食事が適している．

3) 体脂肪だけを減らすのが目的

食後は安静にしていてもエネルギー消費量が増える．この現象を**特異動的作用**（**SDA**[4]）という．この作用は蛋白質が強く，糖質と脂質は弱い．

4) specific dynamic action
食事誘発性熱産生（DIT：diet induced thermogenesis）ともいう

 説明できるようになろう

アミノ酸代謝時の窒素のゆくえ　基礎代謝量　基礎代謝量に影響するホルモン　理想の抗肥満食　特異動的作用

章末問題

看護師国試既出問題

正しい組み合わせはどれか．
1．腸の分節運動 ──── 水分吸収機能
2．コレシストキニン ── 胆嚢の外分泌液
3．トリプシン ──── 脂肪分解酵素
4．オッディ括約筋 ─── 胆汁排泄の調節

解説 1．分節運動は内容物の撹拌と消化のため　2．コレシストキニンは胆嚢収縮と膵液分泌を促すホルモン　3．トリプシンは蛋白分解酵素　4．正しい．大十二指腸乳頭にある
答え [4]

理学療法士・作業療法士国試既出問題

誤っているのはどれか．
1．肝右葉は左葉より厚く大きい．
2．肝横隔面上縁は第5肋骨の高さにある．
3．肝臓の栄養血管は門脈である．
4．肝静脈は下大静脈に連なる．
5．総胆管は大十二指腸乳頭に開く．

解説 1．正しい　2．正しい　3．肝臓の栄養血管は肝動脈　4．正しい　5．正しい
答え [3]

薬剤師国試既出問題

エネルギー代謝に関する記述のうち，正しいものの組み合わせはどれか．
a．基礎代謝量は，室内で安静にして腰かけているときのエネルギー消費量から求められる．
b．基礎代謝量は，10代の年齢で最大となる．
c．基礎代謝基準値は，10代の年齢で最高値を示す．
d．周囲の温度が低温になると，代謝量は増加する．

1. a, b　　2. a, c　　3. a, d　　4. b, c　　5. b, d　　6. c, d

解説 a．腰かけではなく横臥した状態　b．正しい　c．生後2-3年で最高値を示す　d．正しい
答え [5]

第6章

腎臓

泌尿器の構造
泌尿器のしくみとネフロン
尿の生成 1
尿の生成 2
腎機能
腎臓と血圧
腎臓と貧血
尿路

第6章 腎臓

泌尿器の構造

講義動画

腎臓の位置

● 腎臓の場所は腰の高さより少し上部の背中側

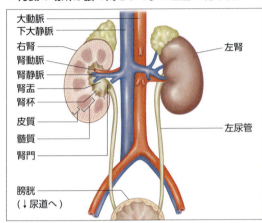

腎臓を前から見た図
左腎より右腎が少し下にある．腎門からは腎静脈，腎動脈，尿管が出入りしている

腎臓のある場所は腹膜腔外なので**後腹膜腔**とよぶこともある．

腎臓は重さ約100 g，長さ約10 cm，幅約5 cm，厚さ3〜3.5 cmで，その形はソラマメによく似ている．

内側中央部にある陥凹部を**腎門**といい，腎静脈，腎動脈，尿管が通じている．

腎動脈はやがて細かく枝分かれして毛細血管の塊を形成する．これが**糸球体**である．この毛細血管は合流して**腎小体**を出ていき，再び細かく分岐して**尿細管**を取り巻く毛細血管網を形成する．

● 腎臓は後腹膜腔[1]に存在する

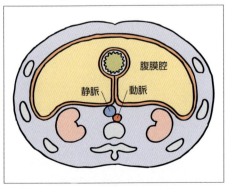

横断面を下から見た図　腎臓は背中寄りで腹膜腔の外にある

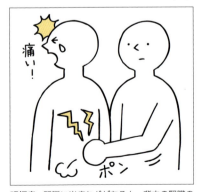

叩打痛　腎臓に炎症などがあると，背中の腎臓の位置を軽く叩くと強い痛みを感じる

1) 正確には「腔」ではなく，脂肪などに完全に取り囲まれている

腎臓は腹膜腔ではなく後腹膜腔に存在する．このことは，臨床的には次のことを意味する．

- 手術後の**癒着**が激しい．腸管などの腹腔内臓器と比べ，腎臓の2回目以降の手術は癒着のため非常な困難を伴う[2]．
- 腎臓に炎症があるとき，背部から腎臓の位置を叩くと痛みを感じる．これを**叩打痛**という．
- 周囲に空気を含んだ部分がないので，背部から腎臓へ**超音波**[3]が容易に到達する．この超音波は**画像診断**や**結石破砕**に利用されている．

2) 再手術では腎臓摘出になってしまうことも多い

3) 超音波は空気のあるところは通過しにくい

● ハート型と腎臓型

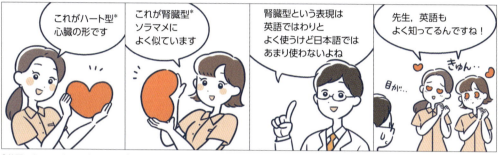

*英語で heart-shaped   *英語で kidney-shaped

尿路の構造　尿は尿管→膀胱→尿道と流れる

腎臓でつくられた尿は，腎盂から尿管→膀胱→尿道を通って体外に排泄[4]される．この経路を**尿路**という．

尿路は**移行上皮**[5]という特殊な上皮によって覆われている．尿路を通る間に尿の成分は変化しない．つまり尿路は単なる尿の通路である．

腎盂の尿は数 mL をひとかたまりとして，あたかも腸の蠕動運動のように尿管内を移動し膀胱へ到達する．

4) p.120 上の図を参照

5) 移行上皮は，しぼんだとき厚くふくらむとうすく，とどっちにも移行できるのでこの名がついている

 説明できるようになろう

Check　腎臓の位置　腎門を通るもの3つ

第6章 腎臓

尿路のしくみとネフロン

尿路のしくみ

- **尿路は外界に通じている**

　尿道は外界に開通し，そこには細菌がたくさん常在している．腎臓は大切な内臓なので細菌が侵入してもらっては困る．つまり尿路は外界とつながっているのにもかかわらず細菌の侵入は防いでいるのである．尿路を外界の細菌から守るために次の2つの重要なしくみが用意されている．

- **尿の流れは一方通行**

　尿路の流れに逆流はない．細菌が外界から侵入するとしたら尿道からである．しかし，細菌が尿道から入ってきても，上流から流れてくる尿で洗い流されてしまい，なかなか膀胱までたどり着けないし，腎臓へはもっとたどり着けない．

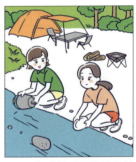

キャンプの小川．下流側の汚れは上流には行かない

- **膀胱内の尿は尿管を押しつぶす**

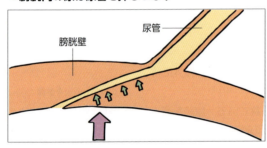

尿がたまると膀胱壁内の尿管（緑色の矢印）を圧迫して尿の逆流を防ぐ

　膀胱内の尿も尿管の方向へは逆流できない構造になっている．そのしくみは尿管の膀胱への**開口部**[1]にある．

　尿管はいきなり膀胱内に直角に開口しているのではなく，図のように，しばらく**膀胱壁**内を水平に走った後おもむろに膀胱内に開口している．

　そのため膀胱内に尿がたまると膀胱壁の圧迫とともに尿管を押しつぶしてふさいでしまい[2]膀胱内の尿は尿管方向へは行けない．この状態でも尿管内の尿は尿管の**蠕動運動**によって膀胱へは流入できる．

1) 管の穴が外に向かって開いている部分のこと

2) これを粘膜弁といい，弁ではないがあたかも弁のような作用をもっている

ネフロン

- **腎臓は尿を分泌する外分泌腺**

　腎臓は外分泌腺である．腎臓は外側の**皮質**と，内側の**髄質**とに分けられる．尿が排出される腎内の空間を**腎盂**といい，腎盂は尿管に続く．

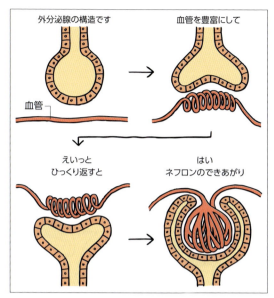

ネフロンは尿という液を分泌する外分泌腺である．腎小体が分泌細胞に相当し，尿細管が導管に相当する

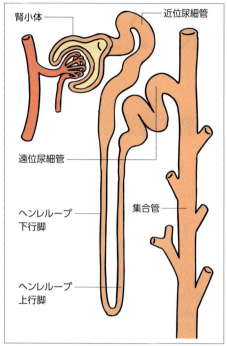

ネフロンは腎小体と尿細管からできている

● ネフロンが尿生成の単位

　腎臓での**尿生成**は，**腎小体**[3]と**尿細管**によって行われている．腎小体は**糸球体**と**糸球体嚢**[4]に分けられ，尿細管は，**近位尿細管**，**ヘンレループ**[5]，**遠位尿細管**，**集合管**に分けられる．腎小体から尿細管までは1本の管で，これを**ネフロン**とよんでいる．ネフロンは腎臓の最小機能単位で，片腎で約100万個存在する．腎臓全体を1個の巨大なネフロンと仮定すれば，腎臓の機能を考えるうえでは理解しやすいだろう．

● 尿生成は腎小体の濾過と尿細管の再吸収

　ネフロンでは，まず腎小体で血液[6]を**濾過**する．これを**原尿**あるいは濾液という．次に尿細管でこの原尿に対して吸収や分泌を行って成分を変化させ，最終的な「**尿**[7]」を生成している．いったん濾過した水分や物質を再び吸収するので，尿細管での吸収のことを**再吸収**という．分泌より再吸収のほうがはるかに多く，また**濃縮**とは水の再吸収のことなので，尿生成を単純に表現すれば，腎小体での濾過と尿細管での再吸収といえる．

3) マルピギー小体ともいう
4) ボーマン嚢ともいう
5) ヘンレのワナやヘンレ係蹄（けいてい）ともいう

6) より正確には血漿

7) 体外に排泄される完成尿のこと

糸球体と腎小体

本来の糸球体は腎小体内の血管のことである．ところが一般的には腎小体を漠然と糸球体とよぶことも多い．糸球体といわれたとき，どちらをさしているのか注意が必要である．

 説明できるようになろう

Check
　　尿路の名称　　尿路を外界の細菌から守るしくみを2つ　　ネフロンの構造　　原尿（濾液）

尿の生成 1

糸球体濾過 糸球体では小さな物質のみが濾過される

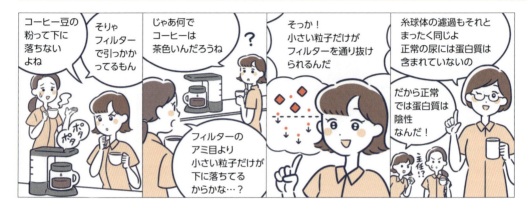

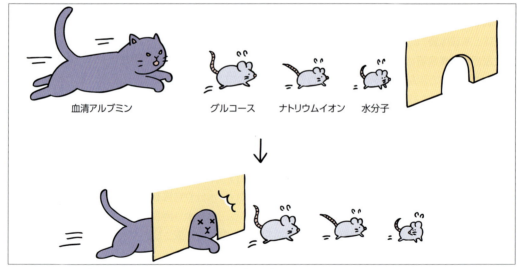

糸球体では血清アルブミンより小さな粒子しか通り抜けることができず，原尿には蛋白質は含まれていない

　糸球体で濾過されるかされないかは，主にその粒子の大きさ[1]で決まる．小さな粒子は濾過され，大きな粒子は濾過されない．
　小さな粒子には，**水分子**，**ナトリウムイオン**，**グルコース（ブドウ糖）**などがある．濾過されないものには**血清アルブミン**などの蛋白質[2]がある．
　つまり糸球体では血清アルブミンより小さな物質だけが濾過され，血清アルブミン及びそれより大きな物質は濾過されない．

1) 大きさだけでなく粒子の電気的荷電の程度なども影響する．陰性荷電が強いと濾過されにくくなる
2) 分子量は水18, Na 23, 尿素60, グルコース180, 血清アルブミン69,000. 蛋白質がけた違いに大きいことを実感してほしい

糸球体濾過と血圧   糸球体濾過の原動力は血圧

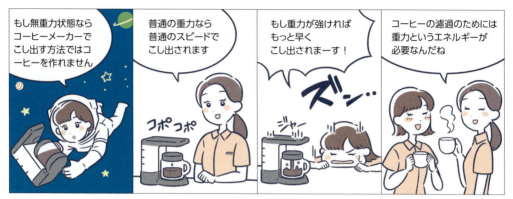

同じ理屈で，糸球体のアミ目を通り抜けるにも血圧つまり糸球体の内圧というエネルギーが必要である

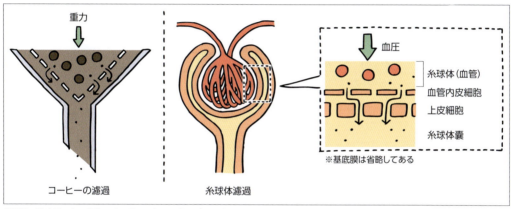

糸球体では血圧の力で細胞のすき間から小さな分子が通り抜けていく

　糸球体の濾過でもう1つ重要なことは，濾過が血圧によって行われているという点である．コーヒーの濾過では重力によって水が下に落ちていった．

　糸球体では，濾紙に相当するアミ目をくぐり抜けさせる力は，糸球体という血管を内側から押す力，すなわち血圧なのである．逆にいうと，血圧が低下すると濾過ができなくなり，尿をつくり出すことができなくなる．

　つまり尿生成と血圧との間には密接な関係[3]がある．重力が強ければコーヒーは早く濾過されるだろう．糸球体においてもコーヒーメーカーと同様に血圧の力によって細胞のすき間から小さな分子が通り抜けていく．

　このとき血圧つまり糸球体の**血管内圧**が高いほど濾過はされやすくなり原尿（濾液）の量が増える．

[3) このあと p.130 で腎臓と血圧との関係についてふれる．その基礎知識として糸体濾過と血圧との間には密接な関係があることを覚えておいてほしい

 説明できるようになろう
Check
　　糸球体で濾過されるもの3つ　糸球体で濾過されないもの2つ　糸球体濾過のエネルギー源

尿の生成2

尿細管の再吸収
ネフロンでの尿の生成方法はなつみ方式の大掃除とよく似ている

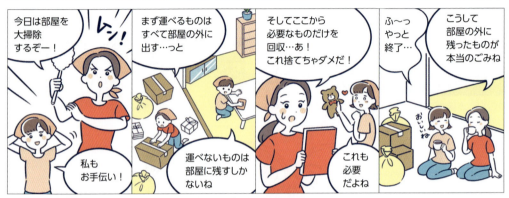

なつみ方式の大掃除はネフロンの糸球体濾過と尿細管の再吸収と同じ原理である

　糸球体では小さい分子をなんでもかんでも濾過する．この原尿（濾液）の中から尿細管で必要なものだけを選び出して再吸収[1]している．
　結局，再吸収されなかった物質が尿として体外に排泄されることになる．なお，特殊な例として，尿細管から分泌される物質もある．

[1] 糸球体では小さな分子だけが一律に濾過される．糸球体と尿細管の選択性の違いを理解してほしい

蛋白尿　尿蛋白の本体は血清アルブミン

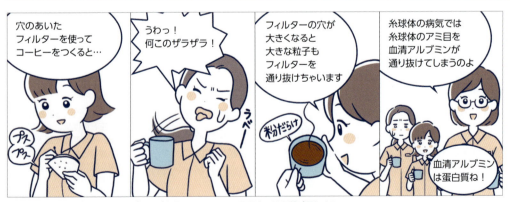

糸球体疾患では糸球体で血清アルブミンが濾過されてしまい，原尿中に蛋白質が混入する

血清アルブミンは，正常では糸球体で濾過されない．しかし糸球体が炎症などをおこすと血清アルブミンも濾過されて原尿中に出てくる．これが蛋白尿である．つまり蛋白尿中の蛋白質とは血清アルブミンなのである．

講義動画

尿糖　再吸収される代表的物質はグルコース

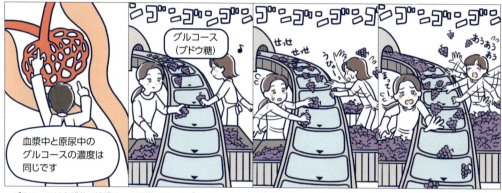

血漿中と原尿中のグルコースの濃度は同じです

グルコースは糸球体で濾過される

正常ではこのグルコースはすべて尿細管で再吸収され，尿中には出てこない

血糖値が少し上がると原尿中のグルコース濃度も上昇するが，まだなんとか全量回収可能である

血糖値がさらに上がると回収不能分が出てくる

　ここで再吸収される代表的物質を1つ覚えよう．それは**グルコース（ブドウ糖）**である．正常では原尿中のグルコース[2]はすべて尿細管で再吸収されてしまい尿中にはまったく含まれていない．

　糖尿病では尿中にグルコースが混ざってくる．これは血液のグルコース濃度が高いことが原因である．つまり尿細管でのグルコースの再吸収量には限度[3]があり，その濃度を超えると超えた分が**尿糖**[4]として出てくる．

　このように尿糖が出るのは腎臓が悪いのではなく**血糖値**が高すぎることが直接の原因である．

2) 正常の血漿および原尿のグルコース濃度は約 100 mg/dL

3) T_m 制限性という

4) 血漿のグルコース濃度が 170 mg/dL を超えると，その超えた分が尿中に漏れ出てくる

ネフローゼ症候群

尿蛋白が陽性になる病気はたくさんあり，大量の蛋白質が尿中に出てくる病気をまとめてネフローゼ症候群という．大量の蛋白質が尿中に漏れ出てしまうので，血漿中の蛋白質濃度が低下し，その結果として浮腫が生じる．

 説明できるようになろう
Check
蛋白尿の蛋白質

第6章 腎臓

腎機能

講義動画

尿の濃縮　腎臓の髄質は尿を濃縮している

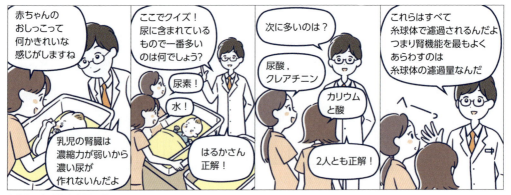

腎機能＝糸球体濾過量と理解しておくとよい
＊「多い」となるとナトリウムも多いが，体外に捨てるべき物質としては水を含めた6つを覚えておこう．
　すなわち，水，尿素，尿酸，クレアチニン，カリウム，酸である

　腎臓はからだに水分が不足していると濃い尿をつくり，水分が過剰になるとうすい尿をつくる．尿量および尿の濃度を調節することにより，からだの水分量を一定に保っている．一定に保っているのは水分量だけではなく，**ナトリウム**，**カリウム**，**酸**の量なども一定に保っている．

　濃い尿をつくる秘密は腎臓の髄質にある．ネフロンでいうとヘンレループである．これがヘアピン様の特殊な形をしているので尿を濃縮[1]できるのである．乳児は髄質がまだ発達してないのでうすい尿しかつくれない．砂漠にすむ動物はこの髄質が発達しており，非常に濃い尿をつくることにより体内の水分を節約している．

　からだが尿中に捨てるべき主な成分をいくつか覚えよう．まず**水**，次に尿素，尿酸，クレアチニン，そしてカリウムと酸である．**腎不全**になったときは，これらの物質が体内に蓄積する．**尿素**は蛋白質の代謝産物[2]，**尿酸**は核酸の代謝産物，**クレアチニン**は骨格筋にあるクレアチンの代謝産物である．いずれも**窒素**を含んだ化合物である．

1) 髄質における尿の濃縮のしくみはちょっとむずかしいので今は理解しなくてよい

2) アミノ酸のアミノ基，つまりアンモニアが代謝されたもの

腎機能＝糸球体濾過量
尿細管のメインの仕事は排泄でなく再吸収である

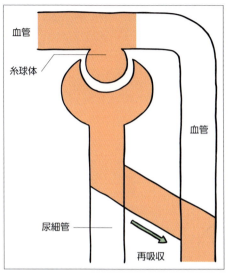

糸球体から濾過された物質が尿細管で再び血管のほうへ吸収される現象を再吸収という

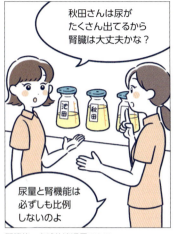

腎機能＝糸球体濾過量である
尿量自体は主に，下垂体後葉から分泌される抗利尿ホルモン（ADH→p.217）と，副腎皮質から分泌されるアルドステロン（→p.220）によって調節されている

　尿細管は再吸収がメインの仕事である．尿細管は，からだの老廃物の**排泄**にはあまり貢献していないことを理解してほしい．
　腎機能の本体は糸球体でどれだけ濾過できているか，つまり原尿（濾液）をどれだけつくり出しているかにかかっている．繰り返しになるが，**腎機能＝糸球体濾過量**と覚えておこう．糸球体濾過量は **GFR** と略す．
　老廃物を排泄するためには最低1日に 500 mL の尿量[3]が必要である．腎臓の濃縮力には限度があり，それほど濃い尿はつくれないからである．500 mL 以下だと捨てきれなかった老廃物が体内にたまっているはずである．

[3] 尿量の基準値は1日におよそ 1〜1.5 L

クレアチニンクリアランス

糸球体濾過量を示す指標としてクレアチニンクリアランスというものがある．クリアランスのしくみはややむずかしいので，とりあえず言葉だけを知っておこう．腎機能＝糸球体濾過量＝GFR＝クレアチニンクリアランスと覚えておくと，将来必ず役にたつ．

 説明できるようになろう

尿の主な成分7つ　　尿細管の機能　　腎機能の指標　　1日尿量

第6章 腎臓

腎臓と血圧

血圧・貧血・カルシウム代謝
腎臓のはたらきは尿をつくることだけではない

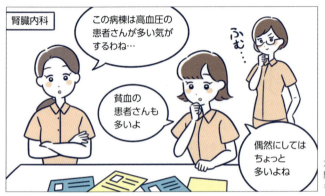

大学病院などの高血圧外来の担当医は循環器の専門医が多いが，腎臓や内分泌などの専門医のこともある

　腎臓は尿をつくるだけでなく，**血圧**や**造血**などにも関与している．一見血圧や造血は尿生成とは無関係に見えるが，実はこの両者は尿生成と非常に大きな関係がある．その関係，つまり腎臓が血圧や造血に影響を及ぼさねばならない必然性を見ていこう．

腎臓と血圧

●腎臓は血圧の調節もしている

　糸球体での濾過は血圧によって行われている[1]，ということを思い出してほしい．もし血圧が低下すると，濾過ができなくなり原尿（濾液）をつくり出すことができなくなる．そこで腎臓は血圧を上げるホルモンである**レニンを分泌**[2]し，血圧を上昇させて原尿の量[3]を増やそうとする．低下した原尿の量を回復すべく，レニンを分泌して血圧を上げ少しでも原尿の量を確保しようという作戦である．

　つまり，**血圧低下**→**レニン分泌**→**血圧上昇**（血圧回復）→**GFR回復**という流れとなる．

　腎臓疾患で腎機能が低下した場合も同様である．**腎機能低下**とは原尿の量が低下することである．このような場合は濾過の圧力は少しでも高い方が原尿の量は多くなる．

　GFR低下→レニン分泌→血圧上昇→GFR回復という流れである．

　腎疾患で**高血圧**を合併することが多いのは，レニン分泌[4]のせいである．

[1] p.125を参照

[2] 腎臓は内分泌器官でもある

[3] 糸球体濾過量（GFR）である．ここはきわめて重要なので，GFRを忘れた人はすぐに前のページにもどって復習してほしい

[4] 重症の腎臓病でもレニン分泌能は保たれているようである

● レニンはアンジオテンシンを介して血圧を上昇させる

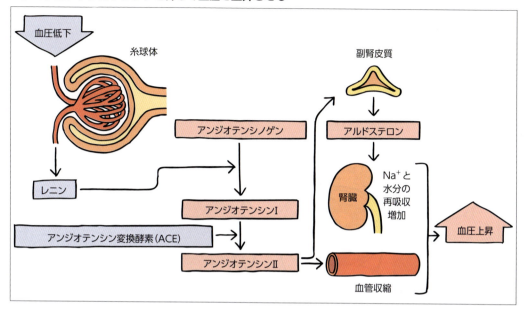

　このメカニズムは少しややこしいので無理に理解しなくてよい．レニンと**アンジオテンシン**は血圧に関係ある，ということだけとりあえず知っておこう．

　血液中の**アンジオテンシノゲン**という蛋白質にレニンが作用すると，**アンジオテンシンⅠ**という短いペプチドが切り離される．さらにこのアンジオテンシンⅠに特殊な酵素（アンジオテンシン変換酵素，略してACE）が作用すると，**アンジオテンシンⅡ**[5]になる．

　このアンジオテンシンⅡは2つのはたらきをもつ重要な物質である．まず，直接**血管収縮**をさせ血圧を上昇させる．同時に，副腎皮質に作用して**アルドステロン**を分泌させる．アルドステロンは，尿細管からのNa^+と水分の再吸収を増加させることにより，体液量を増やし血圧を上昇させる．

　つまりレニンは，アンジオテンシンⅡを介して2つの経路で血圧を上昇させている．なお，ACEやアンジオテンシンⅡのはたらきをおさえる薬は，高血圧の治療薬になる．

5）ほかにアンジオテンシンⅢなどもある

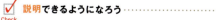
説明できるようになろう
腎臓の尿生成以外の作用を3つ（次項とあわせて）

第6章 腎臓

腎臓と貧血

貧血と血漿量の関係　原尿は血漿からつくる

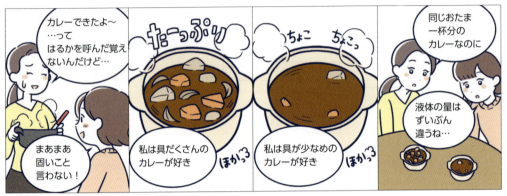

当然ながら具が多ければそれだけ水分の占める割合は少なくなる

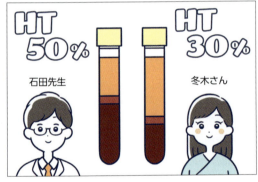

貧血と血漿量との関係
ヘマトクリットの低い血液ほど血漿の量は多くなる

　尿生成には血液[1]中の**血漿成分**だけが役立っており，血球成分は貢献していない．
　さてここで**血球成分**（ヘマトクリット）が50％の石田先生と30％の冬木さんとを比べてみよう．血液1L中の血漿量は0.5Lと0.7L[2]である．ここで2人とも1Lの血液が腎臓に来たとしよう．石田先生は0.5Lの血漿から原尿をつくる．これに対し冬木さんは原尿の材料である血漿は0.7Lある．どちらが腎臓の負担が軽いかというと，それは冬木さんで，つまり血漿の割合の多い[3]ほうである．このように腎機能が低下した場合は，GFRの確保という点だけで考えると，貧血ぎみのほうが有利[4]となる．

[1] 血液は血球成分と血漿成分からなりたっていることはすでに述べた．これは重要なのであやふやな人はp.23を復習すること

[2] 血球成分（ヘマトクリット）が30％なら残り70％が血漿成分となる

[3] 「貧血の強い」や「ヘマトクリットの低い」も同じ意味

[4] からだ全体で考えると，強い貧血があるとやはり体調はよくない

エリスロポエチン

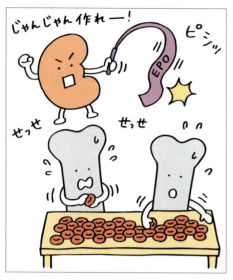

正常

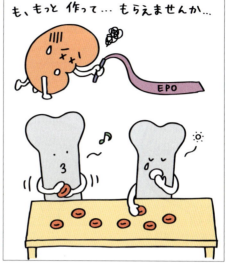

腎性貧血

- **腎臓は造血を促進している**

　腎臓はエリスロポエチンを分泌し赤血球をつくらせている．腎臓は**エリスロポエチン**[5]というホルモン[6]を分泌する．このエリスロポエチンは**骨髄**[7]に作用して**赤血球の産生**を促進する．腎臓が悪くなってエリスロポエチンの分泌量が減ると，骨髄での赤血球産生も低下し**貧血**になる．このように腎臓に原因がある貧血を**腎性貧血**という．腎性貧血の治療にはエリスロポエチン製剤を用いる．

- **腎臓はビタミンDの活性化も行っている**

　食品中の**ビタミンD**はそのままでは作用をもっていない．肝臓と腎臓で代謝を受けて初めて作用をもつ活性型になる．したがって，腎臓が悪いと**活性**をもったビタミンD[8]が不足し，カルシウム代謝がうまくいかなくなり，骨粗鬆症[9]などをおこす．

5) EPOと略すこともある
6) サイトカインに分類することもあるが，本質的にはサイトカインもホルモンも同じもの
7) 血球は骨髄でつくっている（→p.30）

8) 正式名称は $1\alpha, 25$-ヒドロキシビタミン D_3
9) p.148を参照

 説明できるようになろう
Check
　腎臓の尿生成以外の作用を3つ（前項とあわせて）

尿路

尿意 尿意と尿量は比例しない

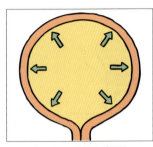
尿がたまると膀胱壁が緊張し、尿意を感じる

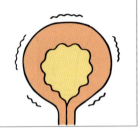
尿がたまっていなくても膀胱壁の緊張度が高まれば、尿意を感じる

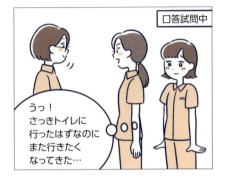

<u>尿意</u>，つまりどの程度膀胱に尿がたまったかという感覚は，膀胱壁の緊張度から感じ取っている．膀胱内の尿量[1]ではなく膀胱壁の緊張度である．両者は必ずしも比例しない．膀胱がほとんどふくらんでいなくても，精神的緊張から膀胱壁の**平滑筋**が収縮すれば，膀胱壁の緊張度は高まり尿意を感じる[2]．

したがって，少量の尿でも尿意をすごく感じることもあれば，たくさん尿がたまってもあまり尿意を感じないこともある．

[1] 尿意は膀胱内尿量と比例しないことに注意．膀胱は尿がたまるとその分，膀胱壁がのびてふくらむため，尿がたまっても膀胱内圧は低いままほとんど変化しないし膀胱壁の緊張度も高くならない

[2] 緊張したとき，冷えたとき，膀胱炎のときなどはそれほど尿がたまっていなくても尿意を感じてしまう

残尿 排尿時には膀胱内の尿をすべて出す

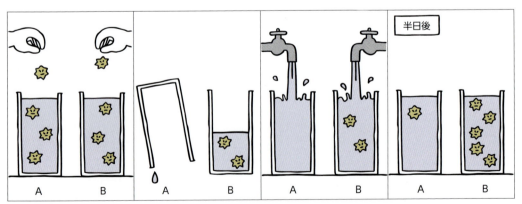

コップにきれいな水と少量のバイ菌を入れたとき，全部捨ててから水を入れるとバイ菌はあまり繁殖しない（A）ところが，半分しか捨てずに水を足した場合はバイ菌は繁殖してしまう（B）

p.122で細菌の侵入を防ぐからくりを説明したが、**細菌繁殖**を防ぐもう1つのからくりがある。それは排尿時に膀胱内の尿をすべて出してしまい、排尿後の膀胱には尿を残さない[3]ということである。そのしくみは左ページの下図を参照してほしい。**残尿**がないと細菌はあまり繁殖できず、残尿があると繁殖する。きれいな川もよどんでくると汚くなるのと同じ理屈である。

3) 排尿後も膀胱内に尿が残っていることを残尿という

講義動画

蓄尿と排尿　膀胱は平滑筋でできた尿の貯蔵袋

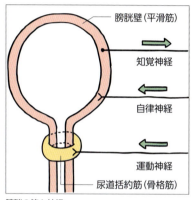

膀胱の筋と神経

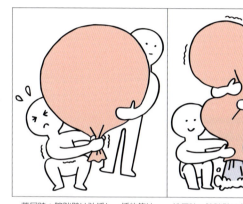

蓄尿時：膀胱壁は弛緩し、括約筋は収縮する

排尿時：膀胱壁は収縮し、括約筋は弛緩する

膀胱壁は平滑筋である。尿道には骨格筋の括約筋[4]があり、普段は膀胱は弛緩して**尿道括約筋**は収縮[5]している。

そして排尿時は逆に膀胱は収縮して尿道括約筋は弛緩する。**膀胱平滑筋**は自律神経（副交感神経）[6]により無意識的に収縮し、尿道括約筋は意識的に収縮弛緩させることができる。

排尿動作とは尿道括約筋を意識的にゆるめ、同時に膀胱を無意識的に収縮させる、という非常に高度な作業なのである。したがってこの完璧な動作は子どもには無理だし、年をとると危うくなる。

4) 外尿道括約筋という。これとは別に平滑筋でできた内尿道括約筋もあるがその作用は弱い
5) 蓄尿状態
6) 名前を骨盤神経という

尿路感染症

細菌が尿道に来たら尿道炎、膀胱まで来たら膀胱炎である。ここまではかゆみや違和感はあるが、熱はそんなに出ない。そして腎臓まで来たら腎盂腎炎になり高熱が出る。女性は男性に比べ尿道が短いので膀胱炎になりやすいようである。膀胱炎を防ぐ1つの方法は、大量の水分摂取と頻回の排尿である。もう1つ大切なことは外尿道口の清潔を保つことである。性行為の際に清潔にしないことで膀胱炎になることは結構多いようである。

 説明できるようになろう
Check
尿意の原因　残尿と細菌繁殖　蓄尿と排尿のしくみ

章末問題

准看護師試験既出問題

次の文のうち，正しいものはどれか．
1．ネフロンは，尿生成の機能的基本単位で，腎杯と尿細管からなる．
2．グルコース糖やアミノ酸の大部分は，遠位尿細管で再吸収される．
3．子宮と膀胱の間の深いくぼみは，ダグラス窩とよび，ここに腹腔内の出血や膿がたまりやすい．
4．下垂体後葉から分泌されるバゾプレシンにより，尿細管における水の再吸収が促進する．

解説　1．ネフロンは糸球体と尿細管からなる　2．これらの大部分は近位尿細管で再吸収される　3．ダグラス窩は子宮と直腸の間　4．正しい
答え [4]

看護師国試既出問題

尿量減少作用が強いのはどれか．
a．コルチゾール
b．オキシトシン
c．アンジオテンシンⅡ
d．バゾプレシン

1. a, b　2. a, d　3. b, c　4. c, d

解説　a．糖質コルチコイドであり尿量に対する作用は弱い　b．子宮収縮が主な作用　c．アルドステロンの分泌促進により尿細管でのNa$^+$と水の再吸収が増加し尿量は減少する　d．水の再吸収を増加させ尿量は減少する
答え [4]

看護師国試既出問題

排尿の機序で最初に起こる現象はどれか．
1．外尿道括約筋の弛緩
2．膀胱壁の伸展
3．尿管の圧迫
4．尿意の知覚

解説　まず膀胱壁の伸展によって尿意が知覚され，外尿道括約筋が弛緩して排尿がおこる．尿管の圧迫は蓄尿中の逆流防止
答え [2]

第7章

運動系

人体の概要 1
人体の概要 2
運動器
骨 1
骨 2
骨 3
関節
筋肉 1
筋肉 2
筋肉 3
筋肉 4
四肢 1
四肢 2
筋と神経
腔 1
腔 2
画像診断 1
画像診断 2

第7章 運動系

人体の概要1

人体各部の名称

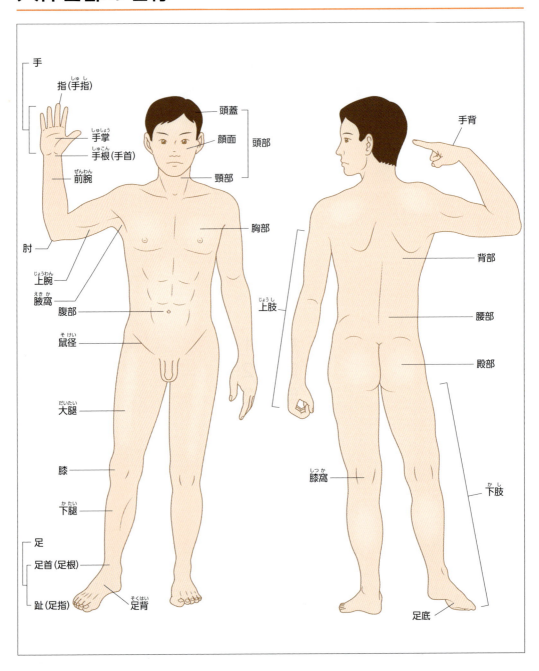

腹部の名称

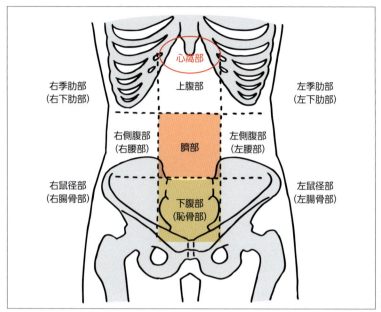

みずおちの部分（赤丸で囲んだ部分）は心窩部という．図示した用語以外の呼称もある

体位

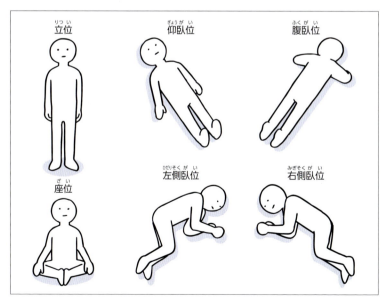

左側臥位とは左を下にした側臥位

✓ Check **説明**できるようになろう
　　右季肋部　心窩部　左側臥位

人体の概要 2

人体の断面

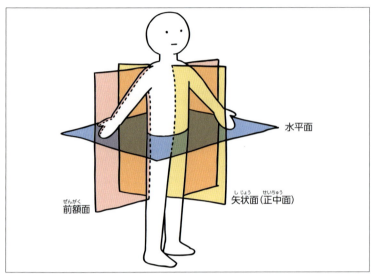

水平面とは地平面と平行な面で人体を上下に分けた面
前額面とは水平面と直角な面で人体を前後に分けた面
前額面と水平面に直角で人体を左右に2等分する面が正中面
正中面に平行な面が矢状面
水平面・前額面・矢状面はお互いに直交している

人体の方向

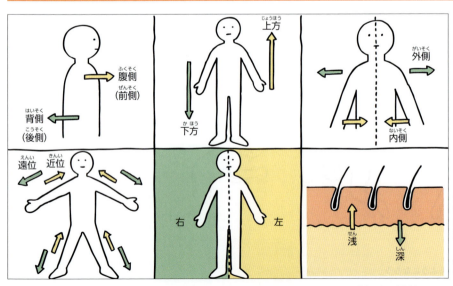

上下は頭側・尾側、近位・遠位は中枢側・末梢側ともいう。皮膚に近いものが浅、遠いものが深

関節の運動 関節を曲げるのは屈曲，のばすのが伸展

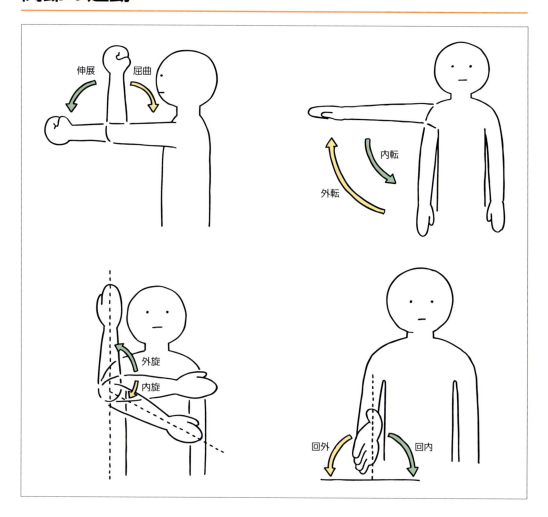

　関節は一方向だけでなくいろいろな方向に動く．そのため**関節運動**にはその向きにしたがった一定の名前がついている．微妙な例外はあるが呼称の基本は以下のとおりである．

　関節角度が小さくなる方向の運動を**屈曲**，逆を**伸展**という．手足などを正中に近づける方向の運動が**内転**，逆が**外転**，骨を軸として内向きにねじる運動が**内旋**，外向きにねじる運動が**外旋**．また手足の回転運動で，手掌を下に向けたり，足関節を内側に回転させる運動を**回内**，逆を**回外**という．これ以外にも特殊な名称がいくつかある．

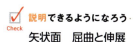
　説明できるようになろう
　矢状面　屈曲と伸展

運動器

筋と腱　骨格筋は複数の骨に腱で付着している

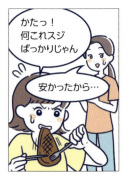

肉料理のスジは腱である

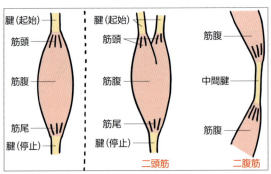

筋肉の両端は腱となって骨に付着している．筋頭や筋腹を複数もつ筋肉もある．筋頭が2つあれば二頭筋，3つあれば三頭筋

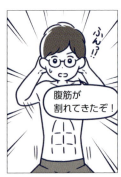

腹直筋は3つの腱で仕切られている四腹筋

　骨格筋の目的は骨を動かすことである．そのため骨格筋は複数の骨をつないでいる[1]．筋の両端は**腱**という固い結合組織となって骨に強くはりついている．骨と腱とは容易なことでははずれない．

　一般に，動かないほうの骨につく側を**起始**，動くほうの骨につく側を**停止**といい，筋の起始側を**筋頭**，停止側を**筋尾**，中央部を**筋腹**という．

[1] 骨と骨との間には関節がある

表情筋　表情筋は皮膚に付着している

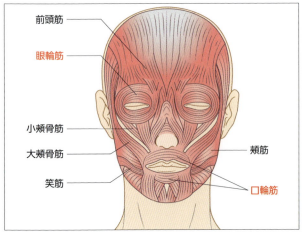

顔の筋肉　輪状筋は口や目を閉じる

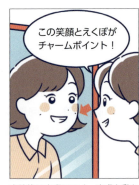

表情筋は皮膚につく．皮膚を動かしシワやえくぼをつくる

骨格筋は基本的には骨に付着しているが，顔面は例外で皮膚に付着している．顔面では骨格筋の収縮により皮膚を動かし表情をつくっている[2]．よってこれらの筋肉を**表情筋**という．また口や目のまわりには輪状の筋肉（**口輪筋，眼輪筋**）があり，この筋肉が収縮するとその輪の径が縮小し口や目が閉じる．

[2] すなわちシワやえくぼ

括約筋　　括約筋は強大な輪状筋

消化器や尿道などの管ではその途中や出口に輪状の筋があり，管を絞めつけて内容物の移動を調節している[3]．これを**括約筋**（かつやくきん）という．たとえば肛門部には平滑筋の**内肛門括約筋**と骨格筋の**外肛門括約筋**とがあり，両者の協同作用で排便を調節している．

[3] 顔面の輪状筋は広い意味で括約筋の一種

支帯と靱帯　　支帯と靱帯は包帯のようなもの

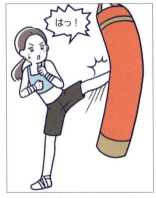

支帯も靱帯も包帯のようなものである

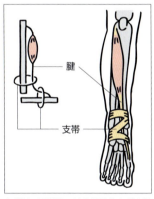

支帯は，足関節では前脛骨筋などの腱が収縮時に浮き上がるのを防いでいる

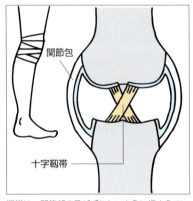

靱帯は，関節部の骨がずれないように押さえている

支帯（したい）と**靱帯**（じんたい）はどちらも非常に強靱な帯状の結合組織である．じょうぶな包帯のようなものをイメージすればいいだろう．支帯は腱をあたかも包帯のように押さえ込んで，関節運動時に腱が浮き上がらないように押さえている．靱帯は関節を補強し，関節運動を正しい方向に制御している．骨と骨との正しい**位置関係**を支えていると思ってほしい．さらに靱帯は骨ばかりでなく臓器などの位置を支えている場合もある．

 説明できるようになろう

二頭筋　顔面の筋肉の特徴　括約筋　靱帯

骨 1

ヒトの骨格

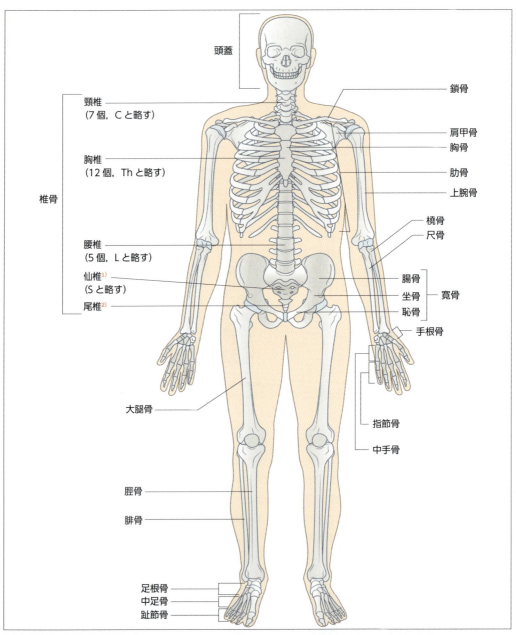

ヒトには全部で約 200 個の骨がある

骨の局所の名称　骨のでっぱりには名前がついている

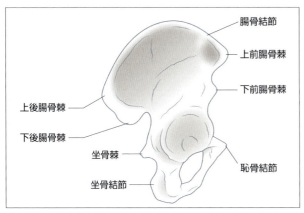

寛骨のでっぱりの名称

　骨のでっぱりや孔にはそれぞれ名前がついている．たとえば一般に骨のでっぱり部には，**突起**（とっき），**結節**（けっせつ），**上顆**（じょうか），**棘**（きょく），**転子**（てんし）などのさまざまな名称がついている．その意味するところは微妙に違うが，いずれもでっぱり部をさしている．上図の右寛骨を用いてその例を示す．

骨盤　腸骨・坐骨・恥骨で寛骨をつくる

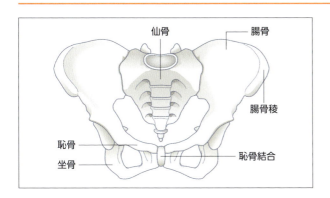

腸骨・坐骨・恥骨は成人では癒合して**寛骨**という1つの骨を形成する．そして左右の寛骨と仙骨[1]とで**骨盤を形成**[3]する．

1) 5個の仙椎が癒合して1個の仙骨を形成する
2) 3〜6個の尾椎が癒合して1個の尾骨を形成する
3) 尾骨を含む場合もある

 説明できるようになろう
Check
　主な骨の名称　骨の局所の名称　骨盤を形成する骨を2つ

145

第7章 運動系

骨 2

骨　骨の代表に長骨と扁平骨がある

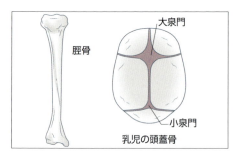

脛骨と乳児の頭蓋骨．脛骨は長骨，頭蓋骨は扁平骨

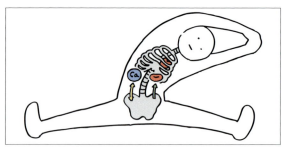

骨はからだを支えたり動かしたりするだけでなく，内臓の保護，カルシウムの貯蔵，造血などの機能ももっている

　骨の代表には大きく2つ，細長い円柱状の骨[1]と平たい板状の扁平な骨[2]がある．前者は**脛骨**が代表で，後者は**寛骨**や胸骨が代表である．これら以外にも不整形の骨[3]や短い骨[4]などがある．

　骨の大きなはたらきは，からだを支えたり動かしたりすることである．これらは骨にはりついた骨格筋の力に負っている．同時に内臓の保護も行っている．また骨の主成分は**カルシウム**であり骨はカルシウムの貯蔵庫としてもはたらいている[5]．さらに骨髄では**造血**も行っている．造血は長骨よりも扁平骨でさかんである．

1) 長骨，長管骨，管状骨などという
2) 扁平骨という
3) 椎骨などがある
4) 手根骨や足根骨などがある
5) 血液中や細胞内のカルシウム濃度は厳密に調節されている

骨の構造　骨も細胞からできている

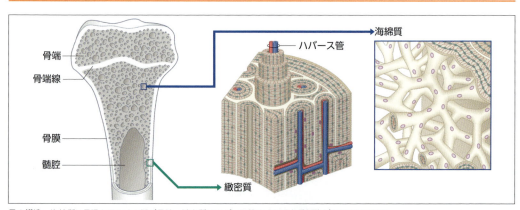

骨の構造　海綿質は骨梁とそのすき間が骨髄．緻密質はハバース管のまわりを骨細胞がとりまいている

146

骨も細胞からできている．骨の細胞[6]は自分のまわりに大量のカルシウムを沈着させている．つまり骨は細胞と石灰化した**細胞外成分**から構成されている．これはちょうど血液が血球と血漿からなりたっていることに似ている．骨の細胞も生きているので，そのための栄養や酸素を補給する大きな血管が骨の内部にまで侵入している．

骨の外側は密な組織で非常に硬くじょうぶである．細い血管のまわりを**骨細胞**と細胞外成分が同心円上に取り囲んでおり，この集団が多数ならんでいる．この血管を**ハバース管**といい，この円柱形の集団を**骨単位**という[7]．これに対し骨の内側は粗でわりにスカスカである．そのため骨はじょうぶなわりにあまり重くならずにすんでいる．最外層には**骨膜**がある．

6) 骨細胞という

7) 骨単位同士を横に結んでいる血管をフォルクマン管という

軟骨 軟骨が変化して骨になる

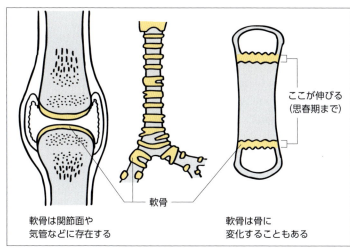

軟骨は関節面や気管などに存在する

軟骨

軟骨は骨に変化することもある

ここが伸びる（思春期まで）

軟骨はじょうぶで強い弾性をもっている

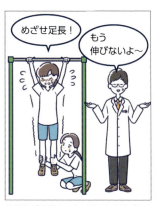

めざせ足長！
もう伸びないよ〜

骨端線が閉鎖すると，骨はもう伸びない

骨では細胞のまわりの細胞外成分が石灰化している．この細胞外成分が石灰化していない骨を**軟骨**という．つまり軟骨は細胞[8]とそのまわりの石灰化していない細胞外成分[9]とから構成されており，じょうぶで強い弾性をもっている．軟骨は関節，気管，耳介などに存在し，その中には加齢とともに細胞外にカルシウムを沈着して骨に変化するものもある．

脛骨のような**長骨**は思春期までは3つの骨が軟骨で結ばれている．骨と骨とを結んでいる軟骨部を**骨端線**といい，骨端線の軟骨細胞が分裂増殖しながら骨に変化していき，脛骨が長くなる．思春期の終わりにはこの部の軟骨がすべて骨に変化してしまい[10]，以後もう骨は長くならない．下肢の長骨の長さは身長に大きく影響しており，身長の伸びは思春期でとまる．

8) 軟骨細胞という

9) 主成分はコンドロイチン硫酸や膠原線維や弾性線維など

10) 骨端線閉鎖という

説明できるようになろう
Check
骨の種類を2つ　骨の作用　骨単位　軟骨の主成分

第7章 運動系

骨 3

骨形成と骨吸収　骨形成と骨吸収とは綱引きの関係

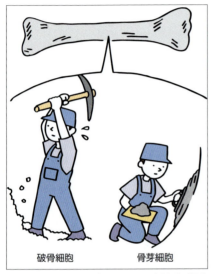

骨ではつねに骨芽細胞が骨をつくり，破骨細胞が骨をこわしている

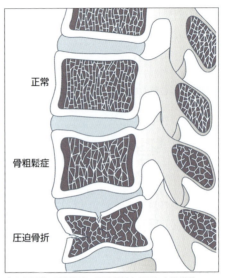

上から正常，骨粗鬆症，圧迫骨折をおこした脊椎骨

　骨は常につくられており，かつ同時にこわされている．前者を**骨形成**，後者を**骨吸収**という．実際には両者が同時におこっている[1]ので，外見上はほとんど変化がないように見える．骨をつくっている細胞を**骨芽細胞**，骨をこわしている細胞を**破骨細胞**という．

　骨形成と骨吸収とはまったく相反する関係にある．成長期には骨形成がまさっており骨はじょうぶになっていく．成年期から壮年期は両者はほぼ同等だが，老年期には骨吸収がまさるようになり骨がもろくなっていく．これを**骨粗鬆症**といい，閉経後の女性で顕著である[2]．

1) 骨回転という

2) 女性ホルモン（エストロゲン）が関与しているらしい

骨の結合 骨の連結法には椎間板，恥骨結合，縫合もある

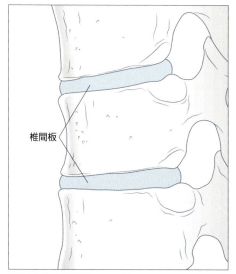

隣接する椎体は椎間板により連結している

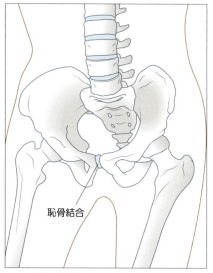

左右の恥骨は恥骨結合により連結している

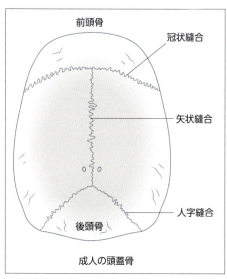

成人の頭蓋骨は縫合により連結している

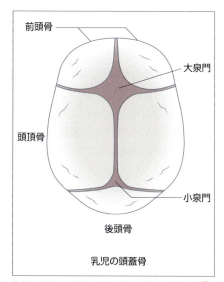

乳児や新生児の頭蓋骨はまだ縫合が完成していない[3]．
左右の前頭骨は成人では癒合して1つの骨となる

　骨と骨とは軟骨を介して連結することもある．**椎間板**や**恥骨結合**がその例で，可動性は前者は少しあるが，後者はほとんどない．また**頭蓋骨**はわずかな結合組織を介して骨と骨とが連結している[4]．これを**縫合**といい，可動性はまったくない．

[3] 骨の成長に伴い，通常，小泉門は約3か月で，大泉門は約1年半で閉じる

[4] イメージとしては骨と骨とが直接はまりあっていると思ってよい

 説明できるようになろう

骨の細胞　骨粗鬆症　縫合

関節

関節腔　関節腔では骨は軟骨を介して接している

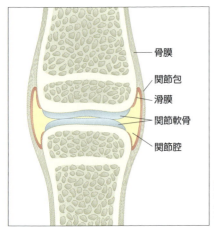

関節の模式図　全体は関節包で覆われ，内部には関節液があり，骨と骨とは軟骨で接している

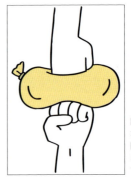

関節腔は腹膜腔などと同じく，閉ざされた空間に潤滑液が入っている

　関節は人体のなかで最も動きが激しい場所である．強い力も加わっており，頑丈さとスムーズな動きのどちらもが要求される．その解決法として**関節腔**という閉鎖空間をつくり，骨と骨との接触面は軟骨でカバーし，さらに潤滑油を加えてある．この潤滑油は**滑液**といい，非常に粘稠で軟骨の摩耗を防ぐとともに軟骨に栄養を与えている．関節腔は**関節包**で覆われている．

関節と筋肉

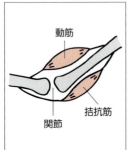

関節と筋肉との関係　動筋と拮抗筋とがペアで存在する

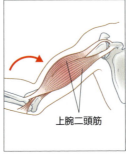

上腕二頭筋は前腕を屈曲させる

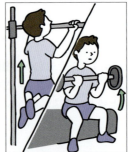

上腕二頭筋の作用　手の握りの向きを変えれば違う筋肉の作用になる

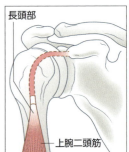

上腕二頭筋の長頭部の腱は肩甲骨から始まり肩関節腔内を走る

骨格筋は関節をはさんだ骨と骨とに付着している．そして収縮することで関節角度を変化させ，からだの運動を行っている．たとえば肘関節では，前腕を屈曲させるのが**上腕二頭筋**である[1]．この筋肉が収縮すると上腕に力こぶができる．上腕二頭筋**長頭部**の腱は肩甲骨から始まり肩関節腔内を押さえつけるように走り[2]，筋腹で**短頭**と癒合している．

関節においては一般的に，関節角度をある方向に変化させる筋肉と，その逆方向に作用する筋肉とが対で存在する．肘関節では前腕を屈曲させるのが上腕二頭筋，逆に前腕を伸展させるのが**上腕三頭筋**（→p.152・153）である．このペアを**動筋**と**拮抗筋**という．つまり動筋が上腕二頭筋，その拮抗筋が上腕三頭筋というわけである．

[1] 腕の回外も行う

[2] 肩関節を脱臼しやすい人は上腕二頭筋をきたえると再発防止になる

関節の可動域　関節は骨の数・位置・形により可動域が決まる

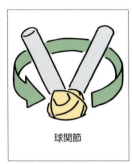

球関節は可動域がきわめて広い

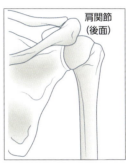

肩関節は球関節の代表である

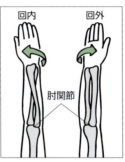

肘関節による回内・回外　肘関節は3本の骨による3つの関節からなる

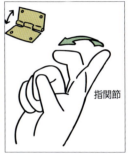

指関節の可動域は1方向のみ

関節の基本的な**可動域**[3]は関与している骨の数・位置・形などにより決まる[4]．**肩関節**では上腕骨端が球形[5]なので，上腕はどの方向にも動くことができる．**肘関節**では屈曲・伸展だけでなく，前腕の回内・回外も行える．これは3本の骨が**上腕骨**橈骨間および上腕骨尺骨間の関節だけでなく**橈骨・尺骨**間にも関節を形成し，これら3つの関節が共通の関節包に包まれているからである．また指の関節はあたかも蝶番のように1方向のみにしか動かない．

[3] 関節の動く範囲のこと

[4] 実際の可動域は筋肉や靱帯などによって大きく影響される

[5] **球関節**という

捻挫と脱臼

捻挫とは関節に過剰な動きが強制され靱帯などが損傷した状態．さらに関節面が正常な可動域を越えてずれを生じた状態を脱臼という．

 説明できるようになろう
Check　　関節の構造　上腕二頭筋　上腕三頭筋　球関節

筋肉 1

ヒトの筋肉

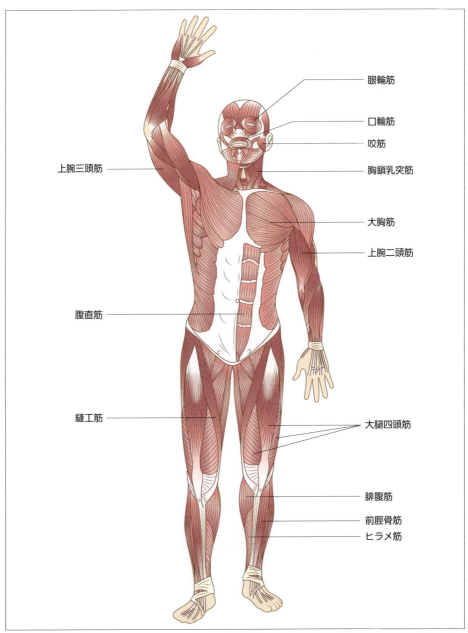

ヒトの骨格筋（前面）

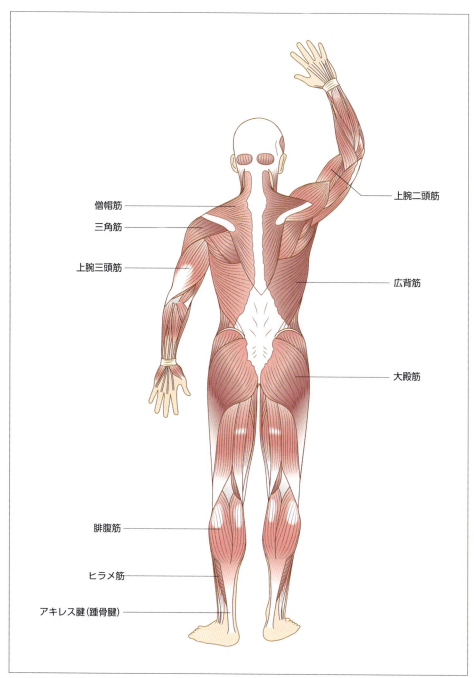

ヒトの骨格筋（背面）

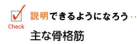
説明できるようになろう
主な骨格筋

筋肉 2

アクチンとミオシン　筋肉の主成分はアクチンとミオシン

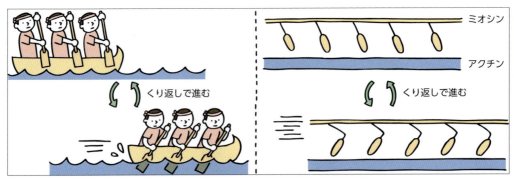

長崎名物ペーロン[1]大会．櫂を漕ぐと船は進む

ミオシン頭部は折れ曲がりをくり返すことにより，アクチン線維の海の上を滑るように進んでいく

仮に細胞内に大量の蛋白質が規則正しくならんでいるとする．もしこの大量の蛋白質がいっせいに変形したら細胞全体の形がかわってしまう．筋肉の収縮はこのような原理で行われているのである．**筋肉細胞には****アクチン****と****ミオシン**という蛋白質が大量に含まれており，両者は線維を形成して整然とならんでいる．ミオシンの頭の部分は折れ曲がり可能な構造になっている．この部分を何回も曲げたりのばしたりすると，あたかも船の櫂のようにミオシン線維の位置を順次移動させることができる．

1) 中国渡来の競漕用船

骨格筋の収縮　線維が互いに滑り込むと全体の長さは短くなる

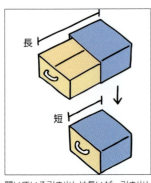

開いている引き出しは長いが，引き出しを滑り込ませると短くなる

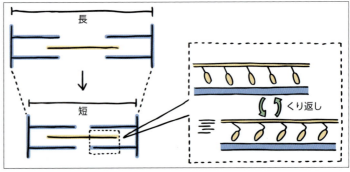

ミオシンとアクチンの構造　両者が滑り込む前は長さは長く，滑り込むと短くなる

骨格筋細胞内には線維状のアクチンとミオシンが整然とならんでいる．**ミオシン頭部**が曲がるとそのぶんミオシン線維の位置が移動する．この曲がったりのびたりをくり返すと，ミオシン線維は**アクチン線維**上を滑るように進んでいくことになる．

　実際にはアクチン線維とミオシン線維は左ページの下図のような位置関係にあり，ミオシン頭部の運動により両者は滑り込んで重なり合い，全体の長さが短くなる．このように筋肉の収縮は，アクチン線維とミオシン線維自体の長さが変化するのではなく，2つの線維がお互いに滑り合うことにより全体の長さが長くなったり短くなったりしている[2]．

2) 筋肉の収縮には Ca^{2+}, K^+, Na^+ などのイオンも必要

骨格筋の構造　骨格筋は筋束・筋線維・筋原線維・ミオシンとアクチン線維の入れ子形式

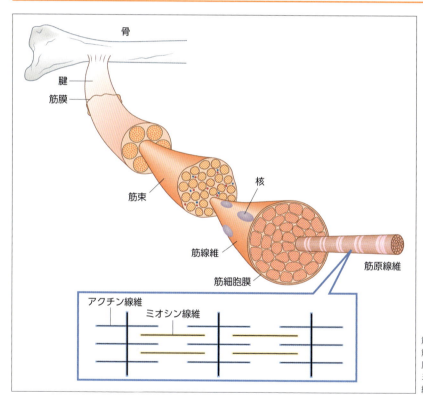

筋肉は筋束から，筋束は筋線維から，筋線維は筋原線維から，筋原線維はミオシン線維とアクチン線維からできている

　1つの骨格筋は多数の**筋束**（きんそく）が集まってできている．1つの筋束は多数の**筋線維**が束になって形成されている．さらに1本の筋線維は多数の**筋原線維**が束になって形成されている．そして筋原線維は**ミオシン線維**と**アクチン線維**とが集合したもので，両者は上図のように規則正しく配列している．

 説明できるようになろう
Check
　　筋肉の主な構成蛋白質　筋収縮のしくみ　骨格筋の構成

第7章 運動系

筋肉 3

骨格筋線維と骨格筋細胞　1本の骨格筋線維イコール1個の骨格筋細胞

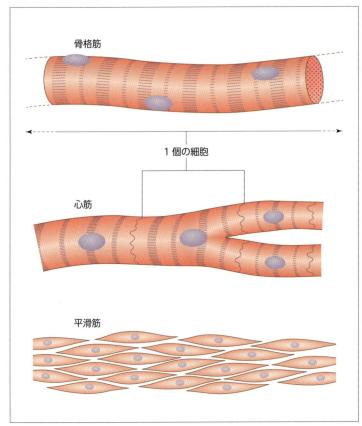

骨格筋細胞は多核細胞で横紋がある
心筋細胞は互いに連結しあっていて，横紋がある
平滑筋細胞は横紋がない

　1本の**骨格筋線維**が1個の骨格筋細胞である．これはもとから1個の長い細胞だったわけではない．胎生初期の骨格筋ができる途中で，多数の小さな細胞が1列に融合して細長い1個の細胞になったのである．そのため1個の骨格筋細胞は多数の核をもっており長さも長いのである．
　骨格筋細胞と**心筋細胞**はアクチンとミオシンが整然とならんでおり，顕微鏡で観察するとこの並びが縞模様として見える．よって両者を**横紋筋**という．これに対し平滑筋ではアクチンとミオシンはきれいにはならんでいないので，縞模様は見えずその外見は平滑である．筋肉の収縮速度は，骨格筋はきわめて速く，心筋は中程度，平滑筋はゆっくりである．

赤筋と白筋

赤筋は持続力，白筋は瞬発力にすぐれている

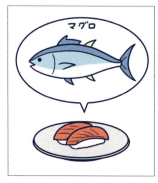

筋肉には赤色と白色のものがある．マグロは休みなく泳ぐ必要があり，筋肉は赤い

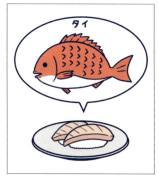

タイはときどきでよいが強く泳ぐ必要があり，筋肉は白い

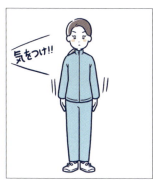

赤筋線維はミトコンドリアが豊富で持続力にすぐれている．姿勢保持の筋肉に多い

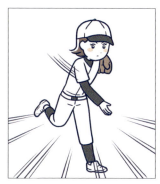

白筋線維は瞬発力にすぐれ，敏捷な運動が得意．継続運動は苦手．四肢の筋に多い

　筋肉の収縮エネルギー源は **ATP** である．ATP は，糖質，脂質，蛋白質のいずれからも生成可能である．代表例として骨格筋での糖質利用について説明しよう．グルコースからは，まず酸素を使わずに**解糖系**でATPをつくる．これが**嫌気的解糖**である[1]．さらにそのあと酸素を使って**クエン酸回路**でたくさんの ATP をつくる．このように ATP のつくり方には大きく2つの方法がある[2]．

　骨格筋細胞[3]は大きく2種類に分けられる．1つは十分な酸素があることを前提に**クエン酸回路**でATPをつくるのが得意な細胞と，もう1つは酸素が少なくても**嫌気的解糖経路**でATPをつくるのが得意な細胞である．前者は瞬発力[4]はないものの持続力にすぐれている．ミトコンドリアやミオグロビンが多く赤く見えるので**赤筋**という．後者は持続力はないが瞬発力にすぐれている．ミトコンドリア等は少なく白く見えるので**白筋**という．すなわち，姿勢保持のように休みなく働いている筋には赤筋線維が多く，四肢などの敏捷な運動が必要な筋には白筋線維が多くなっている．

1) 嫌気的解糖の終点は乳酸
2) 解糖は細胞質で行われ，クエン酸回路はミトコンドリアで行われる
3) 筋線維と同じ意味
4) 瞬発力発揮時は酸素供給が追いつかない

 説明できるようになろう

骨格筋細胞　赤筋線維　白筋線維

筋肉 4

筋収縮と筋長　筋収縮と筋長とは必ずしも一致しない

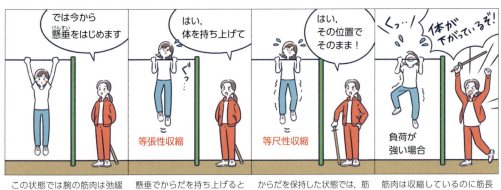

　筋肉が収縮すると力を発生する．筋力が負荷より強ければ筋肉の長さは短くなる．このように**筋長**が短くなる収縮を**等張性収縮**[1]という．ところが筋肉は収縮したからといって必ずしも筋長が短くなるわけではない．たとえばものを保持している場合は力を入れて筋肉は収縮しているがその長さは変わらない．これを**等尺性収縮**という．負荷が強すぎると力は入れているのに筋長はのびることもある[2]．

1) 正確には一定の負荷に対して筋長が短縮する収縮のこと

2) 伸張性収縮という

スポーツ種目の向き不向き　からだの構造には個人差がある

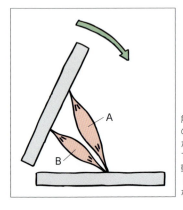

筋肉の骨への付着位置がAとBとでは，骨の動くスピードや力が異なる

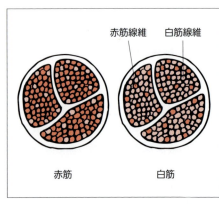

赤筋線維の割合が多い筋肉は赤く見え，白筋線維の割合が多い筋肉は白く見える

筋肉の骨への付着位置には微妙な個人差がある．てこの原理でいくと，左ページ下図のAの場合は強い力は出るが動きは遅く，Bでは力は弱いが動きは速くなる．また筋肉中に赤筋線維が多いと持久的収縮が得意となり，白筋線維が多いと瞬発的な収縮が得意となる．筋の骨への付着位置や赤筋線維と白筋線維の割合などはすべて生まれつきのもので，原則的にはトレーニングで変化させることはできない．トップアスリートをめざす人は，自分のからだに適したスポーツ種目を選択することが重要だろう．

クレアチン　　クレアチンリン酸はATPの補給源

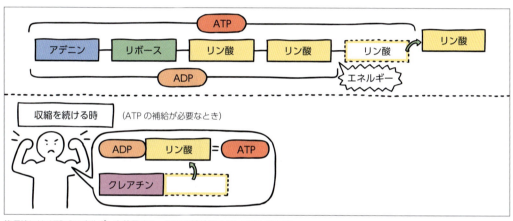

筋収縮にはATPのエネルギーを使用する．ATPの補給源はクレアチンリン酸

　筋収縮には**ATP**のエネルギーを使用する．ATPが**ADP**と**リン酸**に分解されるときにエネルギーが出る．収縮を続ける場合には大量のATPがほしいところだが，残念ながら筋肉細胞はATPをあまり大量には保持できない．代わりに**クレアチンリン酸**というものをたくさん保有している．クレアチンリン酸のリン酸をADPに渡したら，目的のATPができるわけである．このときクレアチンリン酸の方はリン酸がとれて**クレアチン**[2]になる．このように筋肉細胞はクレアチンリン酸という形で収縮エネルギーを貯蔵している．

[2] クレアチンの代謝産物がクレアチニン

神経筋接合部

骨格筋の筋腹には運動神経がつながっている．両者の接点を神経筋接合部といい，神経末端から放出されたアセチルコリンにより骨格筋は収縮する．

 説明できるようになろう
Check
　　等張性収縮　　等尺性収縮　　神経筋接合部　　クレアチン　　クレアチニン

第7章 運動系

四肢 1

上肢の構造

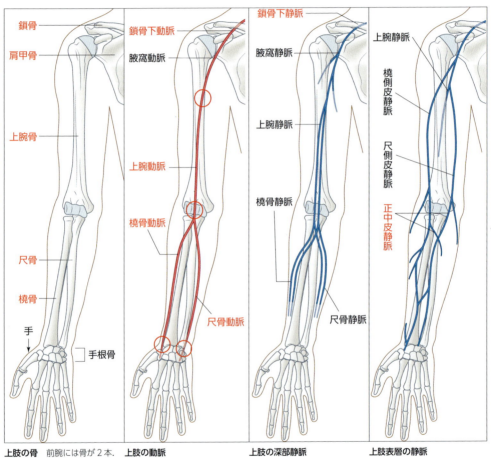

上肢の骨　前腕には骨が2本．母指側が橈骨，小指側が尺骨

上肢の動脈　　　上肢の深部静脈　　　上肢表層の静脈

　図内の赤文字は重要なので覚えよう．動脈は丸印のところで脈を触れる．そこでは動脈が表層を走っているからである．静脈は深部を走るものと表層を走るものとがある．採血は一般に正中皮静脈から行う．

● 血管・筋肉・神経の名称は骨に由来するものが多い

　動脈・静脈・筋肉・神経の名称は骨に由来するものが多い．したがってまず基本の骨の名称はしっかり覚えよう．血管や神経の走行は基本的なところはほぼ同じだが個人差はある．特に静脈は個人差が大きいようである．

上肢の神経と筋肉　　手と指の伸筋群は橈骨神経支配

　上肢の筋肉は大きく6群に分けられる．前腕・手・指の**屈筋群**と**伸筋群**である．つまり肘・手首・指の関節を動かす筋肉群である．これらの筋群を支配[1]している神経は，おおまかにいって，肘を曲げる筋（上腕に存在）が**筋皮神経**，手首を曲げる筋（前腕に存在）が**正中神経**，指を曲げる筋が**尺骨神経**で，伸筋群は肘関節が**腋窩神経**，手と指が**橈骨神経**である．

1) 担当のこと

手　　指の機能には母指が最重要

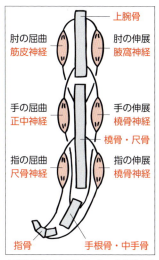

上肢の筋肉と支配神経　6つの筋群を5本の神経が担当する

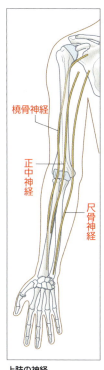

上肢の神経

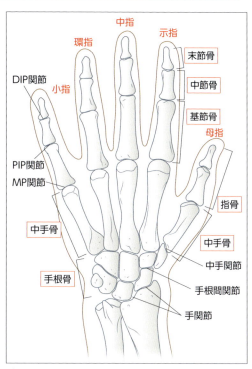

手の骨と関節　手掌には手根骨と中手骨，指には指骨がある

　指は順に**母指**，**示指**，**中指**，**環指**，**小指**というが，第1指，第2指，……第5指でもよい．母指は他の指と対向してつまむ動作を行う．したがって母指が動かないと指の機能は大きく低下する．手根部には8個の小さな**手根骨**が2列に並び，前腕と指の骨とをつないでいる．指の関節は遠位から順に **DIP関節**，**PIP関節**，**MP関節**[2]と略す．母指には中節骨はない．

2) 遠位指節間関節，近位指節間関節，中手指節関節という

 説明できるようになろう
Check
　上肢の主な骨・動脈・神経　　上肢の神経が支配する筋肉

第7章 運動系

四肢 2

下肢の構造

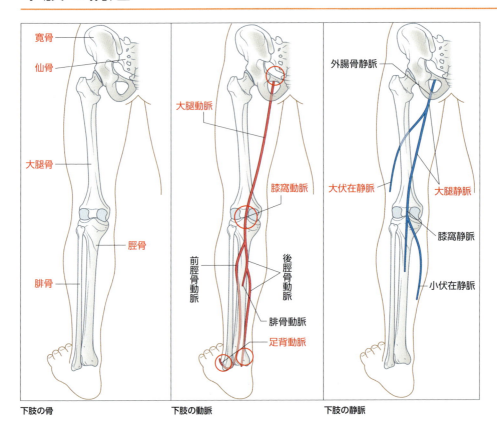

　赤文字は重要なので覚えよう．動脈は丸印のところで脈を触れる．ここでは動脈が表層を走っているからである．静脈は大腿静脈や膝窩静脈は深部を走り，大小伏在静脈は表層を走る．これらはお互いに枝（**穿通枝**という）を出しあって交通している．

下肢の神経と筋肉　下腿伸筋以外の屈筋・伸筋はすべて坐骨神経支配

　下肢の場合は，下腿の伸筋（膝をのばす）が**大腿神経**で他の5群はすべて**坐骨神経**である．ただし坐骨神経はすぐに枝分かれしていくが，今はその枝の名称までは覚えなくてもよい．

鼠径部　鼠径は腹部と下肢の境目

大腿と腹部との境界部の恥骨外側付近を**鼠径部**という（→p.138）．鼠径靱帯の下を動静脈と**大腿神経**がならんで横切る．動静脈は鼠径靱帯を境に**外腸骨動静脈**から**大腿動静脈**へと名称が変わる．リンパ節も群をなしており，下肢および陰部からのリンパ管が集合している．男性では**精索**もこの付近を走る．

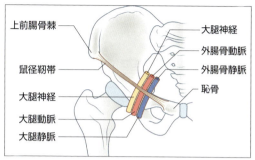

鼠径部　動脈（A）と静脈（V）と神経（N）の3本がならんで走るときは，体表面に近い方から静脈・動脈・神経（VAN）の順にならんでいることが多い

足の骨　足の構造は基本的には手と同じ

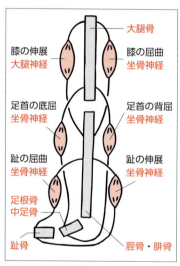

下肢の筋肉と支配神経　6つの筋群を2本の神経が担当する

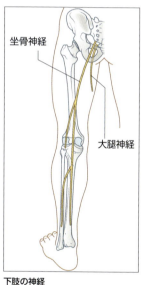

下肢の神経

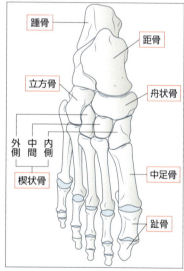

足の骨

足も基本的な構造は手と同じである．ただし足根骨は7個である．足の指には「趾」という漢字を使う．たとえば，趾節間関節，外反母趾，第1趾，第2趾のように表現する．

✓ **説明**できるようになろう

Check　**下肢の主な骨・動脈・静脈・神経**

第7章 運動系

筋と神経

末梢神経障害　神経は機械的圧迫で障害を受ける

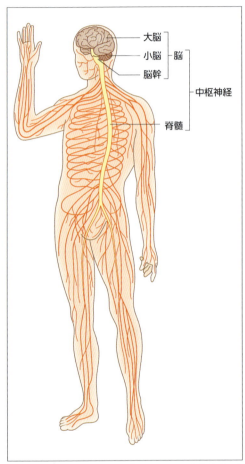

神経系　中枢神経である脳と脊髄，そしてそこから全身に向かってのびる末梢神経からなる

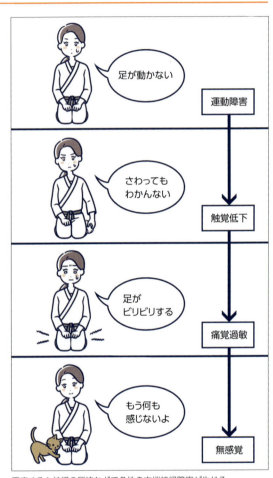

正座すると神経の圧迫などで急性の末梢神経障害が生じる

　神経は機械的圧迫や循環障害により障害を受ける．太い神経線維ほど**圧迫障害**を受けやすいようである．神経線維の太さはおおまかに，**運動線維＞触覚線維＞痛覚線維**の順なので，正座の場合もこの順に障害されていく．すなわちまず足が動かなくなり，次いで触覚が低下しジンジン感やピリピリ感が生じる．これはふだんは触覚線維が痛覚を抑制しており，この**触覚回路**が障害されると痛覚の抑制がとれるからである．そして最後は痛みも消失して無感覚となる．回復時はこの逆の順番で戻っていく．

土曜の夜の麻痺　橈骨神経麻痺では下垂手が生じる

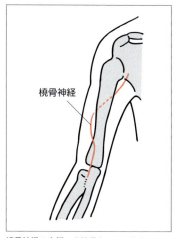

橈骨神経の走行　上腕骨をまわり込むように走る

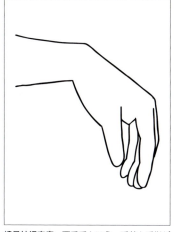

橈骨神経麻痺　下垂手という．手首と手指が伸展不能

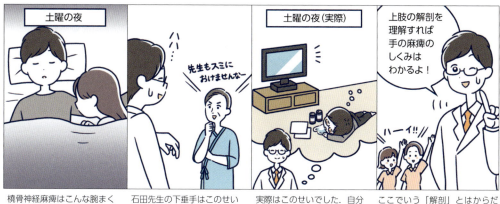

橈骨神経麻痺はこんな腕まくらで生じやすい

石田先生の下垂手はこのせいだと本人は主張したが

実際はこのせいでした．自分の腕まくらでも下垂手は生じる

ここでいう「解剖」とはからだの構造のこと．からだを切り開く行為のことではない

　橈骨神経は上腕骨をまわり込むように走っているので上腕の圧迫で麻痺をよくおこす．橈骨神経の走行およびその支配筋，さらにその支配筋の作用を確認してほしい．橈骨神経麻痺では手首と手指の伸展が不能となるので，指が曲がったまま手首が垂れ下がる．これを下垂手という．橈骨神経麻痺は腕まくらで生じやすく，「土曜の夜の麻痺」というしゃれた名前でよばれている．こんな状況は土曜の夜に多いせいだろうか．

 説明できるようになろう
橈骨神経の作用（運動線維のみ）

腔 1

体腔

● すり傷を防ぐには氷枕

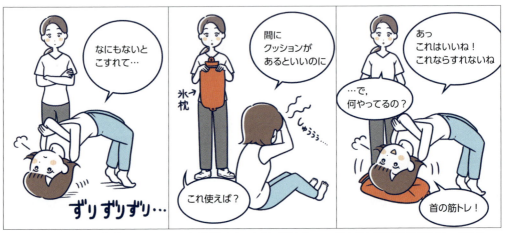

頭を床に直接こするとすり傷がつく　　このすり傷がつかないようにするには…　　頭と床との間に氷枕を置くと，氷枕がクッションとなり頭には傷がつかない

　頭を床の上でズリズリこすると，頭にすり傷がつく．このように普通の物体はそのまま直接こすれ合うと傷がつく．臓器の場合も同様で，心臓のように体内で動くとそのままでは臓器に傷がついてしまう．それでは困るので，心臓のように動きのある臓器は傷がつかないようしくみになっている．

　氷枕のような内面がスベスベの閉じた袋を思い浮かべてほしい．この中に水を少量入れておく．その袋を頭と床の間に入れるとズリズリこすっても袋の内面同士がこすれ合うだけで頭自体は傷つかない．袋の内面がスベスベでかつ潤滑液が入っていれば袋の内面も無事だろう．その袋で心臓を包みこんだようすをイメージしてほしい．これなら心臓は動いても傷がつくことはない．

● 動きのある臓器は腔の中に飛び出している

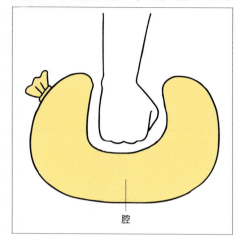

腔

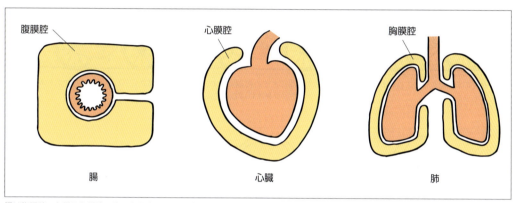

腸は腹膜腔，心臓は心膜腔，肺は胸膜腔で，それぞれまわりが取り囲まれている

　動きのある臓器の代表に胸部では心臓と肺，腹部では胃・腸・子宮・膀胱などがある．これらはすべて氷枕のような袋で覆われている[1]．このようすは見方を変えると臓器がこの袋にめり込んでいる，あるいは袋の中心部に向かって飛び出しているともいえる．この袋の中の空間を腔という．たとえば胃・腸・子宮・膀胱は**腹膜腔**[2]，肺は**胸膜腔**[2]，心臓は**心膜腔**という空間の中に飛び出すようして存在している．これらの腔の中には少量の水が入っている．

1) 取り囲まれている，ともいえる

2) 腹腔・胸腔という用語と混同して使われることもあるが，本来の腹腔・胸腔はもうひとまわり広い範囲をさす

 説明できるようになろう

動きのある臓器の例

腔 2

頭蓋腔　脳がおさまっているのは頭蓋腔

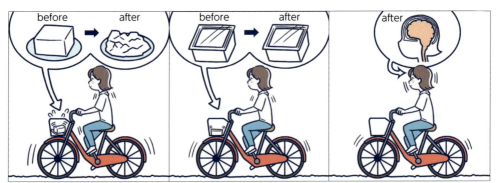

とうふはそのままだとすぐこわれる

とうふをほぼ同じ大きさの器に入れ，水を充満させてフタをすればこわれにくくなる

脳は頭蓋腔で守られており，多少の振動ではこわれない

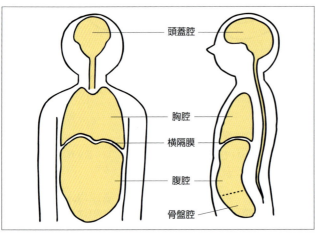

体内の腔は頭蓋腔，胸腔，腹腔の3つ．腹腔をさらに狭義の腹腔と骨盤腔とに分けることもある

　　脳もがんじょうな器の中で水につかって保護されている．脳はとうふのようにやわらかい組織である．そのままでは振動や外力でこわれてしまうので，頭蓋骨の中の閉ざされた空間の中に水に浸って存在している[1]．この空間を**頭蓋腔**（とうがいくう）という．そのため頭を多少ゆすってもたたいても脳は平気である．

　　脳をおさめた空間を頭蓋腔，胸膜腔を含めた胸部臓器全体をおさめた空間を**胸腔**[2]，腹膜腔を含めた腹部臓器全体をおさめた空間を**腹腔**[2]という．腹腔の下部をとくに**骨盤腔**ということもある．

1) 頭蓋腔の容積と脳の体積はあまり差がない

2) 腹膜腔の意味で腹腔，胸膜腔の意味で胸腔という用語が使われることもある

腹膜腔と腹膜　腹膜腔の壁側も臓器側も同じ腹膜で覆われている

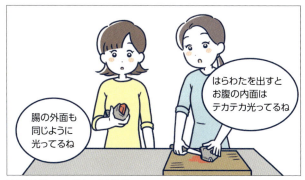

テカテカ光っているところが腹膜

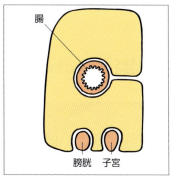

腸の最外面も腹膜で覆われている

　腹膜腔の内面を**腹膜**（ふくまく）という．腹膜腔内面のすべてが腹膜である．たとえば腸は腹膜腔内に飛び出ているが，腸の最外面も腹膜で逆向きに覆われていることになる．腹膜腔の壁の膜がそのまま折り返して腸の表面につながっているわけである．つまり腸の最外面は腹膜そのものなのである[3]．このようにすべてが腹膜で覆われているので，腸が動いて腸同士あるいは腸と腹壁とがこすれても傷はつかない．

[3] 腹膜は腸本体にぴったりはりついており両者間にすき間はない

関節腔　関節には関節腔がある

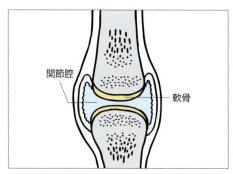

関節腔の構造　中に水が入っており，接触面は軟骨で覆われている

　関節も人体の中で激しい動きのある部分である．関節部では骨同士が直接接しているわけではなく，接触部は**軟骨**で覆われている．つまり骨本体ではなく軟骨同士がすれ合うわけである．向き合った軟骨は**関節腔**（かんせつくう）という空間で囲まれており，関節腔の中にも潤滑液がわりの液体が入っている．

 説明できるようになろう
Check
腹膜腔と腹膜の関係

第7章 運動系

画像診断 1

X線撮影　X線の透過力は空気＞水＞骨の順

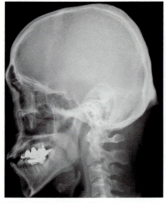

頭部の単純X線写真　単なるX線写真では骨しか写らず，脳も筋肉や血管も判別できない．金属製の入れ歯はまっ白に写る

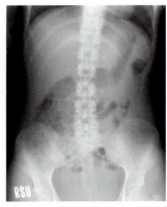

腹部の単純X線写真　骨が白く，消化管内の空気が黒くみえる．肝臓や胃や膵臓などは判別できない．写真は向かって左が本人の右

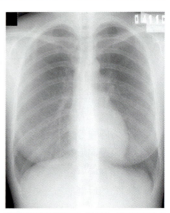

胸部の単純X線写真（女性）　肺は空気を含んでいるのでいろいろな情報が得られる．心臓と大動静脈はすべて重なってしまっている

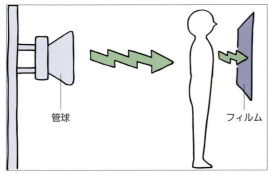

X線撮影の基本的なしくみ　X線発生源→人体→フィルム[1]からなり，人体を透過してきたX線がフィルム上に画像をつくる

[1] 単純なフィルムではなく，感度を増すしかけがしてある

　X線撮影の基本的しくみは，X線を発生する**管球**とそのX線を受け取る**フィルム**からなる．X線の通り道の途中に人体を置くわけである．X線の透過力は**空気＞水＞骨＞金属**の順である．臓器や血管や筋肉はいずれも水が主成分なので区別できない．たとえば手を撮影すると骨だけがわかり，筋肉と血管は判別できない．腹部を撮影すると骨とわずかに胃と腸管内の空気だけが判別可能である．胸部は肺の中に空気をたくさん含んでいるので，その空気の具合によりいろいろな写り方をする．

X線造影剤
造影剤を使うと消化管や血管を描出できる

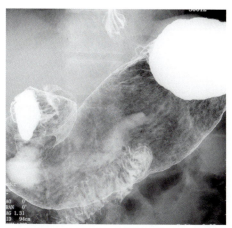

胃の造影像 胃の中にバリウムを入れ気体で胃をふくらませてある．胃内面の粘膜のヒダを細かく観察できる

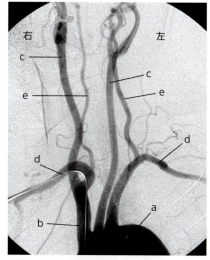

a 大動脈弓
b 腕頭動脈
c 総頸動脈
d 鎖骨下動脈
e 椎骨動脈

上胸部と頸部の血管造影像 血管のなかにヨウ素造影剤を流し，撮影画像に処理を加え血管像だけを描出している．動脈名は p.196 も参照のこと

　X線で胃を見たくてもそのままでは胃は見えない．X線を通しにくい物質を飲ませれば，胃の中にあるその物質の影をとらえることにより胃の形状を浮き上がらせることができる．これが造影法である．X線を透過しにくい物質を **造影剤** という．一般に消化管の造影には **バリウム** を，血管の造影には **ヨウ素**[2] を使う．たとえば癌があると造影剤で癌特有の変化を描出させることができる．また鉛はきわめてX線を通しにくいので，X線の遮蔽は鉛で行っている．

2）医学領域ではヨウ素をヨードとよぶことが多い

画像診断

臨床検査にはその結果が，血糖値のように「数値」のものと，X線写真のように「画像」のものとがある．病気の診断に画像を利用することを画像診断という．

 説明できるようになろう
　　X線を透過しやすいものと透過しにくいもの　X線造影剤の主成分

第7章 運動系

画像診断 2

断層撮影　断層撮影には，X線・磁気・超音波などを用いる

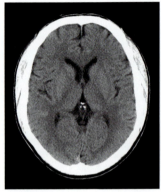
頭部のX線CT像　頭蓋骨の内側に大脳実質と脳室が見える

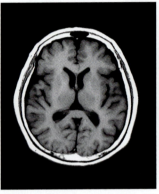
頭部のMRI像　大脳のようすが詳しく観察でき，白質と灰白質とが識別できる

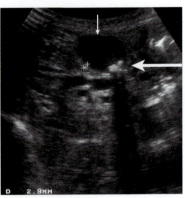
胆嚢の超音波断層像　胆嚢（小矢印）の中に結石（大矢印）が見える

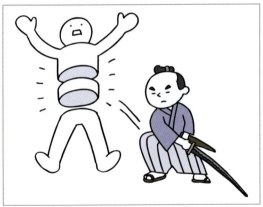
断層像とは，人体をある平面でバサッと切った断面のこと

　ヒトのからだを日本刀でバサッと水平にまっぷたつに切ったとしよう．その断面には臓器や骨の断面が見えている．コンピュータを使うとX線などの情報からこのような断面の像をつくることができる．このような撮影法を**断層撮影**といい，X線の場合を**CT（コンピュータ断層撮影法）**という．磁気を使っても同じようなことができ**MRI（磁気共鳴撮影法）**という．周波数の非常に多い音（**超音波**）[1]を使っても断層像を見ることができる．

1）エコー（ECHO）ともいう

CT画像とシンチグラム　コンピュータでCT画像を再構築することも可能

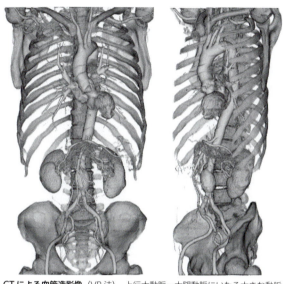

CTによる**血管造影像**（VR法）　上行大動脈〜大腿動脈にいたる大きな動脈が観察できる．腹部大動脈に動脈瘤（動脈がふくらむ病気）がある．左は正面像．右は少し回転させたもの

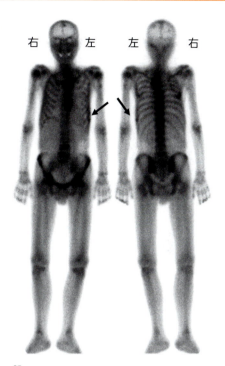

骨シンチグラム　^{99m}Tc（テクネシウム）リン酸化合物による骨の像．左下部肋骨（矢印）に癌の骨転移が疑われる

　X線CT像を再度コンピュータ上で組み合わせると，目的のものだけを**3次元画像**として再構築可能である．この写真は太い動脈だけを描出している．モニター上で画像を360度クルクル回すことができ，すべての方向からの観察が可能である．

　放射性同位元素（放射線を出す元素で**RI**と略す）を用いるとある特定の組織の写真を撮ることができる．この方法を**シンチグラフィ**といい，癌の検出などに用いられている．

グラフィ，グラフ，グラム

検査などで，結果を写真や図形で記録することを"〜グラフィ"といい，その記録装置を"〜グラフ"，記録された図形を"〜グラム"という．たとえば骨シンチグラフィを行うには，骨シンチグラフを用いて，骨シンチグラムをとるのである．心電図やX線撮影などでも同様の表現をする．

 説明できるようになろう
　断層像　MRI撮影時に必要なもの　エコー

章末問題

准看護師試験既出問題

次のうち，正しいものはどれか．
1．矢状面とは体を左右に折半する面のことである．
2．前頭面とは正中面と平行する面のことである．
3．四肢で体幹に近い方を近位，遠い方を遠位という．
4．身体の体腔（腔所）は胸腔と腹腔の2つである．

解説 1．左右に折半するのは正中面　2．これは矢状面の説明　3．正しい　4．もう1つ頭蓋腔がある
答え [3]

管理栄養士国試既出問題

骨格に関する記述である．正しいのはどれか．
1．骨の表面はすべて骨膜で覆われている．
2．成人の骨格は約50個の骨が連結して作られている．
3．頭蓋の大泉門は生後6カ月で閉鎖する．
4．胸郭は胸椎，胸骨および左右の肋骨から作られている．
5．骨盤は腰椎，尾骨および左右の寛骨から作られている．

解説 1．関節面は軟骨で覆われている　2．骨の数は約200個　3．大泉門が閉じるのは生後1年半　4．正しい　5．骨盤は仙骨，尾骨および左右の寛骨から作られている
答え [4]

看護師国試既出問題

筋収縮で正しいのはどれか．
a．筋収縮のエネルギーはATPの産生による．
b．筋原線維のフィラメントはCa^{2+}の存在で機能する．
c．アクチンがミオシンの間に滑り込んで収縮する．
d．等尺性収縮では起始部と停止部とが近づく．

　　1．a, b　　2．a, d　　3．b, c　　4．c, d

解説 a．ATPの分解によりエネルギーを得ている　b．正しい　c．正しい　d．等尺性収縮とは長さが変わらない収縮のこと
答え [3]

第 **8** 章

神経

ニューロン
シナプス
末梢神経系
自律神経系 1
自律神経系 2
中枢神経系 1
中枢神経系 2
中枢神経系 3
大脳皮質
運動路
脳血管・髄膜
知覚
眼球
視覚 1
視覚 2
耳
めまい・味覚・嗅覚

第8章 神経

ニューロン

ニューロンの基本構造

●ニューロンは細胞体・樹状突起・軸索からなる

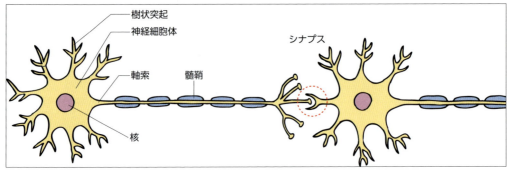

ニューロンの基本構造 他にもいろいろなタイプのニューロンがある

　神経細胞のことを**ニューロン**という．ニューロンの仕事は**情報**を受け取り，そしてその情報を次の細胞に渡すことである．
　ニューロンの中心を**（神経）細胞体**といい，細胞体からは多数の樹状突起と1本の軸索が出ている．しかしニューロンにはいろいろなタイプがあり，樹状突起と軸索の区別がはっきりしないものもある．
　神経線維というと**樹状突起**と**軸索**の両者をさす．樹状突起は情報を受け取るためのアンテナ，軸索は情報を渡す電線である．たとえば運動ニューロンを拡大して細胞体を野球ボールの大きさにしたとすると，樹状突起の広がりはリビングルーム全体，軸索は長さ数 km になる．

●ニューロンは外からの情報を樹状突起および細胞体で受けとめる

　情報量がある一定以上になるとニューロンの**興奮**がおこる．興奮はおこるかおこらないかのどちらかであり，半分の興奮とか2倍の興奮などというものはない[1]．
　興奮とは**細胞の電気的変化**なのだが，細胞内外で Na^+，K^+，Ca^{2+} などの**イオンの交換**が行われることにより生じる．このしくみはむずかしいので，細胞の興奮には**イオンの出入り**[2]が関与している，ということだけ知っておいてほしい．
　興奮したニューロンはその興奮を**軸索の末端**にまで伝える．

[1] これを全か無の法則という

[2] イオンの通り道をイオンチャネルという

有髄神経と無髄神経　有髄神経は伝導速度が速い

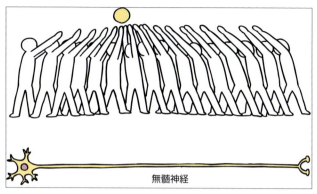

無髄神経（髄鞘をもたない）の伝導は律儀に順次伝わっていくので遅い

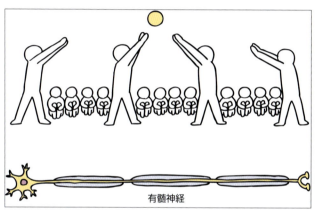

有髄神経（髄鞘をもつ）の伝導は飛び飛びに伝わっていくので速い

　軸索に注目してほしい．軸索に**髄鞘**をもっているニューロンともっていないニューロンとがある．前者を**有髄神経**，後者を**無髄神経**という．
　髄鞘があると興奮が髄鞘の部分を飛び越して[3]伝わるのでそのぶん**伝導速度**が速くなる．　　3）跳躍伝導という
　末梢神経の髄鞘を形成している細胞を**シュワン細胞**という．

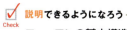 説明できるようになろう
ニューロンの基本構造　髄鞘

第8章 神経

シナプス

シナプス　シナプスでは神経伝達物質が放出される

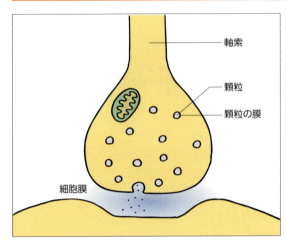

シナプスの模式図　顆粒の膜と細胞膜とが融合して顆粒の中が外界とつながることにより顆粒の中身が細胞外に放出される

　軸索は次のニューロンや目的の細胞のすぐ横までのびている．ところが次の細胞と密着しているかというと，実はごくわずかなすき間があり密着してはいない（p.176 の図を参照）．この特殊な部位を**シナプス**という．軸索の末端は少しふくらんでいて，そのふくらみの中には小さな**顆粒**がたくさん存在している．

　顆粒の中には特殊な化学物質がたくさん含まれている．この顆粒の中の化学物質が重要なのである．顆粒の膜は細胞膜と同じ構造である．興奮が軸索末端まで伝わってくると，顆粒が細胞膜のほうに移動して顆粒の膜と細胞膜とが融合し，顆粒の中身が細胞外に放出される．p.6 をもう 1 回見返してほしい．この顆粒内の化学物質を**神経伝達物質**という．

　次のニューロンや目的の細胞はこの放出された神経伝達物質を感知して，興奮したり収縮したりという反応をおこす．

　シナプスでは刺激が次の細胞に伝わるには**数ミリ秒**[1]程度のちょっとだけ時間がかかる．シナプスの間隙に放出された神経伝達物質は，分解されたり回収されたりしてすみやかに消失してしまう．このように，シナプスでは**刺激**が伝わる方向は必ず一方向である．逆向きには情報は伝わらない．

[1] 1ミリ秒＝1/1000 秒

神経伝達物質　神経伝達物質の種類

　軸索末端の顆粒の中には神経伝達物質が含まれている．神経伝達物質の種類によりニューロンの性質が決まる．つまりニューロンはどんな神経伝達物質を放出するかが重要なのである．

　神経伝達物質にはたくさんの種類があるが，そのうち最低2つは知っておこう．それは **ノルアドレナリン** と **アセチルコリン** である．

　ノルアドレナリンは **交感神経** のニューロン[2]がもっている神経伝達物質，アセチルコリンは **副交感神経** のニューロンがもっている神経伝達物質である．

2) 節後神経のこと

　つまり交感神経が興奮するとノルアドレナリンが放出される．情報を受け取る側はノルアドレナリンという化学物質を認識しているので，ノルアドレナリンを体内に注射しても交感神経の興奮と同じ効果が得られる．

　脳内にもノルアドレナリンやアセチルコリンを神経伝達物質としているニューロンがたくさん存在している．

ニューロンとグリア細胞　ニューロンを支えているのがグリア細胞

　中枢神経に存在する細胞の主役はニューロンである．しかしここにはニューロンだけが存在しているわけではなく，ニューロンがうまくはたらけるように援助している細胞がある．

　1つは血管の細胞である．もう1つ特殊な細胞があり，**グリア細胞**，別名神経膠細胞という．細胞数ではニューロンよりもずっと多数のグリア細胞が中枢神経には存在している．

　ひとくちにグリア細胞といってもいろいろな種類があり，軸索の髄鞘を形成しているグリア細胞，ニューロンに栄養を渡しているグリア細胞，免疫を担当しているグリア細胞などがある．

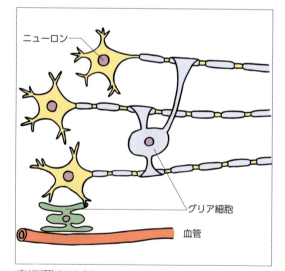

グリア細胞のはたらき

　つまり中枢神経には大きく3種類の細胞が存在する．すなわちニューロン，グリア細胞，そして血管の細胞である．

　軸索の髄鞘は末梢神経ではシュワン細胞だったが，中枢神経ではこのグリア細胞が担当している．グリア細胞はニューロンのような興奮はしない．

 説明できるようになろう
Check
　　シナプス伝達のしくみ　　交感神経と副交感神経の神経伝達物質　　グリア細胞

第8章 神経

末梢神経系

中枢神経系と末梢神経系 末梢神経は脳脊髄とからだの組織とを結んでいる

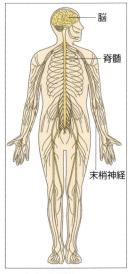

脳・脊髄と末梢神経

表　脳神経の名称とその主なはたらき

番号	名称	主な機能[1]
第1脳神経	嗅神経	嗅覚を伝える
第2脳神経	視神経	視覚を伝える
第3脳神経	動眼神経	眼球・瞼を動かす，瞳孔調節
第4脳神経	滑車神経	眼球を動かす
第5脳神経	三叉神経	顔面の知覚を伝える，咀嚼筋を動かす
第6脳神経	外転神経	眼球を動かす
第7脳神経	顔面神経	顔面の表情筋を動かす，唾液分泌，味覚を伝える
第8脳神経	内耳神経	平衡感覚・聴覚を伝える
第9脳神経	舌咽神経	味覚を伝える
第10脳神経	迷走神経	副交感神経で首から下の臓器の調節
第11脳神経	副神経	頸部の筋肉を動かす
第12脳神経	舌下神経	舌を動かす

1) 他にもいろいろな機能がある

　神経は大きく2つに分けられ，脳と脊髄を**中枢神経系**，脳と脊髄から出て全身に広がっている神経を**末梢神経系**という．見た目は，中枢神経は臓器，末梢神経はヒモや糸である．

　脳からは12対の末梢神経が出ている[1]．これを**脳神経**といい12対全部に番号と名前がついている．上の表を参照してほしい．

　脳神経を略して表現するときにはローマ数字を用いる．

　もしこの脳神経の機能に異常がみられたら，**脳幹部**に異常が生じている可能性がある．

　脳は**頭蓋骨**に囲まれているので，頭蓋骨には脳神経が通り抜ける孔があいている．

1) 嗅神経だけは大脳から出るが，その他はすべて脳幹から出る

脊髄神経 脊髄神経は脊椎骨の間を通って出ていく

　脊髄からは多数の神経が出ており，これを**脊髄神経**という．

　脊髄は**脊椎骨**に囲まれているので，脊髄神経はお互いに集合させられて脊椎骨同士の間のすき間から外に出ていく．

脊椎骨の数は，**頸椎** 7 個，**胸椎** 12 個，**腰椎** 5 個，**仙椎** 5 個，**尾椎** 3～6 個である．

したがって脊髄神経の数は，**頸神経** 8 対，**胸神経** 12 対，**腰神経** 5 対，**仙骨神経** 5 対，**尾骨神経** 1 対の計 31 対になる．

頸神経だけが植木算の要領で骨の数より 1 つ多いこと，および尾骨神経は細く 1 対しかないことに注意してほしい．

脊髄神経を記載するときは略号を用いる．頸神経は **C**，胸神経は **Th**，腰神経は **L**，仙骨神経は **S**，尾骨神経は **Co** と略し，これに番号を加えて[2]表記する．

たとえば第 2 頸神経は C_2，第 3 腰神経は L_3 である．また「C_7～Th_1」は，第 7，8 頸神経と第 1 胸神経の合計 3 本の脊髄神経をあらわしている．

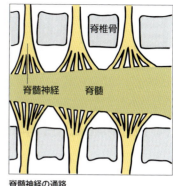

脊髄神経の通路

[2] Co は Co のまま．この「o」はゼロではなくオーの小文字

末梢神経　神経はその担当範囲が厳密に決まっている

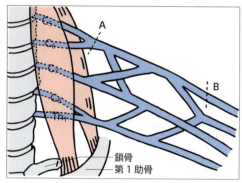

腕神経叢の模式図　C_5～Th_1 の 5 本の枝が 4 本の神経に再構成される

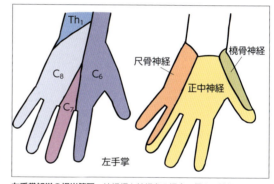

左手掌知覚の担当範囲　神経根と神経名の場合．個々の神経はその担当範囲が決まっている

31 対にまとめられてしまった脊髄神経は，脊椎骨を出た後に再編成を行う．

魚類のヒレに比べ，哺乳類の四肢は構造が複雑なので，そのぶん神経配置も複雑になったと考えられている．大きな鉄道駅での線路の組み替えをイメージしてほしい．

上肢の根元にあるこの組み替えを**腕神経叢**といい，同じような組み替えは，頸部（**頸神経叢**）や腰部（**腰神経叢**）や臀部などでもみられる．

組み替え後の神経には**正中神経**とか**橈骨神経**などの名称がついている．

神経はその担当範囲が厳密に決まっている．たとえば上図の A の位置で神経が切れた場合と，B の位置で神経が切れた場合とでは，手掌における知覚異常の発生範囲が異なってくる[3]．

[3] もし神経障害により知覚異常や運動異常が発生した場合，その範囲を詳細に検討すれば神経の障害部位を推測できる

 説明できるようになろう

Check

中枢神経系　末梢神経系　脳神経　脊髄神経

第8章 神経

自律神経系 1

体性神経と自律神経　遠心性線維は運動神経と自律神経

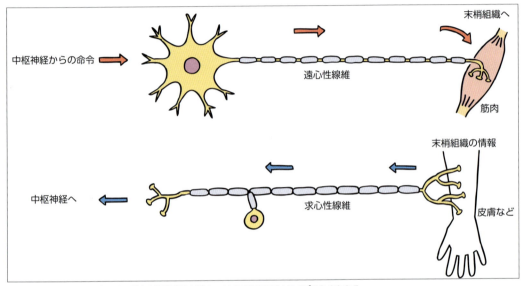

知覚神経のニューロンの中には，軸索と樹状突起とがはっきり区別できないタイプのものもある

表　末梢神経の伝達方向

方向	性質	相手
求心性	知覚神経*	感覚器
遠心性	運動神経*	骨格筋
遠心性	自律神経	内臓，血管

＊両者を合わせて体性神経という

　末梢組織の情報を中枢神経に伝えている神経線維を**求心性線維**[1]という．
　逆に中枢神経からの命令を骨格筋や内臓などの末梢組織に伝えている神経線維を**遠心性線維**という．このうち骨格筋を動かす神経を**運動神経**，内臓のはたらきなどを調節している神経を**自律神経**という．
　1本の神経線維は遠心性線維か求心性線維かのどちらかである．正中神経などの名称のついた神経は非常に多数の神経線維が集合した束であり，その中には求心性線維と遠心性線維の両者が混在している．

[1] 感覚を伝えており，知覚神経という

自律神経　自律神経の命令には意識的なものはない

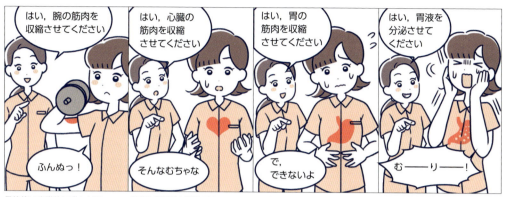

骨格筋は意識的に動かせる　心筋は意識的に動かせない　平滑筋も意識的に動かせない　胃液は意識的に分泌できない

　中枢神経からの命令を内臓に伝えている神経を自律神経という．
　内臓とは心筋・平滑筋および内分泌腺・外分泌腺のことである．
　心筋は心臓にある．平滑筋は血管と消化器にあるが，それ以外にも気管支・膀胱・虹彩・子宮・皮膚[2]などにある．

2) 立毛筋

　これらを意識的に収縮させたり分泌させたりすることはできない．意識から離れて自律して**不随意的**な命令を伝えているので自律神経という．

末梢神経における自律神経線維・知覚神経線維・運動神経線維

肉眼で見える末梢神経には通常「○○神経」という名称がついている．この本体は多数の神経線維の束であり，運動神経線維，知覚神経線維，自律神経線維が混在していることが多い．
たとえば，迷走神経もこれら3種類の神経線維をもっている．自律神経線維は頸部・胸部・腹部のほとんどの臓器組織に分布しており，副交感神経の節前線維として刺激を末梢に伝えている．と同時に，知覚神経線維がこれらの部位の知覚を中枢に伝えている．また運動神経線維は頸部付近の骨格筋に分布しており，発声や嚥下機能に深く関与している（→p.69）．
一般に交感神経は，脊髄のすぐそばに自律神経節（→p.185）があり，節後線維は血管の壁を借りて全身に分布していく．そのため交感神経の節後線維は通常は肉眼では見えない．肉眼で見える末梢自律神経は，ほとんどが副交感神経の節前線維である．

✓ 説明できるようになろう
Check

知覚神経　運動神経　自律神経　体性神経　自律神経が支配する臓器組織

自律神経系 2

交感神経と副交感神経
交感神経はからだを活発化し，副交感神経はリラックスさせる

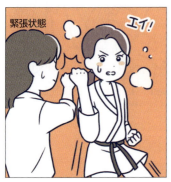

交感神経の作用

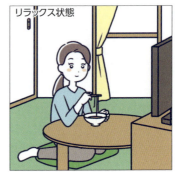

副交感神経の作用

　自律神経には**交感神経**と**副交感神経**がある．両者のはたらきはほぼ正反対で，いわば車のアクセルとブレーキのようなものである．交感神経が**緊張状態**を，副交感神経が**リラックスした状態**をつくると考えればよい．

　交感神経は消化器以外を活発化し消化器は沈静化させる．ケンカや全力疾走の状態を思い浮かべてほしい．心臓ドキドキ，血圧は上昇し[1]，息はハアハア，毛髪は逆立って汗を噴きだし，瞳孔は開き，ノドはカラカラ[2]で，食事やトイレどころではない．

　これに対し副交感神経は消化器を活発化し消化器以外を鎮静化する．リラックスしてゆっくり食事をしている状態をイメージしてほしい．息はゆったり，心拍数も低下し，血圧は下がり[3]，毛髪もおちついて汗も出ず，瞳孔は小さくなる．唯一，消化器だけが元気で，唾液も胃液も分泌十分で消化管もよく動いており[4]，排尿排便もする．

1) 心臓収縮増強＋血管収縮

2) 唾液分泌低下

3) 血管は拡張

4) 蠕動運動亢進

自律神経のバランス
ヒトのからだは交感神経と副交感神経とのバランスの上に立っている

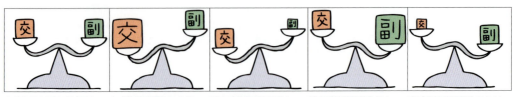

交感神経と副交感神経とがバランスがとれた状態　　交感神経活発化により交感神経優位状態　　副交感神経非活発化により交感神経優位状態　　副交感神経活発化により副交感神経優位状態　　交感神経非活発化により副交感神経優位状態

交感神経と副交感神経とはほぼ正反対のはたらきをしている．そしてその勢いの強いほうが勝ちとなる．

もし交感神経が活発化すると交感神経が勝ちになる[5]が，逆に副交感神経が弱くなってもやはり交感神経の勝ちになる．

心拍数を例にとると，交感神経が興奮しても心拍数は増加するし，副交感神経が減弱してもやはり心拍数は増加する．このように交感神経の活発化も副交感神経の減弱化も結果的には同じような効果を示す[6]．

5) これを交感神経活動亢進，交感神経優位などと表現する

6) 交感神経減弱と副交感神経亢進も同じ結果になる

自律神経の伝達物質
交感神経から放出される伝達物質はノルアドレナリン

講義動画

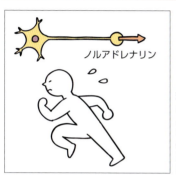

交感神経から放出される伝達物質はノルアドレナリン（交感神経の実際の形態はこの図とはかなり異なっている）

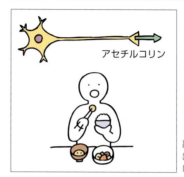

副交感神経から放出される伝達物質はアセチルコリン

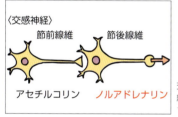

交感神経は節前線維と節後線維とで1セット

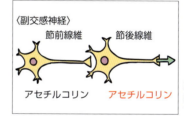

副交感神経も節前線維と節後線維とで1セット

神経末端[7]から放出される**伝達物質**は，交感神経は**ノルアドレナリン**，副交感神経は**アセチルコリン**である．これはきわめて重要なのでよく覚えておいてほしい．

さて自律神経をよく見ると，交感神経も副交感神経も実は2つのニューロンが直列につながっている．このつなぎ目[8]を**自律神経節**といい，脳脊髄から出発して自律神経節までの神経線維を**節前線維**，後半の自律神経節から目的の組織までを**節後線維**という．

ノルアドレナリンとアセチルコリンは節後線維の末端から放出される伝達物質である[9]．

7) 節後線維のこと

8) シナプスを形成している

9) 交感神経も副交感神経も節前線維末端から放出される伝達物質はアセチルコリン

✓ **説明できるようになろう**
Check

交感神経作用の例　副交感神経作用の例　自律神経節後線維の末端から放出される伝達物質

第8章 神経

中枢神経系 1

中枢神経系のなりたち
先端部のニューロンが増殖してふくらんだのが大脳

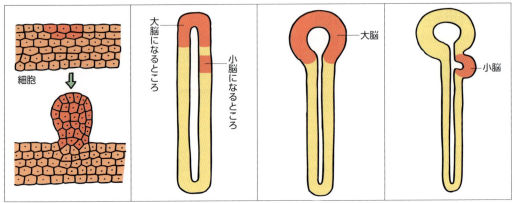

細胞が増えるとモッコリふくらむ / 脳と脊髄はもともとは1本の管 / 先端の細胞が増えて大脳になる / 後の細胞が増えて小脳になる

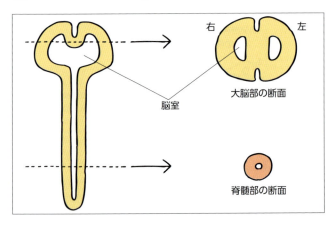

ふくらんだ大脳と脳室の図とその断面

　脳[1]と脊髄はもともとは同じもので両端が閉じた中空の1本の管である．
　胎生初期つまり胎児が成長する前はふくらみのないシンプルな管だった．胎児が成長するに伴い，先端部のニューロンが増殖してモッコリふくらんだ[2]．そのふくらんだ部分が大脳である．また大脳のちょっと下の部分の後側のニューロンも増殖してふくらみ小脳となった．
　大脳などがふくらむときに中の空間もつられて大きくなった．この大きくなった空間を**脳室**という．大脳は左右にふくらんでいるので，脳室も大脳部は左右2股に分かれている．

1) 脳髄ともいう

2) ふくらみ具合は哺乳類が大きく，とくにヒトで著しい

脳の構造　脳幹は生命維持に必須

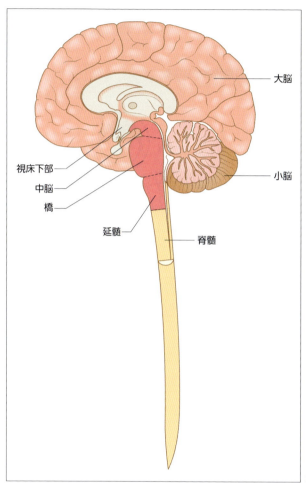

大脳および脳幹部の構造

　脳を細かく分けると，先端から順番に**大脳**，**中脳**，**橋**[3]，**延髄**そして**脊髄**と続く．橋の後側に**小脳**がくっついている．

　大脳はさらに，**大脳半球**，視床，視床下部に分けられる．中脳・橋・延髄を**脳幹**という．

　大きさは**大脳半球**がずば抜けて大きく，小脳がその次である．

　脳幹は体積こそたいしたことはないが，機能的にはきわめて重要な役割を果たしている．呼吸や循環など生命維持に必要な中枢があるため，脳幹の障害は死に直結する．

[3] 脳幹と小脳をつなぐかけ橋である．読み方は「きょう」

 説明できるようになろう
Check
　　中枢神経系のなりたち　脳幹

中枢神経系 2

大脳半球　大脳半球は前頭葉，頭頂葉，後頭葉，側頭葉からなる

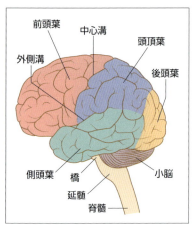

4葉に分けられる

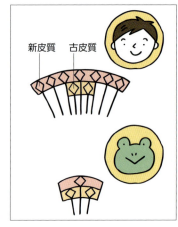

カエルとヒトの古皮質と新皮質　ヒトは新皮質がとくに発達している

　中枢神経系の頂点に左右1対の巨大な半球形の部分があり，これを大脳半球という．

　大脳半球の表面が**大脳皮質**である．

　大脳皮質には非常に多数の神経細胞体が存在する[1]．脳の発達にともない細胞体の数が多くなったので大脳表面の面積が増え[2]，大脳半球の表面はその表面積を増やすためにでこぼこになってしまった．

　凸のほうを**回**，凹を**溝**という．

　大脳半球は大きく4つの部分に分けられる．**前頭葉**，**頭頂葉**，**後頭葉**，**側頭葉**である．

　前頭葉と頭頂葉の境目の溝を**中心溝**，側頭葉と頭頂葉の境目の溝を**外側溝**という．

　大脳皮質で摂食行動や生殖行動を担当している部分を**古皮質**，思考を担当している部分を**新皮質**という．ヒトはカエルなどに比べ古皮質は似たような大きさだが，新皮質が非常に発達している．

[1] 大脳皮質は灰白質
[2] 成人の大脳皮質の表面積はおよそ 2,000 cm²

白質と灰白質 　灰白質は神経細胞体の集団，白質は神経線維の集団

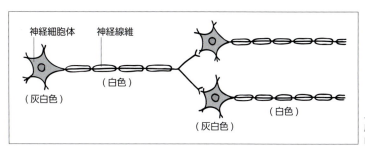

ニューロンの色　細胞体が灰白色（グレー）で線維が白色（ホワイト）

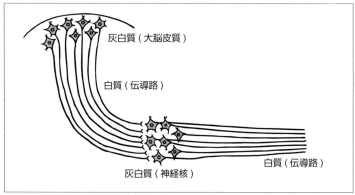

灰白質と白質の関係を大脳で示す

　ニューロンは神経線維[3]と神経細胞体からできている（→p.176）．中枢神経には非常に多数のニューロンが存在するが，しかしそれらは均一に散らばっているわけではない．

　脳・脊髄は，線維がたくさんある場所と細胞体がたくさんある場所とに分けられることが多いようである[4]．

　線維がたくさんある場所は白く見え，細胞体がたくさんある場所は白っぽい灰色に見える．前者を**白質**，後者を**灰白質**という．灰白質は神経細胞体の集団なので，**命令の発信**や**刺激の中継**や**感覚の理解**をしている場所である．白質は神経線維の集団なので，**命令や刺激の通路**である．

　大脳半球では神経細胞体は表面に多数存在し，そこから線維を内側に向かって出している．つまり外側が灰白質，内側が白質である[5]．

　大脳表面以外でもところどころに神経細胞体の集団がありこれを**神経核**[6]という．神経核も灰白質である．

　大脳深部には神経核の集団があり**大脳基底核**という．脳幹部などにも核はたくさん点在している．脳幹部における細胞体と線維との相互構造は非常に複雑である．

3) 樹状突起と軸索

4) 両者が混在している場所を網様体という

5) 脊髄では逆に線維が外側を上下に走り内側に細胞体がたくさん存在する．つまり外側が白質，内側が灰白質

6) 単に核ともいう

 説明できるようになろう
Check

大脳半球の葉　古皮質と新皮質　白質と灰白質　神経核　大脳基底核

第8章 神経

中枢神経系 3

小脳　小脳もからだの平衡バランスやじょうずな運動に関与している

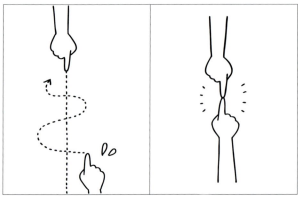

小脳機能が悪いと，指先を目的地に運ぼうとしても，最短ルートを進めず…

左右にゆれながらやっと目的地へ

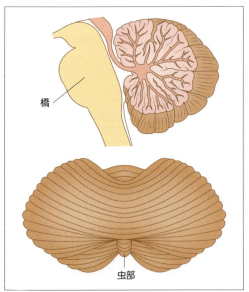

橋

虫部

小脳

　小脳もからだの平衡バランスや「じょうずな」運動に関与している．
　したがって小脳機能が障害されると，座った状態でもからだがぐらぐらしたり，出されたものをぱっとつかむといった動作ができなくなる．
　鳥類は空を飛ぶせいか小脳がよく発達している．

190

脳脊髄液　脳と脊髄とは脳脊髄液の中にひたっている

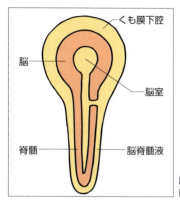

脳脊髄液と脳との関係

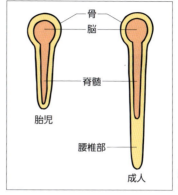

胎児と成人の脊椎と脊髄

　中枢神経の外側つまり**くも膜下腔**には液体が充満している．さらに中枢神経の内側つまり**脳室**と**中心管**の中にも同じ液体が充満している．この液体を**脳脊髄液**[1]という．つまり中枢神経は髄液の中にひたった状態でいるわけである．

　脳脊髄液は無色透明で，ごく少量のリンパ球と蛋白質と糖を含んでいる．脳の病気では髄液の外観・リンパ球数・蛋白質濃度などが変化することがある．

　脳脊髄液は脳室でつくられ小さな孔を通ってくも膜下腔に流れ，**くも膜**から吸収されている．

　頭蓋骨と脊椎の容積は決まっているので，脳が腫れたり髄液量が多くなると頭蓋骨内の圧力（**頭蓋内圧**）が増加して脳自体が圧迫される．圧迫の程度が強すぎると脳が障害を受けることもある．

　胎児のときは脊髄と脊椎骨との長さはほぼ同じである．しかしその後は骨の発育のほうが大きいので，成人では**腰椎部**以下は髄液しかない．くも膜下腔に針を入れたい場合は，腰椎部なら，そこには脊髄がないので安全に刺すことができる[2]．

　脳脊髄の細胞は非常にデリケートなので，血液中の雑多な物質と直接に接触しないようなしくみになっている．つまり中枢神経系では血液と脳[3]との間には関門があり，血液中の物質が脳へ移行するにはこの関門を通り抜ける必要がある．これを**血液脳関門**[4]という．

　グルコースは簡単にこの関門を通り抜けるが，普通の蛋白質などはなかなか通り抜けられない．薬なども血液脳関門を通過するものだけが脳への効果を発揮できる．

1) 単に髄液ともいう（→p.168）

2) 腰椎穿刺といい，検査・治療・麻酔などの目的で行われる

3) 脊髄も同様

4) 英語で blood brain barrier，BBB と略す

 説明できるようになろう
　小脳の機能　髄液　くも膜下腔に針をさす場合　血液脳関門

大脳皮質

大脳皮質の機能

● ヒトがヒトでいられるのは大脳皮質のおかげ

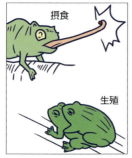
大脳の機能には生殖や摂食や

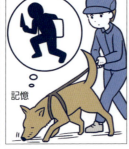
記憶もあるし…

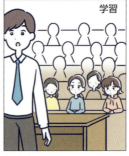
さらには言語を使った学習や

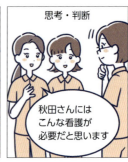
高度な思考・判断も行っている

　動物が生きていくためには**摂食行動**と**生殖行動**が必要である．
　この最低限の作業に加え，ヒトがヒトらしく生きていくためには，さらに**思考**や**判断**といった高度な作業を必要とする．この高度な作業を行っているのが**大脳皮質**である．
　しかも**言語**を使うことにより，記憶や思考のレベルを飛躍的に上昇させた[1]．

1) 思考の陰には言語あり，ということである

● 大脳皮質には機能の局在がある

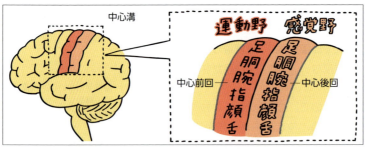

大脳皮質の機能局在

運動野と感覚野の機能局在
どちらも手指や舌の範囲が広い

　肝臓などは右葉も左葉も同じようなはたらきをしており，部位による作用の差はほとんどない．ところが大脳皮質は場所によりそのはたらきはまったく違っており，それぞれその部位独特な仕事[2]をしている．これは大脳皮質の大きな特徴である．
　たとえば骨格筋を動かす命令は，上図の**前頭葉**に濃い色で示す部位[3]から発信される．しかも指を動かす部位や足を動かす部位などがきっちり決

2) これを機能の局在と表現する
3) 中心前回といい，ここに骨格筋へ命令を発令するニューロンの細胞体が存在する

まっている．

同様に皮膚の感覚も左下図の**頭頂葉**に薄い色で示す部位[4]で感じる．こちらも指の感覚を感じる部位，足の感覚を感じる部位などきっちり決まっている．

両者は**中心溝**をはさんでほぼ線対称に分布している．この運動と知覚は，左半身は右の大脳が担当し，右半身は左の大脳が担当している．なお，視覚は後頭葉，聴覚は側頭葉で感じとっている．

4) 中心後回といい，ここに知覚ニューロンの細胞体が存在する

言語中枢と記憶システム 言語中枢は左半球にある

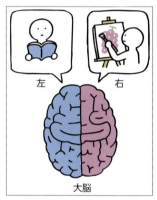

大脳半球の左右差　主として左が言語，右が芸術系を担当しているとよく言われるが，それほど明確ではない

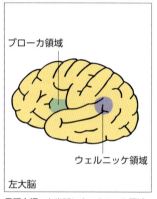

言語中枢　左半球にウェルニッケ領域とブローカ領域がある

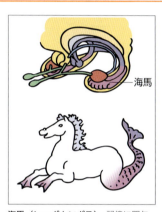

海馬（ヒッポカンポス）　記憶に関与している

大脳半球は外見上は左右対称である．しかし高度な機能には左右差がある．

主に言語や思考作業は左半球が担当し，音楽や空間認知のような芸術的能力は右半球が担当しているとよくいわれるが，それほど明確ではない．

思考作業というのは言語の上になりたっている．ことばなしにはものを考えることはできない．言語に関しては明らかに左優位である．

その言語の理解は**ウェルニッケの領域**[5]とよばれる部位で行っている．そしてことばの形成は**ブローカの領域**[5]とよばれる部位で行っている．

記憶のしくみもよくわかっていない．記憶にもいろいろな種類があり，短時間のみの記憶と長期にわたっての記憶はやり方が違うようだし，さらに言語を使う記憶とからだで覚える記憶もまたそのしくみが違うようである．その中でも言語を使う**長期記憶**には**海馬**[6]という部位が関与しているのは確かなようである．

5) どちらもほとんどの人が左半球にある

6) 断面の形が海馬（ヒッポカンポス：ギリシャ神話に出てくる馬の胴に魚の尾の怪物で海神がまたがる）に似ている

✓ **説明できるようになろう**
Check
　　　大脳皮質の機能局在　ことばの理解と形成

第8章 神経

運動路

錐体路　運動路のメイン経路が錐体路

講義動画

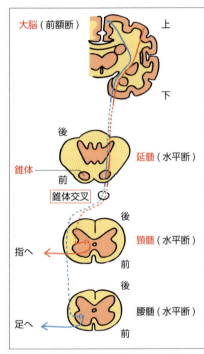

錐体路　大脳皮質→内包→延髄で交差→反対側の脊髄を通って反対側の骨格筋に至る

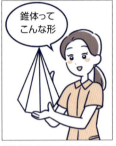

錐体形をしているものはからだのあちこちにある

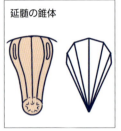

延髄にある逆錐体形にふくらんだ部分を錐体という．錐体の中は神経線維がぎっしり上下に走っている

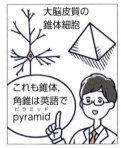

大脳皮質の神経細胞体も角錐形で，このニューロンを錐体細胞という

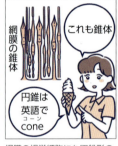

網膜の視覚細胞にも円錐形のものがあり，錐体という

　中枢神経内の神経の経路を「路」という．たとえば運動に関与している神経の経路は**運動路**である．運動路のうち，随意筋である骨格筋を動かすメインの神経路を**錐体路**という．延髄の錐体を通るのでこの名称がついた．

　左上腕二頭筋を収縮させる場合は，命令のスタートは右大脳皮質の**中心前回**のニューロン[1]からである．そのニューロンの長い軸索が大脳深部の**内包**[2]を通り，延髄の**錐体**を通り，**延髄下部**で左右が交差し，**脊髄**では左側を下り，**頸髄**でシナプスを介して次の運動ニューロンにつながる[3]．そしてそのニューロンの軸索が左上肢へ出ていく．

　細胞体も軸索も，錐体路内ではどこをとっても**顔**，**上肢**，**体幹**，**下肢**の順序にきれいに整然とならんでいる．

　錐体路のどこが障害されても**運動麻痺**が生じる．特に内包部は血管が出血や梗塞をおこしやすく**血管障害**の好発部位で，出血や梗塞の位置や範囲に対応した障害が出現する．

[1] このニューロンが錐体細胞であるが，これは錐体路の名称の由来とは直接には関係ない
[2] 視床と大脳基底核とにはさまれた部分
[3] これ以外にも別ルートの錐体路がある

錐体外路　　運動路の補助的な神経路が錐体外路

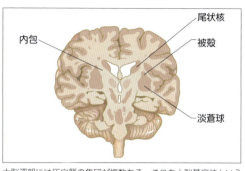

大脳深部には灰白質の集団が複数ある．これを大脳基底核という．

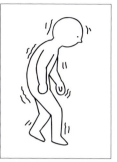

錐体外路障害時の歩行は，前傾・前屈姿勢でバランス悪くこきざみに歩くのが特徴

　手足などをうまく動かすには，単にその骨格筋を収縮させるだけでは十分ではない．ある目的のために手足を動かすには，必要な筋肉だけをタイミングよく収縮させ，同時に不要な筋肉は弛緩させるなどの細かい指令が必須である．

　たとえば歩行という動作には，片足を持ち上げてわざとバランスを崩し，重心が前に移動した時に足を着地させ，転倒する前に反対の足を持ち上げて……と非常に細かな全身の動きが必要である．この一連の動作は非常に高度な作業なのだが，私達はほとんど考えることなしにいとも簡単になしとげている．これは幼少時からの長い訓練のたまものであり，実際には頭の中で複雑な計算を瞬時に行って全身の筋肉をリアルタイムで適切に制御しているのである．

　運動を直接行わせているのが錐体路，運動を「じょうずに」行わせているのが **錐体外路** だと考えればよい．したがって，錐体路に異常がある場合には筋肉がまったく動かないが，錐体外路に異常がある時は動くことは動くが，「じょうずに」動かすことができなくなる．

　錐体外路には複数の経路があり大脳基底核からの線維が関与している[4]．

4) 大脳基底核イコール錐体外路と理解しておけばよい

パーキンソン病

大脳基底核の異常が原因で錐体外路障害の症状を特徴とする病気．大脳基底核の1つである黒質のニューロンのドパミン量が減少しており，ドパミンを補給すると症状が改善する．ドパミンの補給方法はドーパという物質の投与である．パーキンソン病患者の歩行には特徴がある．右上図参照．

 説明できるようになろう
Check
　　錐体路　錐体外路

第8章 神経

脳血管・髄膜

講義動画

脳への動脈　脳への動脈は4本，輪を以て貴しと為す

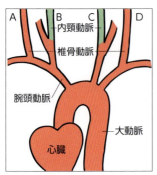
頸動脈と椎骨動脈

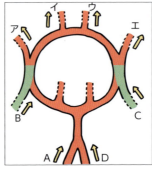
ウィリス動脈輪のイメージ図

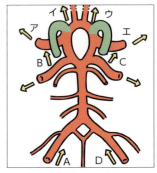
動脈輪と脳底動脈を下から見た図

　脳へ血液を供給している動脈は4本ある．左右の**内頸動脈**[1]と左右の**椎骨動脈**[2]である．これらの4本はいきなり脳実質に行くのではなく，まずは脳下面で4本すべてがお互いに輪状にいったん連絡を取り合った[3]後，おもむろに脳各部へ枝分かれしていく．

　したがって理屈のうえでは，この**動脈輪**までは1本くらい動脈がつまっても残りの動脈がその分の血流を補うことが可能である．

　動脈輪以遠の動脈は終動脈であり，お互いの吻合がまったくない状態で**脳実質**へと向かう．そのため動脈輪以遠で血管がつまると，その下流域全部が必ず血流不足におちいる．

1) 総頸動脈の枝
2) 鎖骨下動脈の枝
3) 吻合のこと，これをウィリス動脈輪という

髄膜の構造　脳は軟膜・くも膜・硬膜に覆われている

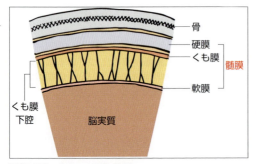
髄膜の構造　軟膜，くも膜，硬膜

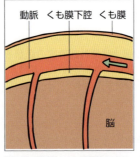
脳に行く動脈はくも膜下腔を走る

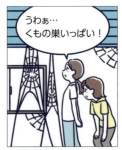
空き家探検．クモの巣は天井から床までつながっている

脳実質は頭蓋骨の内側で3重の膜に覆われ保護されている．内側から**軟膜**，**くも膜**[4]，**硬膜**である．

[4] クモ膜とも書く

軟膜は脳表面にぴったり張りついているうすい膜．脳の外面が軟膜だと考えればよい．

くも膜は軟膜から少し間をもって脳脊髄全体を覆っている．くも膜の特徴を4つ理解しよう．

(1) くも膜と脳実質との空間をくも膜下腔という．
(2) くも膜下腔は液体に満たされている．
(3) 脳へ分布する動脈はくも膜下腔を走る．
(4) くも膜下腔にはクモの巣[5]のような細いひも状の結合組織が多数あり，くも膜と軟膜とを結んでいる．

[5] くも膜命名の由来

硬膜はくも膜の外側にある厚い硬い膜である．硬膜の外側は頭蓋骨である．軟膜，くも膜，硬膜の3つをあわせて**髄膜**という．

講義動画

脳卒中 脳梗塞，脳内出血，くも膜下出血の総称が脳卒中

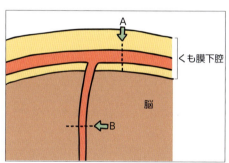

脳の血管と脳卒中

俗に**脳卒中**[6]とよばれる病気は大きく3つの疾患，①**脳梗塞**，②**脳内出血**，③**くも膜下出血**の総称である．

[6] 英語でapoplexyもしくはstroke．日本の臨床現場では「アポ」とよぶ人が多い

脳梗塞とは脳への動脈がつまることにより生じる．つまった部位より下流には血液が流れず，その領域の細胞は死んでしまう．主な原因は**動脈硬化**だが，何か塊が上流から流れてきて脳の血管をふさいでしまう場合もある．Bの位置でつまると狭い範囲が影響を受け，Aの位置でつまると広い範囲が影響を受ける．

脳内出血はBの血管が破れて脳実質内に出血をおこすことである．主な原因は**高血圧**＋動脈硬化である．

くも膜下出血はAの位置で血管が破れる病気である．**髄液**に血液が混じる．Aの部位の血管がなぜか「やわ」で破れやすいことが原因で，動脈硬化との因果関係は低い．

 説明できるようになろう

脳へ血液を供給している4本の動脈　髄膜の構造　脳卒中

知覚

閾値　知覚には閾値が存在する

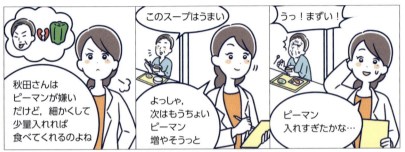
知覚には閾値が存在する　／　閾値より弱い刺激では感覚細胞は興奮しない　／　閾値より強い刺激では感覚細胞は興奮する．この場合の閾値は2コマ目と3コマ目の間に存在する

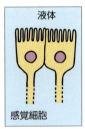
感覚細胞の基本図　感覚細胞はニューロンそのもの，もしくはニューロンによく似た特殊な細胞．多数の突起をもっており，この突起が刺激受容の中心

　ヒトのからだは体外や体内の情報を集め，その情報にしたがって生きている．**知覚**[1]には音や痛みのように意識にのぼるものだけでなく，血圧や血液pHのように意識にのぼらないものもある．これらの情報を収集しているのが**感覚細胞**である．知覚には**閾値**[2]がある．閾値とは反応をおこさせる刺激の最低量のことである．閾値以下の刺激は刺激と認識できず反応がおこらない．閾値以上であればそれなりの反応が生じる．

1) 知覚と感覚とは意味が微妙に違うが，まだあまり気にしなくてよい
2) 「しきい」や「しきいち」ともいう

皮膚感覚　皮膚の感覚は，触圧覚，痛覚，温覚，冷覚の4種

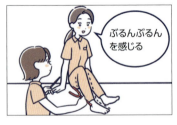
振動覚も触圧覚の一種である．糖尿病ではこの振動覚が障害されやすい

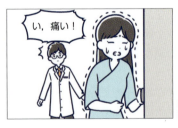
危険なことは何でも痛みとして感じる

　皮膚の感覚は，**触圧覚**，**痛覚**，**温覚**，**冷覚**の4種がある．
　皮膚にはこれらの感覚を感じ取る特殊な**感覚受容器**があり，その部位でのみこれらの感覚を感じ取れる．感覚受容器の密度には皮膚の部位により大きな差があり，指先や口唇などは密度が高く[3]，大腿部などは低い．

3) 指先や口唇は感覚が鋭い

からだの位置や姿勢などを知るためには，関節の角度や動きなどの情報も必要である．このために関節や靱帯には皮膚とよく似た感覚受容器がある．これらの情報は，からだの表面ではなく深部から送られてくるので**深部知覚**という．

　触圧覚とはさわられた感覚だが，振動もくすぐったさも，さらには陰部の快感をともなう独特な感覚も触圧覚の一種である．

　また痛覚は異常を知らせる危険信号である．どんな刺激でもその刺激が非常に強いと痛みとして感じる．痛みを感じたら，がまんするのではなくその原因をさぐることが大切である．

知覚伝導路　　視床は知覚の重要な中継点

　後頭部〜頸部以下の皮膚の知覚は，**脊髄神経**を介し脊髄を上行し，反対側の視床を経由して**大脳皮質**に到着し，ここで**感覚**として成立する．

　顔面の皮膚知覚は**三叉神経**（第5脳神経）を介して視床に行きその後は同じように**大脳**へと進む．

　脊髄では知覚の種類ごとに異なった経路をとり，いずれも錐体路のすぐ横を整然と走る．したがって脊髄損傷ではそのレベル以下の知覚および運動が麻痺する．

　末梢から中枢に向かう神経経路のことを**求心路**[4]という．視床は求心路つまり知覚の重要な中継点である．

　すぐそばにある大脳基底核は運動系機能つまり**遠心路**[5]の重要な場所なので両者をセットにすると理解しやすいだろう（→p.195）．

　大脳皮質は中心後回が皮膚などの知覚を最終的に感じ取っている部位である．

　中心後回のニューロンが興奮させられることにより触ったとか痛いとか感じている．中心前回が運動の最高中枢なので，中心前回と中心後回もセットにして覚えておいてほしい．

　なお**視覚**，**聴覚**，**平衡覚**などは大脳皮質の別な部位で感じとっている．

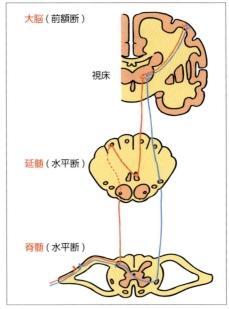

代表的知覚伝導路を2つ示す．どちらも視床を経由する3個のニューロンで構成される．錐体路（p.194）と比較のこと

4）知覚伝導路のこと
5）中枢から末梢に向かう神経経路のこと

　説明できるようになろう
Check
　　閾値　皮膚感覚の種類　視床

第8章 神経

眼球

眼の構造　眼球は強膜・ぶどう膜・網膜の3層構造

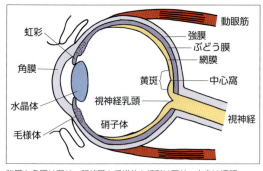

強膜と角膜は同じ，脈絡膜と毛様体と虹彩は同じ，中身は透明

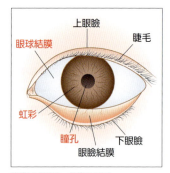

強膜は不透明，角膜は透明

眼球は暗箱[1)]と同じ構造でその壁は3層である．外から，**強膜**（きょうまく），**脈絡膜**（みゃくらくまく），**網膜**という．**角膜**は強膜と同じものであり，強膜が前方では角膜になっている．強膜は厚い強靭な組織で眼球内部を保護している．

脈絡膜は前方で**毛様体**と**虹彩**になる．脈絡膜と毛様体と虹彩は同じ仲間なので3者をあわせて**ぶどう膜**という．脈絡膜は網膜の細胞に酸素や栄養を与えるのが仕事である．網膜は光を感じとる神経組織である．

結膜は眼球表面の強膜部分と眼瞼[2)]（がんけん）の内面を覆っている膜である．眼球表面部分を**眼球結膜**，眼瞼内面部分を**眼瞼結膜**という．眼球結膜と眼瞼結膜とは連続している．眼球結膜は白いので黄疸の有無がよくわかる．眼瞼結膜は血管が豊富なため，健常者ではピンク色だが，貧血になると赤みがうすくなり白っぽくみえるようになる．

1) 光を遮蔽し内部を暗くした箱．通常，内面は黒色

2) 瞼（まぶた）のこと

虹彩と瞳孔　瞳孔の大きさは自律神経により調節され常に左右は等しい

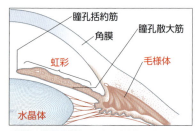

毛様体と虹彩の構造　虹彩の平滑筋の作用により散瞳・縮瞳がおこる

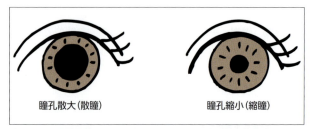

瞳孔の大きさは自律神経により調節され，暗いところや興奮すると瞳孔は大きくなる．片目に光が入れば反対の目も縮瞳する．左右の瞳孔の大きさは常に同じ

虹彩はドーナツ型の不透明の膜で，瞳孔を通って眼球内に入ってくる光の量を調節している．ドーナツの穴が瞳孔である．

虹彩内には瞳孔括約筋[3]と瞳孔散大筋[4]という2つの平滑筋があり，その収縮により瞳孔の大きさを変えている．瞳孔が小さくなることを縮瞳，大きくなることを散瞳という．

虹彩には，皮膚などと同様にメラニンという色素がある．この色素量が少ないと青色[5]，多いと茶色，もっと多いと黒になる．瞳孔は黒く見える．これは穴から暗箱内部をのぞいているのと同じことで何も見えないからである[6]．

3) 副交感神経興奮で収縮して縮瞳をおこす
4) 交感神経興奮で収縮して散瞳をおこす
5) 色素粒子の直径も小さい．空が青いのと同じ理屈
6) 突然フラッシュをたくと暗箱内部の血管が見えて瞳孔が赤く写る

水晶体と毛様体　　近くを見るときには毛様体筋を収縮させて水晶体を厚くする

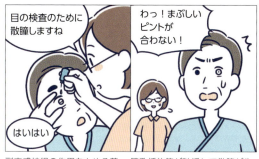

副交感神経の作用をとめる薬を点眼すると…

瞳孔括約筋が弛緩して散瞳が生じ，毛様体筋も弛緩して調節もきかなくなる

虹彩のうしろには凸レンズ様の構造物がありこれを水晶体[7]という．水晶体は毛様小帯[8]により支えられている．

毛様小体内には毛様体筋[9]がある．網膜にシャープな像を結ばせるには毛様体筋を収縮させて水晶体の厚さを変化させる．遠方を見るときには毛様体筋を弛緩させて水晶体を薄くし，近くを見るときには毛様体筋を収縮させて水晶体を厚くしている．このように眼のピントを合わせることを調節という．

成人の正常眼球の大きさは体格にかかわらずほとんど一定[10]である．眼球の奥行きが長すぎると網膜の手前で像が結ばれてしまいピントがぼける．これが近視の最も多い原因である．この近視眼は凹レンズで補正する．逆に眼球の奥行きが短いと遠視になる．

水晶体の後ろの空間を占めている透明なゲル状物質を硝子体という．

角膜・水晶体・硝子体は光が通過するところであり，ここには血管はなく透明[11]である．

7) レンズともいう
8) チン小帯や毛様体小体ともいう
9) 平滑筋であり副交感神経（動眼神経）の支配

10) 眼球の奥行き24 mm，角膜直径12 mm．近視眼の奥行きは長い

11) 水晶体が不透明になる病気が白内障

 説明できるようになろう
Check

眼球の基本構造　強膜　ぶどう膜　虹彩　瞳孔　水晶体　毛様体

第8章 神経

視覚 1

網膜　網膜が直接の光受容器

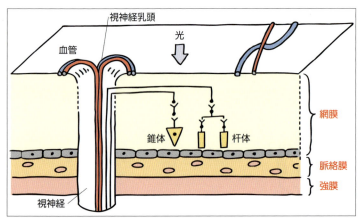
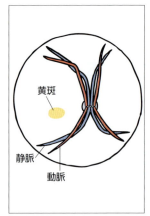

網膜の構造　光が来る方向に注意．網膜の神経線維は視神経乳頭部に集まる．網膜表面の血管は視神経乳頭から出入りする．この血管とは別の血管が脈絡膜には豊富に存在する．この図は網膜を厚く描いてある

眼底鏡で観察した眼底　基本の動静脈は各4本

　網膜はカメラのフィルムに相当する．網膜は神経組織であり，細胞が層をなしてきれいにならんでいる．網膜の最外層はまっ黒な**色素細胞**があり光の反射を防いでいる．

　そのすぐ内側に光を直接感じ取る**感覚細胞**がならんでいる．この感覚細胞はニューロンの一種で，光に鋭敏に反応するように変化したものである．**杆体**と**錐体**とがあり，杆体は感度が高くわずかな光も感じ取れるが色は識別できない．これに対し錐体は感度はあまり高くないが色を識別できる．

　さらにその内側にこの感覚細胞からの信号を伝えるニューロンつまり神経細胞体および神経線維がある．これらはいずれも透明で光はここを通り抜けて感覚細胞までたどり着く．神経線維は1か所に集まり束となって眼球を出て脳に行く．この束が**視神経**である．視神経と網膜との継ぎ目を**視神経乳頭**という．

　眼球内部を外からうまくのぞきこむと眼球内面のようすが直視できる．眼球内面のことを**眼底**といい，眼底の観察のことを眼底検査という．

　視神経は外見は末梢神経に見えるが，視神経と網膜は中枢神経系と同じ構造をしている．つまり視神経と網膜は脳の一部が出っ張ったものとイメージしてほしい．したがってたとえば脳に病的変化があると往々にして視神経も同じ変化を示す．脳を直視するのはむずかしいが，視神経の乳頭部なら簡単に観察できる．

脈絡膜　脈絡膜の動脈は酸素や栄養の供給源

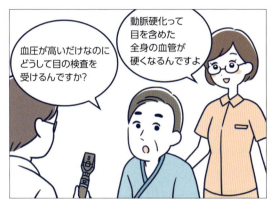

眼底検査では高血圧・糖尿病・脳圧の程度なども簡単に観察できる

　網膜外層の細胞への酸素や栄養の供給源は**脈絡膜の動脈**である．
　網膜内層の細胞へは網膜と硝子体との間を走る動脈から供給される．この動脈は視神経の中を走ってきた動脈[1]が視神経乳頭から顔を出し，そこから四方に分かれて網膜表面全体に広がっている．
　静脈も同様な走行をとり，これらの血管は外から直視できるので**血管の病変**がよくわかる．たとえば動脈硬化がおこると「硬そうな動脈」として観察される．この変化は動脈と静脈とが交差する部位で顕著である．また，糖尿病の場合も「糖尿病的変化」をおこした血管として観察できる．

1) 網膜中心動脈という

眼底出血と網膜剝離(はくり)

眼底の血管が破れて出血したものが眼底出血である．出血した血液塊は光を通さないので，網膜領域のその範囲が見えなくなる．網膜の面積は広くはないので，ごく少量の出血でもそれなりの視野障害が出現する．
さらにこの血液塊は網膜と硝子体との癒着をおこし，網膜を内側に引っぱってしまい，網膜を脈絡膜からはがしてしまうことがある．これが網膜剝離である．脈絡膜から剝離した網膜の細胞は，酸素や栄養を受け取ることができず，この部位の視力は失われ回復不可能である．特に黄斑部（→p.204）で網膜剝離が生じると，失明に近い状態となる．
糖尿病ではこのような網膜の病変が生じやすい．これを糖尿病網膜症といい，後天的失明の大きな原因となっている．

 説明できるようになろう

Check
　網膜の基本構造　眼底検査でわかるもの

第8章　神経

視覚 2

視力

● 角度 1 分離れた 2 点を識別できれば視力 1.0

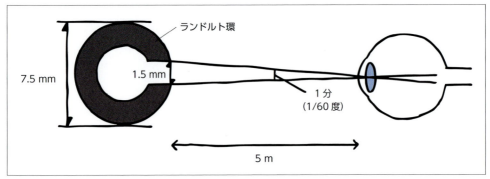

ランドルト環　5 m の視力 1.0 用．1.5 mm の切れ目が 5 m の距離からわかれば視力 1.0

　視力とは一般には **2 点識別能** すなわち 2 点を分離して識別できる限界のことをさす．日本では **ランドルト環** の切れ目の幅の角度を分[1]であらわしその逆数で表示する[2]．

　たとえば 2 点を識別できる限界の角度が 1 分なら視力 1.0，2 分なら視力 0.5 というわけである．5 m 離れたところにある 1.5 mm 幅は角度 1 分に相当する．

　しかしながら実際の **視機能** は 2 点識別能だけでなく，コントラストの薄いものを見分ける，暗いところで見る，広い範囲を見る，立体的に見る，短時間に見る，などの総合能力である．

[1] 角度 1 度の 1/60
[2] 欧米での視力の表示法は日本とは異なる

● 視力の中心は網膜黄斑部の中心窩

この鳥があの鳥より近くにいるね
両眼で見ると立体視ができる

わー，中は真っ暗だね
暗い場所にいると光感受性が増大する．これを暗順応という

でも中に人が居るよあの人たち，足元見えてるのかな？
視線の中心よりちょっとずらすほうが星はよく見えるね
杆体は網膜中心窩にはなくその周辺に存在する

うっ！
何かはわからないけど何かいるのが見える〜！
中心窩以外の視力はたいしたことない

視野のちょうど中心に相当し，視力発現に最も大切な網膜の部位を**網膜中心窩**という[3]．ここには錐体のみが密集しており杆体はない．

視力はこの部位だけが特に高く，中心窩以外での視力はたいしたことはない[4]．私たちが本を読むときはこの網膜中心窩だけを使用している．両眼の中心窩にぴったりと像を結んだときが最もよく見えている．両眼で見ることにより立体感も出現する．

錐体は色[5]を認識できる．錐体には3種類の**光感受蛋白質**があり，それぞれ**青・緑・赤の光**に最も鋭敏に反応する．青・緑・赤の情報を組み合わせることにより最終的な色を感じとっている．

杆体には1種類の光感受蛋白質[6]しかなく波長の違いは区別できない．しかし杆体は非常に感度が高く，弱い光でも鋭敏に感じとる．

[3] この付近の眼底は黄色くみえるので黄斑ともいう

[4] 視神経乳頭部には視細胞がなく盲点となる

[5] 色の違いは光の波長の違い．青・緑・赤は光の3原色

[6] ロドプシンといいビタミンAが材料

外眼筋　外眼筋は骨格筋，内眼筋は平滑筋

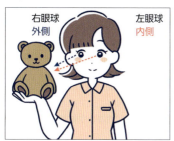

右を見るときは右眼球を外側へ，左眼球を内側に向ける

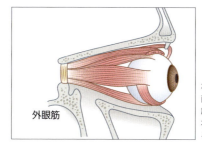

右を見るときは右外直筋と左内直筋を収縮させ，左外直筋と右内直筋を弛緩させる

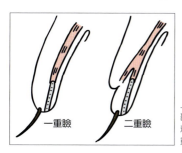

上眼瞼挙筋の一部が皮膚にも付着していると二重瞼になる

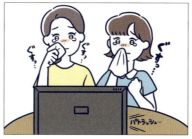

泣いたとき，鼻涙管が細いと目から涙があふれ，太いと鼻水が増える

眼球の向きを変えるために眼球外面には骨格筋[7]が付着している．人体の骨格筋は**左右対称**の構造なので，横を注視する場合は収縮する**外眼筋**が左右で異なってくる[8]．

眼を開くには**上眼瞼挙筋**[9]が上眼瞼を持ち上げる．また眼球表面は清潔湿潤を保つ必要があり，つねに**涙液**で洗われている．

涙液は**涙腺**でつくられ，**鼻涙管**を経て下鼻道に流れる．

[7] **外眼筋**といい，内直筋，上直筋，下直筋，外直筋，上斜筋，下斜筋の6つ．支配神経はp.180を参照．なお眼球内の平滑筋を内眼筋という

[8] 眼球運動は難易度の高い複雑な運動である

[9] 動眼神経支配

 説明できるようになろう

杆体と錐体　暗順応　網膜中心窩　外眼筋　内眼筋

第8章 神経

耳

耳の構造
中耳は気体の振動を液体の振動に変える変換装置

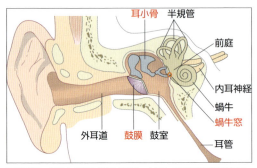

耳の構造　外耳と中耳の境目は鼓膜，中耳と内耳の境目は蝸牛窓という膜

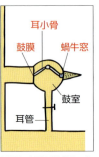

外耳と中耳の模式図　鼓膜の張りを一定にするためにときどき耳管が開く

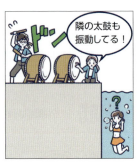

空気の振動は太鼓の膜には伝わるが水中には伝わらない

　耳は**外耳**，**中耳**，**内耳**からできている．音とは空気の振動のことである．外耳は空気の振動を集める集音装置である．振動を最終的に感知しているのは内耳の感覚細胞なのだが，この細胞は**液体の振動**のみを感知する．したがって**空気の振動**を液体の振動に変換しなければならない．それを行っているのが中耳である．

　そもそも気体の振動は水面ではね返ってしまいそのままでは液体には伝わらない．そこで空気の振動をいったん**鼓膜**[1]という固体の振動に変換し，その振動を**耳小骨**[2]を介して**蝸牛窓**（かぎゅうそう）という膜に伝える．

　蝸牛窓の内側には液体が充満しており膜の振動はそのまま液体の振動になる．このような方法で，中耳は気体の振動を液体の振動に変換し，内耳に効率よく伝達している[3]．

1) 鼓膜は皮膚が盛り上がったものとイメージすればよい．血管も神経も存在し傷は自己修復可能

2) ツチ骨，キヌタ骨，アブミ骨の3つ．ツチ骨は鼓膜と，アブミ骨は蝸牛窓とくっついている．キヌタ骨は2つの骨を結んでいる

3) 自分の声は空気と頭蓋骨の2つの経路を介して内耳に伝わっている．後者を骨伝導という

蝸牛
蝸牛は音の感覚受容器

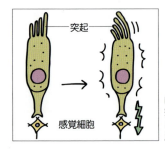

内耳の感覚細胞は小さな突起[4]を多数もっており，この突起を動かされると反応をおこす

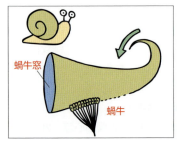

蝸牛の円錐はまっすぐではなくカタツムリのようにくるりと巻かれている

まず水をつめた細長い円錐をイメージしてほしい．円錐の底が蝸牛窓である．円錐の内面に小突起[4]をもった感覚細胞を並べる．蝸牛窓が振動すると円錐内の液も振動し感覚細胞の**小突起**を動かす．

このとき**円錐内の振動**は均一ではない．音の周波数に**共鳴**する場所があり，そこが最も強く振動する．円錐形になっているところがミソである．

このように音の高さ，すなわち**周波数の識別**は円錐内の特定の感覚細胞を興奮させることで行っている．このくるりと巻いた円錐形の聴覚受容器を**蝸牛**（かぎゅう）[5]という．

4) あたかも毛が生えているようにみえる

5) カタツムリのこと

平衡覚　内耳は平衡覚も感知している

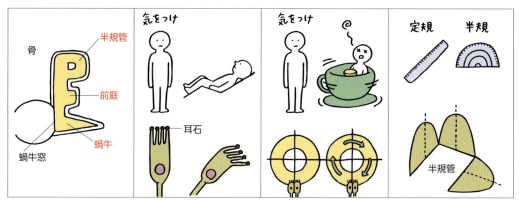

内耳の模式図　基本的には水を入れた管であるが，実際には迷路のような非常に複雑な構造をしている

前庭の感覚細胞の模式図　突起の先には重しがついており，重力により突起を動かす

三半規管では中の液と管との動きの差によりからだの回転を感知する

3つの半規管はお互いに直角方向を向いており，すべての方向の回転を感知できる

内耳では**聴覚**だけでなく**平衡覚**も感知している．前者は蝸牛，後者は**前庭**（ぜんてい）と**半規管**（はんきかん）が担当している．いずれも内部に水[6]をためており，しかもこの3者は管の内部はつながっている．

前庭は**重力**や**位置の変化**など[7]を感知している．前庭の感覚細胞は突起の先端に**石**[8]が付着しており，この石の重みが重力方向に突起を曲げるからである．

半規管は**からだの回転**[9]を感知している．水を入れた管で円をつくりその円を回転させると，管の回転速度と内部の水の回転速度との間に差ができ，その差が感覚細胞の突起を動かすからである．

からだの回転開始時は水はまだ動かないが，続けていた回転をとめると水は**慣性**により動き続けようとする．なお内耳からの情報は**内耳神経**[10]を介して脳に伝えられる．

6) この液体を内リンパという

7) むずかしくいうと直線加速度

8) 耳石（じせき）という

9) むずかしくいうと角加速度

10) 平衡感覚を伝える前庭神経と聴覚を伝える蝸牛神経とが合流して内耳神経となる

　説明できるようになろう

外耳の機能　耳小骨の連結　内耳の機能　内耳への神経

第8章 神経

めまい・味覚・嗅覚

めまい　内耳の異常でめまいがおこる

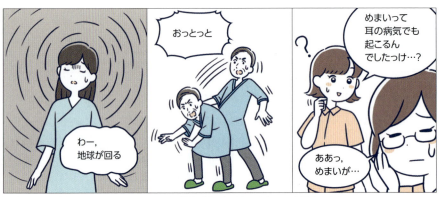

静止したものが動いて見えるめまい　からだの平衡が保てなくなるめまい　心配事のめまい

めまい[1]という日本語は大きく3つの意味に使われている．

1つめは眼前の静止した物体が動いて見える状態[2]のことである．これは内耳の異常のことが多く，通常急におこり吐きけや難聴を伴う．

2つめは身体の平衡を保つことが困難な状態のことである．自分のからだがふらつくようなフワフワした感じである．小脳などの中枢神経系に障害のあることが多いようである．

3つめは大きな心配事や一過性の脳虚血などでおこるものであり，精神的あるいは内科的な障害が原因のようである．

1) 眩暈（げんうん）ともいう
2) 回転性めまいともいう

味覚と嗅覚
味覚は水中の味，嗅覚は水中のにおいを感知している

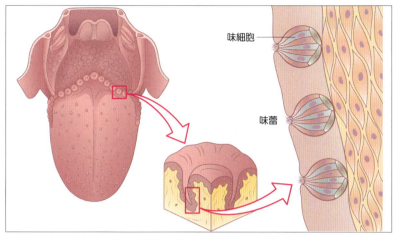

味覚 味蕾の味細胞が液体中の味を感じとる

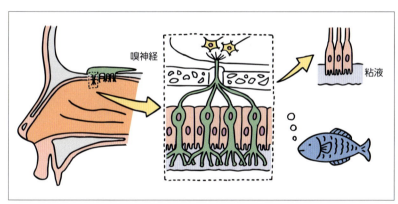

嗅覚 粘液中のにおいを嗅神経が感じとる

味覚は水中の**味物質**を**味蕾**にある**味細胞**で感じとる．

味蕾は口腔全体に広がっているが**舌**，しかも**乳頭**とよばれる部位に多く存在する．

味の種類には**甘味**，**塩味**，**酸味**，**苦味**および**うま味**[3]の五味がある．

舌からの味覚は前方2/3は**顔面神経**[4]，後方1/3は**舌咽神経**[5]を介して伝えられる．

魚類は水中のにおいを感知している．ヒトも空気中のにおい物質をいったん水[6]に溶かしてその**水のにおい**を感知している．

嗅覚は**嗅神経**[7]を介して伝えられる．嗅覚だけはほかの知覚とちがい，視床を経由しない．

[3] うま味は日本で発見同定された味で umami が世界中で通用する
[4] 第7脳神経
[5] 第9脳神経
[6] この場合は鼻粘液．p.198の図で，感覚細胞が水に浸っている点に注目
[7] 第1脳神経

 説明できるようになろう
Check
めまいの原因を2つ　味蕾　嗅覚の伝わり方

章末問題

臨床検査技師国試既出問題

末梢神経について正しいのはどれか．
- a．有髄神経の伝導速度は直径の太い線維ほど速い．
- b．無髄神経の伝導速度は有髄神経より速い．
- c．シナプスの興奮は両方向に伝達される．
- d．神経筋結合部の伝達物質はドパミンである．
- e．ランビエ（Ranvier）絞輪は跳躍伝導に必要である．

　　　1．a, b　　2．a, e　　3．b, c　　4．c, d　　5．d, e

解説　a．正しい　b．無髄神経の方が遅い　c．シナプス伝達は一方向のみ　d．ドパミンではなくアセチルコリン　e．正しい
答え　[2]

准看護師試験既出問題

自律神経の作用について，誤っている組み合わせはどれか．

〔交感神経系〕〔副交感神経系〕
1．瞳孔　　　　　　　散大　　　　　縮小
2．気管支平滑筋　　　弛緩　　　　　収縮
3．心臓の拍動　　　　抑制　　　　　促進
4．胃・腸の動き　　　抑制　　　　　促進

解説　1．正しい　2．正しい　3．逆　4．正しい
答え　[3]

看護師国試既出問題

錐体路について正しいのはどれか．
- a．大脳の運動皮質に始まる．
- b．大脳の基底核を経由する．
- c．脊髄の感覚神経に連絡する．
- d．大多数は延髄で交差する．

　　　1．a, b　　2．a, d　　3．b, c　　4．c, d

解説　a．正しい　b．基底核は経由しない．基底核が関与するのは錐体外路　c．錐体路は運動路であり感覚路ではない　d．正しい
答え　[2]

第9章

内分泌

内分泌腺
恒常性の維持
下垂体
甲状腺・副甲状腺・副腎髄質
副腎皮質と膵臓
糖尿病とインスリン

第9章 内分泌

内分泌腺

内分泌　外分泌腺も内分泌腺もニューロンも分泌のしくみは同じ

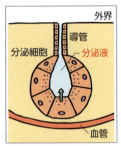

分泌液　分泌細胞が外界に放出した化学物質のこと．これを行っているのが外分泌腺．細胞への命令伝達が目的ではない

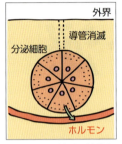

ホルモン　分泌細胞が血管内に放出した化学物質のこと．これを行っているのが内分泌腺．放出のしくみは外分泌腺細胞と同じ．遠くの細胞への命令伝達が目的

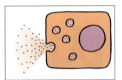

分泌のしくみ　細胞内に小さなツブ（顆粒）があり，その顆粒の中身が細胞外に放出される．外分泌腺細胞も内分泌細胞も神経もそのしくみは同じ

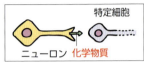

ニューロンはある細胞だけを目標に化学物質を放出する．放出のしくみは内外分泌腺細胞と同じ．非常に限定されたある特定細胞への命令伝達が目的

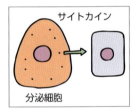

サイトカイン　分泌細胞が自分のまわりに放出した化学物質のこと．これは内分泌の一種．近隣の細胞への命令伝達が目的

　体内には**分泌活動**を行っている細胞がある．外界に向かって分泌している細胞を**外分泌細胞**，血管に向かって分泌している細胞を**内分泌細胞**という．どちらも多数の細胞が集まって**分泌腺組織**を形成することが多い．両者は放出の方向が反対なだけで，分泌のしくみは同じである．

内分泌腺　外分泌腺には管があり，内分泌腺には管がない

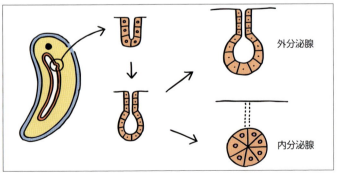

外分泌腺と内分泌腺の発生　管が持続すると外分泌腺（上），途中で管が消滅すると内分泌腺（下）になる

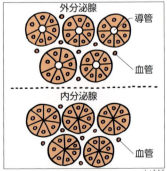

分泌腺の模式図　1単位の細胞集団を小葉（しょうよう）という．分泌腺は小葉の集団として形成される

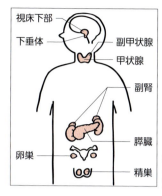

主な内分泌腺 これらの組織名およびここから分泌されるホルモンは最低限覚えておこう

ヒトの全身を観察すると，内分泌細胞が集まった組織があちこちにある．これが<mark>内分泌腺</mark>である．腺とは分泌細胞の特殊な集団[1]のことである．

分泌腺の発生過程を説明すると，まずは胎生初期に単なるくぼみとして出現した．このくぼみが発育して，途中の細胞が管を担当し，奥の細胞が分泌を担当するようになった．これがそのまま発育すると<mark>外分泌腺</mark>になる．発育途中で管が消滅すると分泌担当の細胞集団はからだの深部に取り残され内分泌腺となる[2]．

1) 小葉構造というものを形成している

2) たとえば胎生初期には下垂体前葉と咽頭腔とを結ぶ管が存在する

ホルモン　ホルモンはその命令を理解できる細胞にのみ有効

ヒトは<mark>多細胞生物</mark>である．体内の細胞同士はお互いに統制をとりあう必要があり，たとえばある細胞は別のある細胞に命令を出している．この<mark>命令伝達</mark>は<mark>化学物質</mark>の分泌と受け取りによって遂行されている．

命令は目的の細胞のみに限定して伝える必要がある．そのためには<mark>内分泌</mark>と<mark>神経</mark>（ニューロン）という2つの方法がある．

前者は暗号である．からだ中の全部の細胞にまんべんなく化学物質を渡し，その暗号を理解できる細胞だけがその命令を実行する．この化学物質を<mark>ホルモン</mark>という．ホルモンの配達手段は血液であり，ホルモンは血流にのって全身に均一に広がる．

もう1つ，神経（ニューロン）は目的の細胞のそばで化学物質[3]を分泌する．目的の細胞まで軸索を長く伸ばしており，その細胞だけがその化学物質を受け取れる．両者の中間的なものもある[4]．

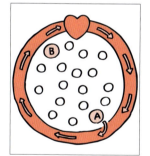

細胞Aから細胞Bへの命令伝達．ホルモンは血流に乗って全部の細胞にくまなくいきわたる

地元の人には理解できるが，よそ者には理解できない．ホルモンもその命令を理解できる細胞にのみ有効である

3) 神経伝達物質という

4) 近隣の細胞のみに伝達する場合で，分泌細胞が放出した化学物質はサイトカインという

✓ **説明**できるようになろう
Check
外分泌腺と内分泌腺との同じ点と異なる点

第9章 内分泌

恒常性の維持

恒常性の維持　恒常性の維持は生理学理解の基本中の基本

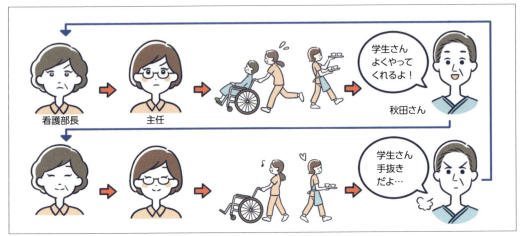

秋田さんの看護に関する恒常性の維持システム．青色の矢印がフィードバック．最終的にはある一定の看護レベルでおちつく

体内は常に同じ状態を保つように制御されている．ホルモンの分泌量などもからだの状態が一定になるように常に調節されている．これを**恒常性の維持**[1]という．この概念は非常に重要なので明確に理解してほしい．

例をあげて説明する．たとえば学生が秋田さんの看護をするとしよう．看護部長から主任へ秋田さんの看護をちゃんとするようにとの命令がいく．主任はその命令を受けて，しっかり看護するように学生の尻をたたく．手厚い看護を受けた秋田さんは看護部長にお礼をいう．このお礼が**フィードバック**である．

安心した看護部長は主任への命令を少し和らげる．主任も安心して学生の手綱を少しゆるめる．すると学生も安心して少し手を抜く．手を抜かれた秋田さんは怒って看護部長に文句[2]をいう．ここで最初に戻り，文句をいわれた看護部長は主任にちゃんとするよう命令し，以下同文のくり返し……というわけである．この場合は最終的にはある一定レベルの看護でおちつく．

ホルモン分泌もまったく同じで，からだがある一定状態を保つようにホルモン分泌量は常に制御されている[3]．

1) 英語でホメオスタシスという

2) この文句もフィードバックである

3) ホルモン分泌量が一定だと誤解しないこと．一定に保ちたいのはからだの状態であり，そのためにホルモン分泌量は臨機応変に変化している

上位ホルモン　ホルモン分泌は別なホルモンにより制御されている

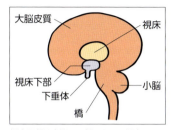
視床下部は大脳の一部であり、視床の下にある灰白質

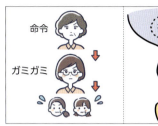
命令体系は、看護部長→主任→学生

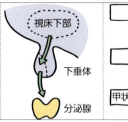
命令体系は、視床下部→下垂体→一般の内分泌腺

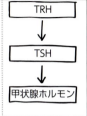
命令体系は、TRH→TSH→甲状腺ホルモン

　ホルモン分泌は別なホルモンにより制御されていることがある。その代表例が視床下部と下垂体から出るホルモンである。視床下部からは下垂体ホルモン分泌を制御するホルモンが分泌され、そして下垂体ホルモンはさらに別なホルモンの分泌を制御している。

　このように、別の器官にあるホルモン分泌を制御するのが **上位ホルモン** で、上位ホルモンの制御によって分泌されるのが **下位ホルモン** である。これも恒常性の維持[4]システムの1つである。

4) この理解は生理学の理解の基本

視床下部

　視床下部[5]は大脳の灰白質で、自律神経の中枢として重要な場所である。視床下部は **神経ネットワーク** の中枢でもあるが、多種類のホルモンも分泌している。これらのホルモンは下垂体に作用して下垂体ホルモン分泌を制御している。

　思春期になると **二次性徴** がおこる。この引き金は脳の成熟である。脳が成熟したことにより下垂体を刺激しはじめ、下垂体から **ゴナドトロピン** が出てそれにより **性腺** が発達してくるのである。

　このように脳は **内分泌機能** の最高中枢である。そのせいで精神的ストレスによってホルモン分泌が影響を受けたりする。

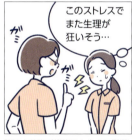
脳は内分泌系機能にも大きな影響をもっている

5) 存在場所が視床の下というだけで、視床と機能的な深い関連はない

> **吸乳反射**
>
> 乳児が乳首を吸うとその刺激が下垂体に伝わり、後葉はオキシトシンを、前葉はプロラクチンを分泌する。前者は子宮を収縮させ乳汁を噴出させる。後者は乳汁の産生量を増やし排卵も阻止する。いずれも乳児を育てるのに適した方向に作用している。

 説明できるようになろう
　　恒常性の維持　　上位ホルモン　　視床下部から分泌されるホルモンと作用　　二次性徴の引き金

第9章 内分泌

下垂体

下垂体

● **下垂体はトルコ鞍の中におさまっている**

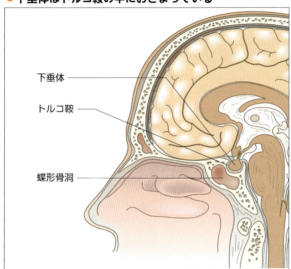

下垂体が入っているくぼみがトルコ鞍．すぐその下には蝶形骨洞がある

　<mark>下垂体</mark>は小指の先ほどの大きさで，大脳の正中部下面にぶら下がるようにくっついている．ちょうど頭蓋の中心部あたりに存在し，骨[1]の中にはまりこんでいる．下垂体をおさめるための骨のへこみを<mark>トルコ鞍</mark>[2]という．トルコ鞍のすぐ上には**視神経**があり，すぐ下には副鼻腔である**蝶形骨洞**がある．下垂体に腫瘍ができたときには，鼻から蝶形骨洞を経由して下垂体に到達する方法で手術を行う．

1) 蝶形骨
2) 古代トルコで使われていた馬の鞍に形が似ている

● **下垂体後葉は脳の一部，下垂体前葉は独立した内分泌腺組織**

下垂体は**前葉**と**後葉**とに分けられる[3]．両者はまったく異なった組織である[4]．後葉は脳の続きで，視床下部のニューロンの軸索が来ている．この軸索末端からは下の表にある 2 種類の物質が放出され，これらはそのまま血液中に入りホルモンとして作用する．

抗利尿ホルモン（ADH，バソプレシンともいう）は，腎臓の尿細管（主に集合管）に作用して，水の再吸収を促進し尿量を減少させる．

一方，前葉は独立した内分泌腺組織で下の表のようなホルモンを分泌している．**成長ホルモン**は，小児で不足すると成長障害をきたす．過剰分泌では身長が高くなったり顎や四肢先端が大きくなる．また**甲状腺**，**副腎皮質**，**性腺**などに関しては下垂体前葉はきわめて重要な役割をはたしている．

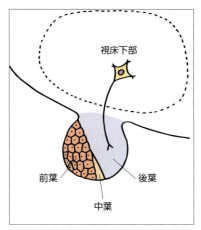

下垂体は前葉と後葉とに分けられる．中葉は無視してよい．後葉は視床下部の続き

3) 中葉も存在するが，ヒトでは無視してよい

4) 元来は別の組織が，胎児期に偶然となり合わせになってしまった，という理解でよい

表　視床下部・下垂体ホルモン

分泌部位	ホルモンの名前（略号）	主な作用	参考ページ
視床下部[1]	甲状腺刺激ホルモン放出ホルモン（TRH） 副腎皮質刺激ホルモン放出ホルモン（CRH） ゴナドトロピン放出ホルモン（GnRH）	TSH の分泌亢進 ACTH の分泌亢進 FSH，LH の分泌亢進	
下垂体後葉	抗利尿ホルモン（ADH） オキシトシン	腎臓での水の再吸収 子宮収縮，射乳[2]	p.123 p.228
下垂体前葉	成長ホルモン（GH） 甲状腺刺激ホルモン（TSH） 副腎皮質刺激ホルモン（ACTH） 卵胞刺激ホルモン（FSH）[3] 黄体化ホルモン（LH）[3,4] プロラクチン（PRL）	骨の成長 甲状腺ホルモン分泌亢進 副腎皮質ホルモン分泌亢進 性ホルモン分泌亢進，卵胞発育 性ホルモン分泌亢進，黄体形成 乳汁分泌亢進	 p.218 p.220 p.230 p.232 p.215

1) 視床下部からはこれ以外にも多種のホルモンが分泌されている
2) 乳汁を噴出させるだけで産生量は増やしていない
3) FSH や LH などをまとめて性腺刺激ホルモン（英語でゴナドトロピン）という
4) 黄体形成ホルモンともいう

 説明できるようになろう
Check
　　トルコ鞍　下垂体から分泌されるホルモン

第9章 内分泌

甲状腺・副甲状腺・副腎髄質

甲状腺　甲状腺ホルモンの作用は代謝促進

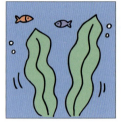
海草とくに昆布はヨウ素をたくさん含んでいる．ヨウ素は甲状腺ホルモンの材料

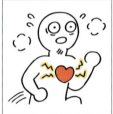
バセドウ病では甲状腺が腫れ，眼球が突出し心拍数が増加する

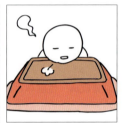
甲状腺機能低下症は冬眠に近い状態

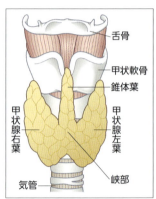
甲状腺は甲状軟骨のすぐ下にあり，嚥下で上下に動く

甲状腺は気管上部前面にある蝶々型の**内分泌臓器**であり，**甲状腺ホルモン**を分泌する．甲状腺ホルモンの特徴は**ヨウ素**[1]を含んでいることである．甲状腺ホルモンは2種類[2]あり，T_3，T_4と略す．いずれも甲状腺刺激ホルモン（TSH）により分泌が促進される．

甲状腺ホルモンはすべての細胞に作用してその代謝を促進させる．具体的には幼児期の成長促進，細胞の代謝促進，酸素消費や熱産生の促進などである．甲状腺ホルモン分泌が多すぎる病態を**甲状腺機能亢進症**という．これは代謝が活発になりすぎ，高血圧，高血糖，やせなどの症状も伴う．甲状腺機能亢進症を示す病気は多種類あるがその代表が**バセドウ病**である．逆に分泌が不足した病態を**甲状腺機能低下症**といい，小児[3]の場合を**クレチン症**，成人の場合を**粘液水腫**という．クレチン症を放置すると発育知能障害を伴うことがある．

1) 元素記号はⅠ，ヨード（沃度）ともいう
2) T_3はヨウ素を3分子，T_4は4分子含んでいる．T_3をトリヨードサイロニン，T_4をサイロキシンもしくはチロキシンという．T_3はT_4より効果は強いが量は少ない
3) 新生児期から発症する

副甲状腺　パラトルモンは手段を問わず血液カルシウム濃度を上昇させる

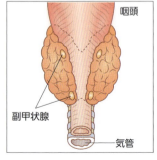
副甲状腺は，甲状腺の裏面に4個存在する

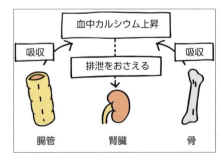
PTHの機能　骨の主成分はカルシウムで，骨がとけると血液カルシウム濃度が上昇する

甲状腺の裏側にも小さな4個の内分泌腺がある．これを**副甲状腺**[4]といい，**パラトルモン**[5]を分泌している．パラトルモンは**血液カルシウム濃度**を上昇させる．具体的には骨をとかし，腸からのカルシウム吸収を促進し，腎臓からのカルシウム排泄を抑制する．分泌過剰では骨がもろくなる．

[4] 上皮小体ともいう
[5] PTHと略す．副甲状腺ホルモンや上皮小体ホルモンともいう

副腎 副腎髄質は交感神経と同じもの

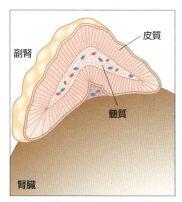

副腎は，腎臓の上に帽子のようにかぶさっている

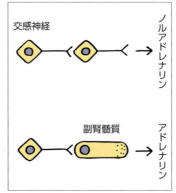

副腎髄質細胞は交感神経の節後ニューロンとほぼ同じもの

副腎は左右の腎臓の上にある内分泌腺である．**髄質**と**皮質**に分けられる．両者はもともと2種類の別組織だったが，発生途中で1つに合体した．したがって髄質と皮質とはお互いになんら関連性はなく，まったく別な機能をもっている[6]．

副腎髄質は交感神経と同じである．交感神経の**節後ニューロン**が神経細胞から内分泌細胞に変身したと考えてほしい．交感神経が興奮するとき，同時に副腎髄質から**アドレナリン**が分泌される[7]．アドレナリンの作用は交感神経から分泌される**ノルアドレナリン**とほぼ同じで，心臓収縮増強，血管収縮，気管支拡張などの作用がある．

[6] 皮質と髄質という2つの臓器と思ってよい

[7] 同時にノルアドレナリンも分泌される

カルシトニン

甲状腺から分泌されるホルモンで，PTHとほぼ正反対の作用をもち，血液カルシウム濃度を低下させる．しかしヒトのカルシトニンはなぜか効果が弱い．治療薬としては鮭やウナギのカルシトニンを用いる．

 説明できるようになろう

甲状腺の位置　甲状腺ホルモン　甲状腺機能亢進症　甲状腺機能低下症　副甲状腺
パラトルモン　副腎髄質ホルモン

第9章 内分泌

副腎皮質と膵臓

副腎皮質
副腎皮質からはステロイドホルモンが分泌される

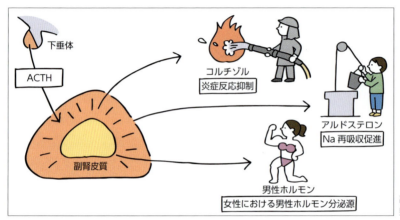

副腎皮質ホルモンには3種類ある

　副腎皮質からは**ステロイドホルモン**という複数のホルモンが分泌される．下垂体からの**副腎皮質刺激ホルモン**（**ACTH**）によってこの分泌は調節されている．ステロイドとは**コレステロール**と構造がよく似た化合物の総称である．副腎皮質から分泌されるステロイドホルモンおよび類似の作用をもつ合成ステロイドホルモンをまとめて**コルチコイド**という．副腎皮質から分泌されるステロイドホルモンには大きく3種類がある．

　糖質コルチコイド[1]は細胞代謝に最も重要なホルモンである．このホルモンなしにはどの細胞も生きていけない[2]．糖質代謝に影響をもち，たとえば血糖値を上昇させる作用があるのでこの名称がついている．しかしもっと重要な作用に**免疫力の抑制作用**がある．つまりアレルギーや炎症反応を抑えるのである．この目的で糖質コルチコイドは薬として汎用されている．臨床分野で**副腎皮質ホルモン**あるいはステロイドというと，この糖質コルチコイド，とくに抗炎症作用を強化した**合成糖質コルチコイド**をさす．免疫力を抑制するということは病原菌への抵抗力も抑制するので，糖質コルチコイドが多すぎると感染症にかかりやすくなる．実際に分泌されるホルモンとして代表的なものは**コルチゾル**である．

　電解質コルチコイド[3]は腎臓の尿細管からナトリウムの再吸収を促進することにより，電解質や尿量，体液量を調節している．**アルドステロン**がその代表である．

　副腎皮質は**男性ホルモン**も分泌している．女性では男性ホルモンの分泌源[4]は副腎皮質である．

[1] グルココルチコイドともいう
[2] 糖質コルチコイドは命の源と思ってよい
[3] 鉱質コルチコイドやミネラルコルチコイドともいう
[4] 男性では精巣からの分泌量のほうが多い

膵島　インスリンは膵島の B 細胞から分泌される

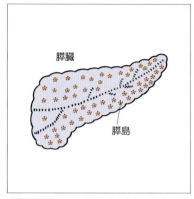

膵臓では外分泌腺の中に島状に内分泌腺が点在する

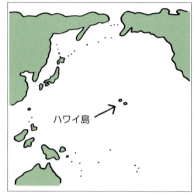

ハワイも島

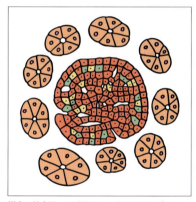

膵島の拡大図　3 種類以上の内分泌細胞がある

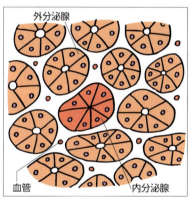

外分泌腺と内分泌腺の模式図

膵臓は外分泌腺と内分泌腺が入り混じった臓器である．細胞の数でいうとほとんどが外分泌細胞で，内分泌細胞はわずか数％にしかすぎない．この 2 種類の細胞はごっちゃにあるのではなく，それぞれグループを形成している．

内分泌細胞のグループを**膵島**(すいとう)[5]といい，点々と膵臓全体に散らばっている．膵島は膵臓全体で合計 100 万個以上ある．膵島には **A 細胞**と **B 細胞**[6]およびそれ以外の細胞がある．

A 細胞は**グルカゴン**を，B 細胞は**インスリン**を，別な細胞は別なホルモン[7]を分泌している．細胞の数は B 細胞が過半数を占める．食後は外分泌腺から消化液が，同時に内分泌腺からインスリンが分泌される[8]．

5) 発見者にちなんでランゲルハンス島(とう)ともいう．略してラ島ともいう
6) α 細胞と β 細胞ともいう
7) まだ覚えなくてよい
8) グルカゴンなども分泌される

 説明できるようになろう

副腎皮質ホルモン　膵島　B 細胞

第9章 内分泌

糖尿病とインスリン

低血糖　低血糖は脳に対してきわめて危険

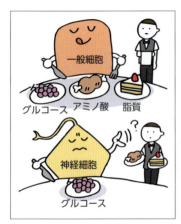

一般の細胞（上）はグルコース，脂質，アミノ酸のすべてをエネルギー源として利用できるが，神経細胞（下）はグルコースだけしか利用できない

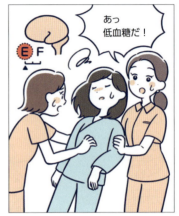

低血糖では意識が消失する

　血液中のグルコース（ブドウ糖）のことを血糖，その濃度を**血糖値**という．一般の細胞は ATP 産生の材料つまりエネルギー源としてグルコース，脂質，アミノ酸のいずれも利用できる．しかし脳は例外でありグルコースしか利用できない[1]．したがって血糖値はある濃度以上に常に保つ必要がある．血糖値が低すぎることを**低血糖**という．低血糖になると脳へのエネルギー供給が追いつかず意識が消失する．この意識消失はあっという間に，秒単位でおこる．低血糖はそのまま放置すると脳のニューロンが死んで脳死になることもある．つまり脳へは 1 秒も休まずに常にグルコースを供給し続ける必要がある．

[1] ケトン体なども利用できるが，まだ覚えなくてよい

高血糖　血糖値は常に 100 mg/dL 前後に保たれている

　では血糖値は高ければよいのかというと，そういうわけでもない．血糖値が高すぎることを**高血糖**というが，高血糖では**血液浸透圧の上昇**や**蛋白質の変性**[2]などの都合の悪いことがおこる．高度な場合には意識障害を生じることもある．つまり血糖値は低くてもダメ，高くてもダメ，というわけで 70〜110 mg/dL 程度に厳密に維持されている．基準の**血糖値＝100 mg/dL** と覚えておこう．

[2] これは細胞障害ひいては組織障害に結びつく

血糖値を下げるホルモンはインスリン

血糖値を下げるホルモンは**インスリン**である．食事をとると食物中のグルコースが吸収されて血糖値が上昇しようとする．するとインスリンが分泌されて血糖値の上昇を小さく抑える．血糖値を下げるホルモンはインスリンただ1つだけである．

これに対し，血糖値を上げるホルモンは複数存在する．**グルカゴン**，**糖質コルチコイド**，**アドレナリン**が最重要である．血糖値が低下するとこれらのホルモンが分泌されて血糖値を上げようとする．甲状腺ホルモンと成長ホルモンにも血糖値上昇作用がある．

グルコースをつくり出すには，貯蔵していた**グリコーゲン**[3]を分解する方法と，アミノ酸や乳酸などをグルコースにつくりかえる方法とがある．後者を**糖新生**という．

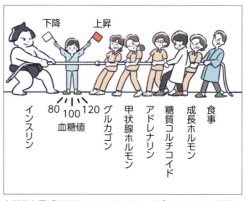

血糖値を下げるのはインスリンのみ，上げるホルモンは複数ある．これらのバランスにより血糖値はほぼ一定に調節されている

[3] グルコースが多数つながったもの

糖尿病 　糖尿病ではインスリンが絶対的もしくは相対的に不足している

インスリン不足により高血糖が生じる病態を**糖尿病**[4]という．インスリン不足には，絶対的に不足している場合，すなわちインスリン分泌がほとんどない場合と，相対的不足，すなわちインスリン分泌はあるがそれが必要量に満たない場合の2種類がある．血糖値を下げるホルモンはインスリンただ1つだけなので，前者ではインスリンの投与が必須である．

糖尿病では低血糖や高血糖による意識障害がおこるし，長期的にはあちこちの細胞が障害され，動脈硬化，網膜障害，腎障害，神経障害などを生じる．

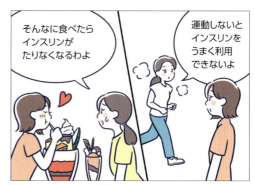

糖尿病はインスリンの相対的不足が原因．インスリンは分泌されてはいるが必要量に達していない場合やインスリンの作用がうまく発現しない場合もある

[4] DM（diabetes mellitus）と略す

 説明できるようになろう

血糖値　　低血糖　　血糖値を変動させるホルモン　　糖尿病

章末問題

看護師国試既出問題

ホルモンで正しいのはどれか．
1．血圧の低下によって副腎髄質ホルモンの分泌が促進される．
2．血中 Ca 濃度の上昇によって上皮小体（副甲状腺）ホルモンの分泌が促進される．
3．血糖値の上昇によって糖質コルチコイドの分泌が促進される．
4．排卵によって黄体化ホルモンの分泌が促進される．

解説　1．正しい　2．分泌は抑制される　3．血糖値の上昇ではインスリンが分泌される．糖質コルチコイドは血糖値の低下で分泌が促進される　4．黄体化ホルモンの分泌が排卵を引きおこす
答え [1]

臨床検査技師国試既出問題

心拍数増加作用を有するのはどれか
 a．成長ホルモン
 b．アルドステロン
 c．アドレナリン
 d．サイロキシン
 e．コルチゾル

　　1．a, b　　2．a, e　　3．b, c　　4．c, d　　5．d, e

解説　選択肢の中では c と d が心拍数を増加させる
答え [4]

准看護師試験既出問題

内分泌系について，誤っているものはどれか．
1．バソプレシンは，抗利尿ホルモン（ADH）ともいう．
2．パラトルモンとカルシトニンは，上皮小体から分泌される．
3．副腎髄質ホルモンの作用は，交感神経系の作用とほぼ同じである．
4．インスリンは，膵島 B（β）細胞から分泌される．

解説　1．正しい　2．カルシトニンは甲状腺から分泌される　3．正しい　4．正しい
答え [2]

第10章

生殖

男性生殖器
女性生殖器 1
女性生殖器 2
女性ホルモン
性周期
妊娠

第10章 生殖

男性生殖器

男性生殖器の構造

● **男性生殖器の役割は精子をつくりその精子を女性生殖器に渡すこと**

生物学的にいうと，生物の各個体がこの世に生を受けた最大の目的が「子孫をつくる」ことである．唯一の目的といってもいいだろう．したがって生物にとって**生殖**というものは最重要課題である．

下等な生物では**無性生殖**も可能だが，少し高等な生物では普通はオスとメスによる**有性生殖**を行う．有性生殖のほうがすぐれた子孫をつくれるからである[1]．

生殖に関与する器官が**生殖器**である．生殖器以外の器官は生殖器がうまくはたらけるように補助するのが本来の役割である[2]．

男性生殖器の役割は，**精子**をつくりそれを女性生殖器に渡すことである．したがって，男性生殖器は精子をつくるための部分と，その精子を無事に受け渡すための部分とからなりたっている．

● **精液の液体成分は精子を保護している**

男性生殖器はいくつかのパーツからできている．**精巣**は睾丸ともいい，精子をつくる場所であり同時に**男性ホルモン**を分泌する内分泌器官でもある．精巣でつくられた精子は精巣上体から**精管**を通って運ばれていく．その途中で**精嚢**，**前立腺**，**カウパー腺**[3]などからの分泌液が加わり**精液**になる．これらの分泌液には精子を保護する機能がある．精液は陰茎の先端から体外に放出される．**陰茎**は排尿器官であると同時に**交接器**でもある．精管とそのまわりの血管や神経などをまとめて**精索**という．

精巣を入れた袋を**陰嚢**という．精巣が体内におさまっていないのは，体温よりも少し低目の温度のほうが精子産生に適しているからである．**放熱効果**を高めるためか，陰嚢にはしわが多く皮下脂肪組織がない．外気温の変化などにより精巣は上がったり下がったりするが，これは精巣を引っ張り上げる筋肉があるからである．大腿上部内側の皮膚をこするとこの筋肉が収縮し精巣は上がる．

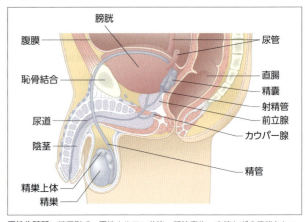

男性生殖器　精子形成，男性ホルモン分泌，精液産生，交接などの機能をもつ

1) すぐれた子孫をつくり続けることにより生物は進化してきた
2) 生体は生殖細胞と非生殖細胞だけからなりたっている
3) 尿道球腺ともいう

精子の産生

●精巣において，精子は細長い管の内腔でつくられる

精巣の主成分は細長い管である．数本の管をくしゃくしゃに丸めて玉の中に詰め込んだ，とイメージしてほしい．その管の内腔の壁ぎわには精子になるもとの細胞があり，活発な**細胞分裂**を行い順次精子に変身していく．壁側から内腔に向かって精子がつくられ，完成した精子は管の内腔を精管のほうに運ばれていく．精巣には男性ホルモンを分泌する細胞もある．この内分泌細胞は精子をつくっている管の外にある．精子形成や男性ホルモン分泌は下垂体からの**性腺刺激ホルモン**[4]により調節されている．

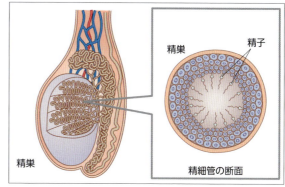

精巣の構造 精子をつくっている細長い管が何本も収納されている

精子は管の内腔につくられる

4) FSHとLH

●勃起と射精には自律神経が関与している

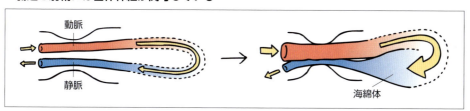

勃起のしくみ 非勃起時は動脈は細く静脈はよく流れる．動脈が拡張すると静脈がせき止められ血液が充満し勃起が生じる[5]

陰茎には海綿体という静脈のかたまりみたいなものがある．**海綿体**に血液を供給している動脈は，海綿体から出ていく静脈をちょうどじゃまするようなかっこうで存在している．性的興奮が生じるとこの動脈が拡張する．すると海綿体への血液供給が増えるのと同時に，海綿体からの血液流出路をふさいでしまう．その結果海綿体に血液が充満し陰茎が大きくなる[6]．これを**勃起**という．

勃起には**動脈拡張**が必須であり，動脈拡張は副交感神経によっておこる．つまり勃起は副交感神経を介した反応である．薬でこの動脈を拡張させても勃起がおこる．このような薬剤に**バイアグラ**®があり，この薬の本来の作用は血管拡張である．

性的興奮が最高潮になると精液が射出される．これを**射精**という．射精は交感神経を主とした反応である．射精は**交感神経興奮**により生じるので，射精時には心臓がドキドキし，血圧が上昇する．

5) これはあくまで勃起のしくみ理解のための模式図である

6) ふくらんだ海綿体自身も血液流出路をふさぐ

 説明できるようになろう

男性生殖器の構造　男性生殖器の役割　精巣の機能　精液の分泌源　精子の輸送経路

第10章 生殖

女性生殖器 1

女性生殖器　女性生殖器の役割は卵子をつくりそれを育てること

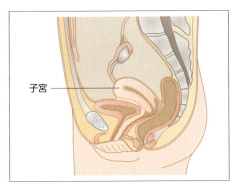
女性骨盤部の正中断面

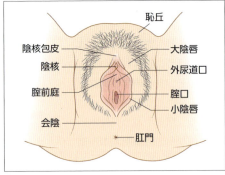
女性外陰部

　女性生殖器の役割は，**卵子**をつくり受精させ，さらにその**受精卵**を育てて，最後は胎児を無事に外に出すことである．したがって女性生殖器は，卵子をつくるための部分と，その受精卵を育てるための部分とからなりたっている．さらに受精や出産に適した構造になっている．

　女性性器は体内にあって外から見えない部分と，体表面にあって外から見える部分とに分けられる．前者を**内性器**といい卵巣，卵管，子宮，腟などがある．後者は**外性器**もしくは外陰といい，恥丘，大陰唇，小陰唇，陰核などがある．外性器から肛門まで（男性では陰囊から肛門まで）の一帯を**会陰**という．

　大陰唇の表面は普通の皮膚，**小陰唇**の表面は皮膚粘膜である[1]．両側の小陰唇の間を**腟前庭**といい尿道と腟が開口している．尿道口の前方に**陰核**[2]，腟口の両側に**前庭球**があり，両者とも性的興奮時に血液により膨張する．また腟の両側には**大前庭腺**[3]が開口している．この分泌液は性交時の潤滑液の役目をはたしている．

　男性性器と比較すると，大陰唇と陰囊，小陰唇と陰茎の皮膚，陰核と陰茎海綿体，大前庭腺と尿道球腺，前庭球と尿道海綿体がそれぞれ対応している．

1) 皮膚には毛があるが粘膜には毛がない
2) 英語でクリトリス
3) バルトリン腺ともいう

ダグラス窩　腹膜腔で最も低い場所が直腸子宮窩，別名ダグラス窩

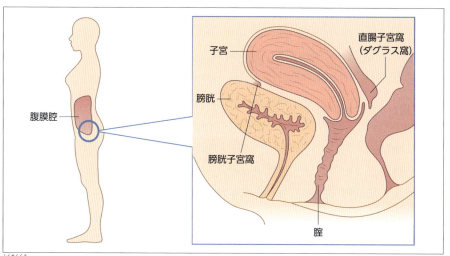

腹膜腔は腹膜で囲まれた腔（→p.167）

ダグラス窩　腹腔の子宮と直腸との間の空間で，最も低い位置にある

　子宮は骨盤部の膀胱と直腸との間に存在し，腹膜がこれら全体を上から覆っている．そのため構造的に直腸と子宮の間には腹腔がへこんだ空間ができる．このへこんだ場所を**直腸子宮窩**，別名**ダグラス窩**という．また，膀胱と子宮との間にも浅いへこみがあり**膀胱子宮窩**という．男性では**直腸膀胱窩**がダグラス窩に相当する．

　ダグラス窩は腹膜腔で最も下に位置するため，もし腹膜腔内に腹水・血液・膿・癌細胞などがあればここに集まる．ダグラス窩は腟および直腸に隣接しているので，腟もしくは直腸からの触診により腹腔内のようすを簡便に知ることができる．たとえば胃癌が進展し，癌細胞が腹膜腔内に達すると，その癌細胞は腹膜腔内に遊離・落下して，最も低い位置にあるダグラス窩に集まる．この場合はダグラス窩の触診により癌の転移巣を触知できる[1]．逆に言うと，ダグラス窩触診で癌転移巣を触知した場合は，それは進行癌であり，手術のみによる完治は望めないということである．

[1] シュニッツラー転移という

 Check 説明できるようになろう
　　女性生殖器の構造　女性生殖器の役割　ダグラス窩

第10章 生殖

女性生殖器 2

内性器

● 卵巣は卵子製造工場かつ女性ホルモン製造工場

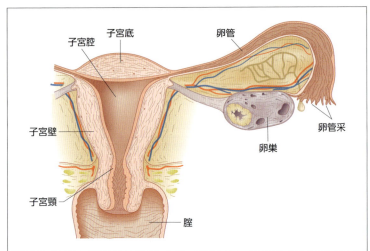

女性内性器の構造

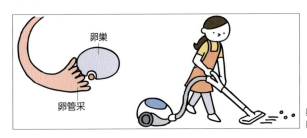

卵管采は卵巣から放出された卵子を卵管内にうまく拾いあげている

　卵巣は卵子をつくる場所であり同時に女性ホルモンを分泌する内分泌器官でもある．ちょうど男性の精巣に相当する．卵巣表面は腹膜に覆われており，**排卵**とはこの腹膜を破って腹膜腔内に卵子を放出することである．**卵管**は長さ10 cmほどの管で，子宮内腔と腹膜腔とをつないでいる[1]．
　卵管の腹膜腔開口部はユリの花のように広がっており，**卵管采**という．腹膜腔内に放出された卵子は卵管采から吸い込まれ，子宮内腔に向かって移動していく．卵管采は卵巣表面に吸いついて放出された卵子をうまく拾いあげているようである．卵管采から子宮までの移動はおよそ3〜4日かかる．

[1] 卵管と卵巣とは直接はつながっていない

● **子宮体部と子宮頸部とは機能が異なる**

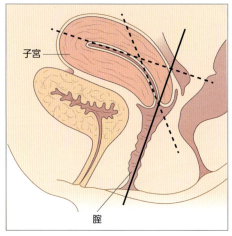

子宮の軸の方向は腟の軸の方向より前方に屈曲している

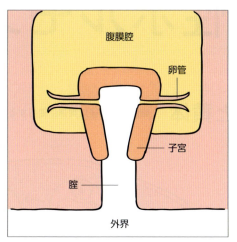

腹膜腔-卵管-子宮-腟-外界と空間はつながっている

　子宮は受精した卵子を育てる場所である．腟の方向と子宮の方向を側面から見ると，子宮は前方向に屈曲していることが多いようである．子宮は外見上，底部，体部，頸部の3部分に分けられるが，**子宮底部**と**子宮体部**は機能的には同じもので，胎児を育てるところである．**子宮頸部**は胎児の通り道で，その先端は腟に飛び出している．分娩時には体部は収縮するが頸部は拡張する．

　子宮壁は3層からなり，内側から内膜，筋層，外膜である．**子宮内膜**は卵子を受け止め栄養を与えるところである．**子宮筋層**は平滑筋でできており，分娩時の**娩出力**[2]の主役である．**子宮外膜**は子宮を覆っている腹膜のことである．**子宮内腔**は卵管を介して腹膜腔内に開口し，同時に子宮頸部において腟に開口[3]している．

● **腟は胎児の通り道**

　腟は外陰から子宮頸部までの管である．薄い筋層をもつのである程度の収縮が可能である．性交時には陰茎を受け入れ，分娩時には胎児が通る[4]．腟の開口部は**処女膜**といううすい粘膜のヒダで不完全に閉じられている．

2) 胎児を体外に押し出す力

3) この開口部を**子宮口**という

4) 腟壁は重層扁平上皮．そのぶん厚いので，単層上皮の直腸壁よりはじょうぶにできている

 説明できるようになろう

　女性内性器の構造　子宮体部と子宮頸部の機能

第10章 生殖

女性ホルモン

卵胞と黄体　卵胞は排卵後に黄体に変身する

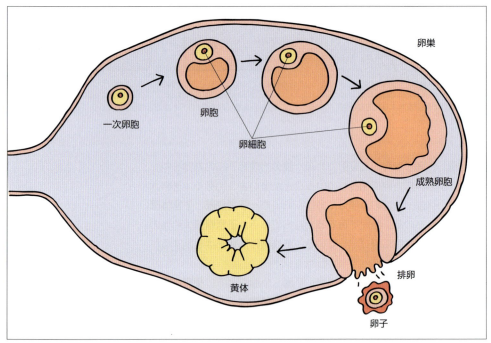

卵巣における卵胞の発育　排卵後は卵胞は黄体に変身する．卵胞細胞はエストロゲンを分泌し，ルテイン（黄体）細胞はエストロゲンとプロゲステロンの両者を分泌する

　卵巣には**卵細胞**がある．この卵細胞が成熟してくるとまわりにたくさんの細胞をしたがえるようになる．この卵細胞のまわりの細胞集団を**卵胞**という．卵胞はどんどん成長し，内部に空洞ができるほど大きくなる．空洞内部には水がたまっている．やがて排卵がおこり，排卵後の卵胞細胞は黄色味を帯びて形も変化する．細胞自体が変化するので細胞集団の色と形の変化は肉眼的に確認可能である．この細胞集団を**黄体**という．

　卵胞の細胞は女性ホルモンを分泌する内分泌細胞である．卵胞時代は**エストロゲン**（卵胞ホルモン）を分泌する．排卵後，**ルテイン**（黄体）**細胞**に変化すると，エストロゲンに加え**プロゲステロン**（黄体ホルモン，プロゲストーゲン）も分泌するようになる．エストロゲンもプロゲステロンも**ステロイドホルモン**の一種である．

エストロゲンとプロゲステロン
エストロゲンは妊娠成立，プロゲステロンは妊娠維持

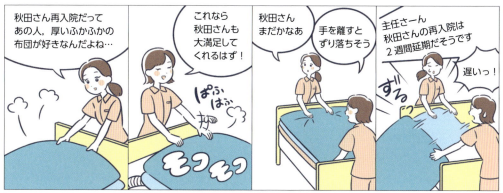

エストロゲンが妊娠成立に向けて子宮内膜を厚くしていく

排卵後は，受精卵の受け入れのために，プロゲステロンが子宮内膜をフカフカに変化させる

フカフカの子宮内膜の維持にはプロゲステロンが必須

黄体は2週間しかもたない．この布団は廃棄処分．これが月経

　エストロゲンは妊娠を成立させるようにはたらく．具体的には卵胞の発育を促す[1]．子宮に対しても妊娠が成立するように子宮内膜を厚くする．

　一方，プロゲステロンは妊娠を維持しようとはたらく．妊娠維持のために，エストロゲンで厚くなった子宮内膜をさらに変化させ，受精卵の受け入れ態勢を整える[2]．

　卵巣の仕事はエストロゲン・プロゲステロンの分泌と排卵である．この機能が十分でない場合を卵巣機能不全といい，月経不順・無排卵・不妊などになる．加齢によっても卵巣機能は低下していき，ついには閉経となる．

1) エストロゲンは二次性徴の主役でもある

2) プロゲステロンは排卵後に多く分泌される

経口避妊薬

プロゲステロンには妊娠維持の作用があるため，妊娠中は排卵はおこらない．非妊娠時にプロゲステロン薬を飲むと，からだは妊娠しているとかんちがいをして排卵を止める．これが経口避妊薬の原理である．経口避妊薬は21日間飲み続け，そして7日間休薬する．飲み続けている間は排卵はおこらず，休薬すると子宮は厚くなった粘膜を維持できず月経が始まる．21錠で1セットのものと，7日分のプラセボ薬（成分を含んでない偽薬）を加えた28錠セットのものがある．

 説明できるようになろう
Check
卵胞　黄体　エストロゲン　プロゲステロン

第10章 生殖

性周期

性周期　黄体は2週間しか持続できない

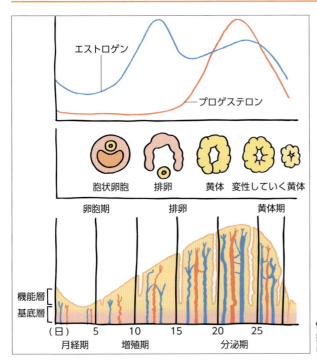

性周期　排卵まではエストロゲンが，排卵後はエストロゲンとプロゲステロンの両者が分泌される

　卵巣と子宮は妊娠成立に向けはたらいている．排卵された卵子が妊娠に結びつかないと，再度はじめからやり直す．やり直しになるまでの期間が約28日であり，これを**性周期**という．

　性周期のパターンを単純に言いきると，排卵まではエストロゲンが分泌され，排卵後はエストロゲンとプロゲステロンとの両者が分泌される．言いかえると，卵胞はエストロゲンを分泌し，卵胞が黄体に変化した後は，黄体がエストロゲンとプロゲステロンとの両者を分泌する．子宮内膜は排卵まではエストロゲンの作用で厚くなり，排卵後はプロゲステロンの作用で血管が増えてフカフカに変化する．基礎体温もプロゲステロンの作用で排卵後に上昇する．

　さてここで「黄体は2週間しか持続できない」ことは重要なので，よく覚えておいてほしい．排卵後2週間たつと，黄体は萎縮してしまいホルモンを分泌できず，その結果，厚くなった子宮内膜は維持できずはげ落ちてしまう．このはげ落ちてくる子宮内膜が月経血である．

基礎体温　プロゲステロンは基礎体温を上昇させる

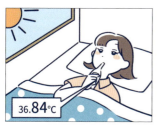
基礎体温は早朝覚醒時に口腔内で測定する．婦人体温計は小数点2桁まで表示する

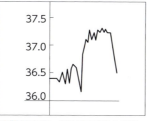
標準基礎体温　低温相2週間＋排卵＋高温相2週間で1周期

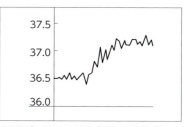
高温相が3週間以上続けば妊娠の可能性が高い

　体温に影響を与えるような諸条件をさけて計った体温を**基礎体温**という．一般には早朝覚醒時に口腔内で測定する．プロゲステロンには基礎体温を上昇させる作用がある．したがって性周期において，排卵までは低く排卵後は上昇することになる．基礎体温を毎日測定すると排卵の有無，**排卵時期**の予測，**黄体機能**の評価などに利用することができる．

受精　受精は卵管内で行われる

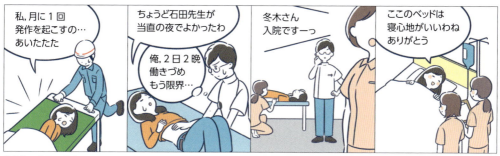

排卵後の卵子の寿命は12〜24時間しかない

精子の寿命は2日しかない

よって両者がうまくめぐり会う時間的確率はそれほど高くない

受精卵はフカフカになった子宮内膜に着床する

　排卵後の**卵子の寿命**は12〜24時間しかない．この間に精子にめぐり会わなければその卵子は死んでしまう．一方，**精子の寿命**は2日である．この間に卵子のところまでたどり着く必要がある．腟内に放出された精子は，自力[1]で子宮の中に入り込み，さらには卵管へ向かって泳いでいく．そして卵管内で卵子とめぐり会い，めでたく受精となる．受精後の卵子は細胞分裂[2]を行いながら卵管内を子宮に向かって送られ，フカフカになった子宮内膜内におちつく．これを**着床**という．

1) 精子が活動するエネルギー源は精液の中に含まれている
2) 卵割という

 説明できるようになろう

性周期　基礎体温　受精の場所

第10章 生殖

妊娠

妊娠経過　ヒトの妊娠期間は280日

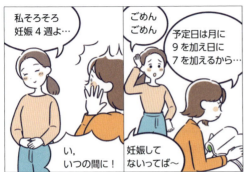

受精の有無にかかわらず，月経開始日から妊娠日数のカウントは始まる

出産予定日は最終月経開始日の月に9を加え日に7を加えた日

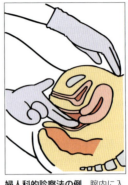

婦人科的診察法の例　腟内に入れた手と下腹部においた手ではさむようにして子宮などを調べる．これを内診という

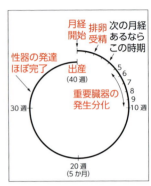

妊娠の時間的経過　標準では40週で分娩となる

　妊娠日数は**最終月経**開始日からカウントをはじめる．最終月経開始日から29日目は妊娠4週1日である．この日数カウントには受精の有無は関係ない[1]．**妊娠**すると子宮は大きく柔らかくなる．子宮のようすは内診によってもわかる．**胎児の臓器**は妊娠10週くらいまでにほとんど完成してしまう．残りの期間は主に胎児の成長のためのものである．標準では280日で**分娩**となる．

[1] 性交していなくても最終月経開始日から29日目は妊娠4週1日と表現する

胎盤　胎盤はホルモンも分泌する

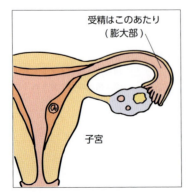

着床するとそこに胎盤がつくられホルモン分泌を開始する

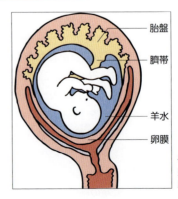

子宮内の胎児　胎児，胎盤，臍帯，卵膜，羊水で1セット

受精卵は子宮内膜に着床しそこに**胎盤**をつくる．胎盤は胎児に栄養を補給するだけでなくホルモンも分泌する．ホルモン分泌は着床直後から始まり，**ヒト絨毛性ゴナドトロピン**（**hCG**と略す）というホルモンを分泌する．hCGは**黄体化ホルモン**[2]とほぼ同様な作用をもっている．受精しなかった場合の黄体の寿命は2週間だが，妊娠するとhCGなどの作用により黄体はもっと長持ちする．

hCGは胎盤からしか分泌されないので，このホルモンの有無を調べれば胎盤の有無すなわち妊娠しているかどうかがわかる．hCGは尿中に出てくる．鋭敏な検査法なら妊娠4週ころには尿中の微量なhCGを検出できる．つまり妊娠4週ころには妊娠の判定ができるわけである[3]．その後胎盤からはエストロゲンやプロゲステロンも分泌するようになる．こうなると胎盤が黄体の役割もできるので，もう黄体は必要なくなる．

分娩時には，胎児，胎盤，臍帯，卵膜，羊水[4]が娩出される．**卵膜**は胎児を包んでいる膜でその中に**羊水**が入っており，羊水中に**胎児**および**臍帯**が浮遊している．

2) LHのこと

3) この判定方法は確実ではない

4) おおまかに，胎児3,000g，胎盤500g，羊水500〜700mL，臍帯の長さ50cm

胎児循環　臍動脈は2本，臍静脈は1本

受精卵は細胞分裂をくり返しやがて胎児になっていく．胎児は胎盤から酸素や栄養を受け取っている．したがって**血液循環**は誕生前後でまったく異なっている．胎児の血液循環を図に示す．重要な点は，胎盤への循環があるということと，肺への循環が少ないということである．

胎盤と胎児とは臍帯で結ばれている．臍帯中には2本の**臍動脈**と1本の太い**臍静脈**とがある．**胎児循環**で動脈血が流れているのは臍静脈だけである．心房中隔には**卵円孔**があいており，大部分の血液は右心房から左心房に流れる．さらに**ボタロー管**（動脈管ともいう）が肺動脈と大動脈とを結んでおり，肺動脈の大部分の血液は大動脈に流れる．大動脈からの血液の一部は臍動脈経由で胎盤に行き，酸素と栄養を受け取って臍静脈経由で戻ってくる．

出生直後に臍帯血行は止まり**肺呼吸**が始まる．するとすみやかに卵円孔とボタロー管は閉鎖して，成人と同じ血液循環になる．

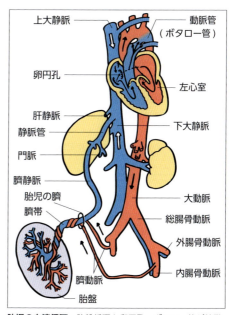

胎児の血液循環　胎盤循環と卵円孔・ボタロー管が特徴的．動脈・静脈の中を必ずしも動脈血・静脈血が流れているわけではない点に注意

 説明できるようになろう
Check

ヒトの妊娠期間　胎盤の役割　臍帯の血管　卵円孔　ボタロー管

章末問題

> **管理栄養士国試既出問題（一部改変）**

女性生殖器に関する記述である．正しいものの組み合わせはどれか．
- a．卵巣の皮質には血管網が発達し，髄質には種々の発達段階の卵胞が見られる．
- b．卵子は卵管膨大部で受精すると，分裂を繰り返しながら子宮に移動して着床する．
- c．子宮内膜は表層の機能層と深層の基底層から成り，受精卵の着床がないときは機能層が剥離する．
- d．卵巣から分泌されるエストロゲンは卵胞の発育を，プロゲステロンは排卵と子宮内膜の肥厚をそれぞれ促す．

  1. a, b　　2. a, d　　3. b, c　　4. c, d

解説　a．皮質に卵胞があり，髄質は血管網が発達している　b．正しい　c．正しい　d．卵胞の発育を促進するのは卵胞刺激ホルモン，排卵を誘発するのは卵胞刺激ホルモンと黄体形成ホルモン
答え　[3]

> **准看護師試験既出問題**

次のうち，誤っているものはどれか．
1．女性は，44本の常染色体と XY の性染色体をもつ．
2．臍帯は，胎児に酸素と栄養素を送り，胎盤に炭酸ガスと老廃物を送る．
3．受精卵が子宮に着床後，約40週で胎児は成熟する．
4．精巣は，男性ホルモンの分泌と精子の産生という2つの機能をもつ．

解説　1．XY ではなく XX 染色体をもつ　2．正しい　3．正しい　4．正しい
答え　[1]

> **看護師国試既出問題**

胎児循環で誤っているのはどれか．
1．主肺動脈と下行大動脈との間に動脈管が存在する．
2．肺血管は拡張している．
3．右心房からの血流は卵円孔を通って左心房に達する．
4．静脈管は臍静脈からの血液が流れる．

解説　1．正しい　2．胎児はまだ肺呼吸をしておらず肺血流は少ないので肺血管は収縮している　3．正しい　4．正しい
答え　[2]

説明できるようになろう ≫ 解答例

第1章 生命

人体の構成
組織：ある目的のためにそれに適した細胞が集まったもの
器官：組織の集合体．肉眼で見えるレベル．肝臓，骨など
臓器：心臓や肝臓などの特定の器官

細胞
原核細胞：一般の細菌のように核をもたない細胞のこと
真核細胞：ヒトの細胞のように核をもった細胞のこと
細胞質：核以外の部分
細胞小器官の例：ミトコンドリア，小胞体，ゴルジ体，リボソーム，顆粒など

細胞分裂
エキソサイトーシス（開口分泌）：分泌小胞の膜が細胞膜と融合することにより小胞の内容物が細胞外に放出される
エンドサイトーシス（飲食作用）：細胞膜が陥入し小胞がつくられる際に小胞内に細胞外の物質が取り込まれる
有糸分裂：真核細胞の分裂様式，p.7の図を参照

上皮1
3つの胚葉：内胚葉・中胚葉・外胚葉．内胚葉からは消化器系と呼吸器系，中胚葉からは心臓血管系，血球，骨，筋肉など，外胚葉からは皮膚と神経系ができる
4つの組織：上皮組織，支持組織，筋組織，神経組織

上皮2
上皮組織の存在場所：体や体腔の表面
基底膜：上皮組織と非上皮組織を隔てている線維性の膜
上皮の例を2つ：重層扁平上皮，単層円柱上皮など
外分泌腺の構造：導管と分泌細胞から構成．いずれも単層上皮

器官
器官系：あるはたらきを効率よく行うための複数の器官の集合体

皮膚1
皮膚のおおまかな構造：表皮，真皮，皮下組織からなる．p.15の図を参照
表皮の細胞を2つ：角化細胞とメラノサイト
皮膚の色素：メラニン．メラノサイトがつくり角化細胞に渡す

皮膚2
1度・2度・3度熱傷：皮膚への損傷の深さによって分類される．真皮層にある毛根・汗腺の細胞が残っていれば表皮の再生は可能
汗腺を2つ：エクリン汗腺，アポクリン汗腺
発汗の誘因を3つ：温熱性発汗，精神性発汗，味覚性発汗
アポクリン汗腺の場所：腋窩など

恒常性・生体リズム
恒常性の維持：体内の状況を一定に保つこと
概日リズム：睡眠/覚醒のように1日周期の生体リズムのこと

第2章 血液

体液と血液
細胞内液の主成分：K^+
細胞外液の主成分：Na^+
血漿の主成分：Na^+
血漿：血液の液体成分
ヘマトクリット：血液で血球成分が占める割合

浸透圧
アルブミンの特徴3つ：p.24の表を参照のこと
浸透圧：粒子の分布が均一になろうとする力
膠質浸透圧：血漿蛋白質により生じる浸透圧

浮腫と脱水
アルブミン低下の原因3つ：肝臓の異常，腎臓の異常，栄養状態の低下
アシドーシス：血液のpHが酸性側に傾くこと
アルカローシス：血液のpHがアルカリ性側に傾くこと
脱水：体液や体液中の電解質が不足した状態

血球
分化：細胞が目的に応じた細胞に変身していくこと
成熟：細胞が目的の能力を得ていくこと
血球の種類：赤血球，白血球，血小板
白血球の種類：好中球，好酸球，好塩基球，単球，リンパ球
血液幹細胞：増殖能にすぐれどんな血球にも分化可能な細胞

赤血球 1

造血の場所：骨髄
赤血球の形の長所：表面積が多くかつ変形能にすぐれている
赤血球の産生と分解の場所：骨髄でつくられて脾臓でこわされる

赤血球 2

Ht・Hb・赤血球数の基準値（単位も）：p.32 の表を参照
赤血球産生に必要なもの：鉄，ビタミン B_{12}，葉酸，エリスロポエチン
ヘモグロビンの分解産物：ビリルビン．なお鉄は再利用する

白血球と免疫 1

免疫とは：非自己の認識とその排除
単球とマクロファージの関係：血液中の単球が組織に住みついたものがマクロファージ

白血球と免疫 2

リンパ球の種類を 2 つ：T リンパ球，B リンパ球
アレルギー：本人にマイナスの結果をもたらす免疫反応のこと
気管支喘息を引きおこす主役の細胞：肥満細胞

血液凝固 1

血小板数：15〜40 万個/μL
血清：血餅からしみだしてきた液体

血液凝固 2

血液凝固に重要なイオン：カルシウムイオン
凝固因子をつくっている臓器とそれに必要なビタミン：肝臓とビタミン K
抗凝固物質の例：ヘパリン
線溶：凝固した血液が再び液体になる現象

血液型

臨床上重要な血液型分類法 2 つ：ABO 式と Rh 式
クロスマッチングテスト：輸血時に必ず行う交差適合試験のこと
D 型赤血球：Rh^+ ということ

第3章 循環

心臓の構造 1

心臓の部屋・弁・動静脈の名前と血液の流れ：大静脈→右心房→三尖弁→右心室→肺動脈弁→肺動脈→（肺）→肺静脈→左心房→僧帽弁→左心室→大動脈弁→大動脈
乳頭筋のはたらき：腱索をひっぱる

心臓の構造 2

収縮期圧と心室・心房の壁の厚さ：左心室は収縮期圧が最も高く，したがって左心室壁が最も厚い
1 回拍出量：およそ 70 mL

冠動脈

栄養血管の例を 3 つ：心臓の冠動脈，肝臓の肝動脈，肺の気管支動脈
冠動脈の名称：右冠動脈と左冠動脈，左冠動脈はさらに左前下行枝と左回旋枝に分かれる
冠動脈血流の周期：冠動脈の血液は拡張期に流れる
終動脈：側副血行路のない動脈
狭心症と心筋梗塞：冠動脈が狭くなったのが狭心症，つまったのが心筋梗塞

心周期

Ⅰ音とⅡ音：房室弁の閉じる音がⅠ音，半月弁の閉じる音がⅡ音
安静時と運動時の心拍出量：安静時は約 5 L/分，運動時は約 20 L/分

心拍リズム

ペースメーカー：収縮命令の発信所
洞結節：心臓でのペースメーカー
刺激伝導系：洞結節からの収縮指令を伝える経路
不整脈：数やリズムが異常な脈
心室細動：最も恐ろしい死に直結する不整脈．p.55 参照

心電図

心電図の基本波形：PQRST 波からなる．p.56 の図を参照
心電図で 12 誘導をとる理由：心臓を立体的に 12 の方向から観察し，病変部の全体像を知るため

血圧

収縮期血圧と拡張期血圧：心室の収縮期の最高血圧と心室の拡張期の最低血圧

血圧と血流量

血流量と血圧と血管抵抗の関係：血流量＝血圧÷血管抵抗
高血圧の害：動脈硬化を引きおこす
冠動脈血流の周期：冠動脈の血液は拡張期に流れる

第4章 呼吸

気道1

気道の構造：p.64の図を参照
気道のはたらき3つ：
　1）吸気のほこりをとる
　2）吸気に温度と湿度を与える
　3）発声
口蓋：鼻腔と口腔の仕切り
硬口蓋と軟口蓋：口蓋で骨があるところが硬口蓋，骨がないところが軟口蓋

気道2

副鼻腔を4つ：上顎洞・前頭洞・蝶形骨洞・篩骨洞
蝶形骨洞の奥にあるもの：下垂体
咽頭部の嚥下時の変化：軟口蓋と喉頭蓋が気道をふさぐ

気道3

嗄声：声の音質の異常
声帯の支配神経：反回神経
気管支平滑筋の作用：収縮により気管支を狭くし，痰を出しやすくする

胸郭

胸郭を形成しているもの：胸骨，胸椎，肋骨など
肋骨の数：左右に12本ずつ
縦隔にあるもの：気管，心臓，大動脈，大静脈，食道，胸腺，胸管など
肺葉の数：右3葉，左2葉，合計5葉
気道異物が右葉に入りやすい理由：右気管支のほうが分岐の角度が小さく直線的でかつ短いため
吸息の原動力：横隔膜と外肋間筋の収縮による胸郭容積の増大

呼吸筋

胸郭容積を増やすには：横隔膜が収縮すると胸郭が上下に伸び，外肋間筋が収縮すると胸郭は横方向に広がる
外肋間筋と内肋間筋のはたらき：外肋間筋の収縮は胸郭を横方向に広げ，内肋間筋の収縮は胸郭を横方向にせばめる

横隔膜の支配神経：横隔神経
肋間筋の支配神経：肋間神経

呼吸機能

内呼吸：細胞レベルでの酸素取り込みと二酸化炭素排出
外呼吸：肺を用いた個体レベルでの酸素取り込みと二酸化炭素排出
肺機能の3大要因：1）換気，2）ガス交換，3）血流分布

呼吸の制御

呼吸の程度と血液中の二酸化炭素量との関係：反比例
血液中の二酸化炭素量とpHとの関係：反比例
正常の動脈血のpH値：7.4
アシドーシス：血液のpHが酸性側に傾くこと
アルカローシス：血液のpHがアルカリ性側に傾くこと
呼吸中枢の場所：延髄網様体
呼吸制御の要因：動脈血中の二酸化炭素量

肺機能検査

死腔：ガス交換にあずからない部分の容積
肺活量：最大に息を吸った状態から息を全部はいたときに出てきた量
1秒量：最大に息を吸った状態から最大限の努力で速くはき出したときの開始から1秒間にはき出せた呼気の量

第5章 消化

口腔

乳歯と永久歯の種類と本数：乳歯は切歯8本，犬歯4本，小臼歯8本の計20本．永久歯はこれに大臼歯12本が加わり計32本
咀嚼筋：咬筋や側頭筋などの下顎を動かす筋肉
唾液腺名：耳下腺，舌下腺，顎下腺
唾液の酵素：唾液アミラーゼ．デンプンを麦芽糖にする
頸部の筋肉の代表を1つ：胸鎖乳突筋，p.83の図参照

食道・胃

縦隔：胸郭の中央部分．気管，食道，心臓，大動脈，上大静脈，胸管，胸腺などが存在している
食道の外層と筋肉と粘膜：外層は外膜，筋肉は上部は横紋筋，下部は平滑筋，中部は両者が混在，粘膜は重層扁平上皮
胃の主要部位の名称：p.85の図参照

胃液

胃液の主成分：ペプシンと胃酸と粘液
胃液分泌を亢進させる物質 3 つ：アセチルコリン，ガストリン，ヒスタミン
胃酸を細胞外に排出している蛋白質名：プロトンポンプ

腸 1

小腸の 3 部分：十二指腸，空腸，回腸
腸の表面積を広くするしくみ：輪状ヒダと絨毛と微絨毛
膜消化：微絨毛表面で行われている消化のこと

腸 2

腸の平滑筋層：内層は輪状筋，外層は縦走筋
腸の運動の種類：蠕動運動と分節運動
大腸から小腸への逆流を防ぐしくみ：小腸は大腸のよこっ腹に直角に接続し，さらに回盲弁がある

腸 3

大腸の構造と腸間膜：盲腸，上行結腸，横行結腸，下行結腸，S 状結腸，直腸．このうち横行結腸と S 状結腸が腸間膜をもっている
大腸での消化吸収：腐敗や発酵，水分の吸収
便の成分：食物残渣，粘液，細菌，水分など
肛門部の括約筋：平滑筋（内肛門括約筋）と骨格筋（外肛門括約筋）

腹膜

腸間膜：腸管の移動性を保つための膜．内部に血管やリンパ管があり，表面は腹膜で覆われている
大網：腸における腸間膜に相当し，胃の大彎からエプロンのように腸の前に垂れさがった後，腹膜腔の後壁に至る
腹膜腔：腹膜で囲まれた空間．内部には胃腸などがある．腹壁内腔表面は腹膜に覆われている
腹膜：胃腸や腹膜腔内面を覆っている膜．1 層の細胞からなる

十二指腸と膵臓

十二指腸の位置：p.96 の図を参照
膵管と十二指腸の位置関係：p.97 の図を参照

膵液と胆汁 1

膵液分泌を促すホルモン名と分泌源：コレシストキニンとセクレチン，両者とも十二指腸から分泌される
胆汁の主成分を 4 つ：胆汁酸，ビリルビン，コレステロール，リン脂質

胆嚢を収縮させるホルモン名と分泌源：コレシストキニン，十二指腸から分泌される

膵液と胆汁 2

胆汁の作用：脂質の吸収をたすける
胆石の主成分：コレステロールもしくはビリルビン
腸肝循環：肝臓→胆汁→腸→門脈→肝臓と回ること，胆汁酸が代表

肝臓の構造と代謝

肝臓に出入りしている管：肝門部に肝動脈・門脈・胆管，肝後面に肝静脈
二日酔いの原因物質：アセトアルデヒド

肝機能検査

肝障害時に血中 AST が上昇する理由：肝細胞内の AST が細胞内から血中に逸脱してくるため

ビリルビン

ビリルビンの種類：非抱合型ビリルビンと抱合型ビリルビン
黄疸：血液中にビリルビンが増加して体が黄色くなること

腹部の脈管 1

腹部大動脈のおもな枝：上から順に腹腔動脈，上腸間膜動脈，左右の腎動脈，下腸間膜動脈
門脈のおもな枝の名前：上腸間膜静脈，下腸管膜静脈，脾静脈
門脈の吻合部：食道下部

腹部の脈管 2

腹部のリンパの流れ：下半身のリンパと集合して胸管を上行し，左静脈角で静脈内に注ぐ
リンパ節転移：胃に発生した癌細胞はリンパ管に侵入し，リンパの流れにのって腹部のリンパ節を順次伝わっていく

栄養 1

同化と異化：生体物質の合成が同化，分解が異化
三大栄養素のエネルギー量：糖質と蛋白質は 4 kcal/g，脂質は 9kcal/g

栄養 2

代表的な単糖類，二糖類，多糖類を 3 つずつ：ブドウ糖・果糖・ガラクトース，麦芽糖・しょ糖・乳糖，でんぷん・

グリコーゲン・セルロース
糖代謝の 2 つのステップ名と場所：解糖系（細胞質）とクエン酸回路（ミトコンドリア）
代表的な脂質を 3 つ：中性脂肪，リン脂質，コレステロール

栄養 3

アミノ酸代謝時の窒素のゆくえ：アンモニアとなるが肝臓で尿素につくりかえられ腎臓から捨てられる
基礎代謝量：覚醒した状態での安静仰臥時のエネルギー消費量
基礎代謝量に影響するホルモン：甲状腺ホルモン
理想的な抗肥満食：蛋白質，ビタミン，ミネラル量は減らさずにエネルギー量だけ減らす
特異動的作用：食後にエネルギー代謝が亢進する現象

第6章 腎臓

泌尿器の構造

腎臓の位置：後腹膜腔
腎門を通るもの 3 つ：腎動脈，腎静脈，尿管

尿路のしくみとネフロン

尿路の名称：尿管，膀胱，尿道
尿路を外界の細菌から守るしくみを 2 つ：尿の流れが一方通行，残尿がない
ネフロンの構造：糸球体，糸球体嚢，近位尿細管，ヘンレループ，遠位尿細管，集合管
原尿（濾液）：糸球体で濾過された液体

尿の生成 1

糸球体で濾過されるもの 3 つ：水，ナトリウムイオン，グルコース
糸球体で濾過されないもの 2 つ：血清アルブミン，赤血球
糸球体濾過のエネルギー源：血圧

尿の生成 2

蛋白尿の蛋白質：糸球体で濾過されてしまった血清アルブミン

腎機能

尿の主な成分 7 つ：水，ナトリウム，カリウム，酸，尿素，尿酸，クレアチニン
尿細管の機能：再吸収

腎機能の指標：糸球体濾過量
1 日尿量：およそ 1〜1.5 L

腎臓と血圧

腎臓の尿生成以外の作用を 3 つ（次項とあわせて）：
1．レニンを分泌して血圧を上げる

腎臓と貧血

腎臓の尿生成以外の作用を 3 つ（前項とあわせて）：
2．エリスロポエチンを分泌して造血を促進する
3．ビタミン D の活性化を行いカルシウム代謝を調節する

尿路

尿意の原因：膀胱壁の緊張度
残尿と細菌繁殖：残尿があると細菌が繁殖しやすい
蓄尿と排尿のしくみ：蓄尿時は膀胱壁は弛緩し括約筋は収縮する．排尿時は膀胱壁は収縮し括約筋は弛緩する

第7章 運動系

人体の概要 1

右季肋部：p.139「腹部の名称」図参照
心窩部：みずおちの部分，p.139「腹部の名称」図参照
左側臥位：p.139「体位」図参照

人体の概要 2

矢状面：正中面に平行な面，p.140「人体の断面」図参照
屈曲と伸展：関節角度が小さくなる方向の運動が屈曲，逆が伸展

運動器

二頭筋：筋頭が 2 つある骨格筋
顔面の筋肉の特徴：皮膚に付着し表情を形成
括約筋：管を絞めるはたらきをする輪状の筋
靭帯：強靭な帯状の結合組織で骨や内臓の位置を支えている

骨 1

主な骨の名称：p.144 の図を参照
骨の局所の名称：p.145 の図を参照
骨盤を形成する骨を 2 つ：寛骨と仙骨

骨 2

骨の種類を 2 つ：長骨と扁平骨
骨の作用：からだを支えたり動かす，内臓の保護，カルシウムの貯蔵庫，造血
骨単位：ハバース管を中心にした骨細胞と細胞外成分の集団
軟骨の主成分：軟骨細胞とコンドロイチン硫酸などからなる細胞外成分

骨 3

骨の細胞：基本は骨細胞．骨芽細胞が骨をつくり，破骨細胞が骨をこわす
骨粗鬆症：骨のカルシウム量が減り骨がもろくなる病気．閉経後の女性に多い
縫合：頭蓋骨のような骨の連結様式．わずかな結合組織を介している

関節

関節の構造：p.150 の図を参照
上腕二頭筋：主な作用は前腕の屈曲．力こぶをつくる
上腕三頭筋：主な作用は前腕の伸展．上腕二頭筋の拮抗筋
球関節：肩関節のように，一方の骨が球面で可動域が広い関節

筋肉 1

主な骨格筋：p.152～153 の図を参照

筋肉 2

筋肉の主な構成蛋白質：アクチンとミオシン
筋収縮のしくみ：アクチン線維とミオシン線維とがお互いに滑り込んで長さが短くなる
骨格筋の構成：骨格筋は筋束から，筋束は筋線維から，筋線維は筋原線維から，筋原線維はミオシン線維とアクチン線維からできている

筋肉 3

骨格筋細胞：骨格筋線維ともいい，多核で細長く横紋をもつ
赤筋線維：ミトコンドリアが多く持続力にすぐれている
白筋線維：瞬発力にすぐれているが疲労しやすい

筋肉 4

等張性収縮：一定の負荷に対して筋長が短縮する収縮
等尺性収縮：筋長が変化しない収縮
神経筋接合部：神経と筋肉との接点．骨格筋の場合の神経伝達物質はアセチルコリン
クレアチン：筋肉細胞内でクレアチンリン酸という形でエネルギーを貯蔵
クレアチニン：クレアチンの代謝産物

四肢 1

上肢の主な骨：上腕骨，橈骨，尺骨，p.160 の図参照
上肢の動脈：上腕動脈，橈骨動脈，尺骨動脈，p.160 の図参照
上肢の神経：正中神経，橈骨神経，尺骨神経，p.161 の図参照
上肢の神経が支配する筋肉：正中神経は手の屈筋，尺骨神経は指の屈筋，橈骨神経は手と指の伸筋

四肢 2

下肢の主な骨：大腿骨，脛骨，腓骨，p.162 の図参照
下肢の動脈：大腿動脈，膝窩動脈，足背動脈，p.162 の図参照
下肢の静脈：大腿静脈，大伏在静脈，p.162 の図参照
下肢の神経：大腿神経，坐骨神経，p.163 の図参照

筋と神経

橈骨神経の作用（運動線維のみ）：手と手指の伸展

腔 1

動きのある臓器の例：胃，腸，子宮，膀胱，肺，心臓など

腔 2

腹膜腔と腹膜の関係：腹膜腔内面は壁も臓器表面もすべて腹膜で覆われている

画像診断 1

X 線を透過しやすいものと透過しにくいもの：透過しやすいものは空気，やや透過しやすいものは水（内臓・筋肉・血管など），透過しにくいものはカルシウム（骨や歯），まったく透過しないものは金属
X 線造影剤の主成分：バリウムやヨード

画像診断 2

断層像：体をある平面で切った場合の断面像
MRI 撮影時に必要なもの：強い磁場
エコー：超音波を用いた検査法

第8章 神経

ニューロン

ニューロンの基本構造：細胞体，樹状突起，軸索からなる．模式図をかけるようになっておくこと
髄鞘：軸索を取り囲んでいる細胞，髄鞘があると伝達速度が速くなる

シナプス

シナプス伝達のしくみ：軸索末端から神経伝達物質が放出され，次の細胞がこの神経伝達物質を受け取る
交感神経と副交感神経の神経伝達物質：節後線維末端において交感神経はノルアドレナリン，副交感神経はアセチルコリン
グリア細胞：中枢神経でニューロンを支えている細胞．中枢神経では髄鞘もグリア細胞からなる

末梢神経系

中枢神経系：脳と脊髄のこと
末梢神経系：脳と脊髄から出ている神経の総称
脳神経：脳から出ている末梢神経
脊髄神経：脊髄から出ている末梢神経

自律神経系 1

知覚神経：知覚を中枢神経に伝えている神経
運動神経：骨格筋を動かす神経
自律神経：内臓のはたらきなどを調節している神経
体性神経：自律神経以外の末梢神経．運動神経と知覚神経のこと
自律神経が支配する臓器組織：骨格筋と脳脊髄以外のほとんどの臓器組織

自律神経系 2

交感神経作用の例：心収縮力増強，心拍数増加，血管収縮，血圧上昇，気管支拡張，立毛筋収縮，発汗，散瞳，消化器沈静化
副交感神経作用の例：心拍数減少，血管拡張，血圧低下，気管支縮小，縮瞳，消化液分泌亢進，消化管運動亢進，排尿，排便
自律神経節後線維の末端から放出される伝達物質：交感神経はノルアドレナリン，副交感神経はアセチルコリン

中枢神経系 1

中枢神経系のなりたち：p.186 の図を参照
脳幹：中脳，橋，延髄のこと．生命維持に必要な中枢がある

中枢神経系 2

大脳半球の葉：大脳半球は前頭葉，頭頂葉，後頭葉，側頭葉の４つの部分にわけられる
古皮質と新皮質：古皮質は摂食や生殖，新皮質は思考を担当
白質と灰白質：白質は白色で神経線維の集団，灰白質は灰白色で神経細胞体の集団
神経核：中枢神経に存在する神経細胞体の集団
大脳基底核：大脳深部にある神経核の集団

中枢神経系 3

小脳の機能：体の平衡バランスやじょうずな運動に関与
髄液：脳室とくも膜下腔とを満たしている透明の液体
くも膜下腔に針をさす場合：腰椎部を穿刺する．その部位には脊髄はないため
血液脳関門：血液中の物質を取捨選択して脳へ取り込むバリアー

大脳皮質

大脳皮質の機能局在：大脳などで場所により機能が異なっていること
ことばの理解と形成：耳や目で得た言語情報は，ウェルニッケの領域で言語の理解や知性の処理を受け，さらにブローカの領域でことばとして形成される

運動路

錐体路：骨格筋を動かすメインの神経路
錐体外路：骨格筋を動かす補助的な神経路．運動をじょうずに行わせる．大脳基底核が関与

脳血管・髄膜

脳へ血液を供給している４本の動脈：左右の内頸動脈，左右の椎骨動脈
髄膜の構造：内側から軟膜，くも膜，硬膜
脳卒中：脳梗塞，脳内出血，くも膜下出血の総称

知覚

閾値：反応をおこさせる刺激の最低量
皮膚感覚の種類：触圧覚，痛覚，温覚，冷覚
視床：大脳にある大きな灰白質で知覚の中継点

眼球

眼球の基本構造：p.200 の図を参照のこと
強膜：眼球壁の最外層の強靭な膜，前方は角膜となる
ぶどう膜：眼球壁の中層．脈絡膜，毛様体，虹彩の３つ

虹彩：ドーナツ型の不透明の膜
瞳孔：虹彩に囲まれた円形の小孔，光の通り道
水晶体：凸レンズ様構造物，厚さが変化し調節を行う
毛様体：水晶体を支え，水晶体の厚さを変化させる

視覚 1

網膜の基本構造：p.202 の図を参照
眼底検査でわかるもの：網膜脈絡膜だけでなく血管や視神経もみえるため，高血圧，糖尿病，脳病変の程度などもわかる

視覚 2

杆体と錐体：網膜にある光受容体．杆体は感度が高いが色は識別できず，錐体は感度は低いが色を識別できる
暗順応：暗い場所にいると光感受性が増大すること
網膜中心窩：視力発生に最も大切な部位，錐体のみが密集している
外眼筋：眼球外にある骨格筋．眼球の向きを変える
内眼筋：眼球内にある平滑筋．瞳孔括約筋，瞳孔散大筋，毛様体筋のこと

耳

外耳の機能：音を集める
耳小骨の連結：鼓膜-ツチ骨-キヌタ骨-アブミ骨-蝸牛窓とつながっている
内耳の機能：蝸牛は聴覚，前庭と半規管は平衡覚を担当．前庭は重力加速度を感知し半規管は角加速度を感知する
内耳への神経：内耳神経（第 8 脳神経）を介す

めまい・味覚・嗅覚

めまいの原因を 2 つ：内耳の異常，中枢神経系の異常
味蕾：味覚受容器，味細胞をもつ
嗅覚の伝わり方：嗅神経を介して伝わる．視床を経由しない

恒常性の維持

恒常性の維持：生体を安定した一定状態に保つこと．内分泌系と神経系が大きく関与している
上位ホルモン：別の器官にあるホルモン分泌を抑制するホルモン．上位ホルモンの制御によって下位ホルモンが分泌される
視床下部から分泌されるホルモンと作用：p.217 の表を参照
二次性徴の引き金：脳の成熟

下垂体

トルコ鞍：下垂体がおさまっている蝶形骨のくぼみ
下垂体から分泌されるホルモン：p.217 の表を参照

甲状腺・副甲状腺・副腎髄質

甲状腺の位置：気管上部前面
甲状腺ホルモン：代謝亢進作用．T_3 と T_4 とがある．ヨウ素を含む．TSH により分泌調節を受ける
甲状腺機能亢進症：甲状腺ホルモンが過剰な状態．代謝が活発になりすぎ，高血圧，高血糖，やせなどを示す．バセドウ病が代表
甲状腺機能低下症：甲状腺ホルモン分泌が不足した病態．小児の場合をクレチン症，成人の場合が粘液水腫
副甲状腺：甲状腺の裏側にある小さな 4 個の内分泌腺
パラトルモン：上皮小体から分泌されるホルモン．骨を溶かし，腸の Ca 吸収促進，腎臓の Ca 排泄抑制で血中 Ca 濃度を上昇させる
副腎髄質ホルモン：アドレナリン．交感神経興奮時に分泌．心臓収縮増強，血管収縮，気管支拡張などをおこす

副腎皮質と膵臓

副腎皮質ホルモン：糖質コルチコイド，電解質コルチコイド，男性ホルモンがあり，いずれもステロイドホルモン．糖質コルチコイドは血糖上昇，抗アレルギー作用などをもつ
膵島：膵臓の内分泌を担当する細胞の集合体．膵臓全体に約 100 万個存在する
B 細胞：膵島に存在しインスリンを分泌する

第 9 章 内分泌

内分泌腺

外分泌腺と内分泌腺の同じ点：分泌顆粒がある，小葉構造をもつ
外分泌腺と内分泌腺の異なる点：前者は管で外界に通じている．後者に管はない．前者は外界に分泌し，後者は血液中に分泌する

糖尿病とインスリン

血糖値：血液中のブドウ糖濃度のことで，およそ 100 mg/dL
低血糖：脳はエネルギー源にグルコースのみを利用するので，低血糖ではニューロンがうまくはたらかず意識消失等をおこす
血糖値を変動させるホルモン：低下はインスリンのみ．上昇はグルカゴン，糖質コルチコイド，アドレナリン，甲状

腺ホルモン，成長ホルモンなど
糖尿病：インスリンが絶対的もしくは相対的に不足して高血糖が続く病態

第10章 生殖

男性生殖器

男性生殖器の構造：p.226の図を参照
男性生殖器の役割：精子をつくりその精子を女性生殖器に渡すこと
精巣の機能：精子産生と男性ホルモン産生
精液の分泌源：精嚢，前立腺，カウパー腺など
精子の輸送経路：精巣→精巣上体→精管→射精管→尿道

女性生殖器1

女性生殖器の構造：p.228の図を参照
女性生殖器の役割：卵子をつくり受精させ，その受精卵を育て，胎児を無事外に出すこと
ダグラス窩：直腸子宮窩のことで腹膜腔の最も下に位置する

女性生殖器2

女性内性器の構造：p.230の図を参照
子宮体部と子宮頸部の機能：子宮体部は胎児を育てるところ，子宮頸部は胎児の通り道

女性ホルモン

卵胞：卵子とそのまわりを取り囲む細胞集団，エストロゲンを分泌する
黄体：排卵後卵胞の細胞集団が黄色く変化したもの，プロゲステロンを分泌する．そのままでは寿命は2週間
エストロゲン：妊娠を成立させるようにはたらく女性ホルモン．たとえば子宮内膜を厚くする
プロゲステロン：妊娠を維持させるようにはたらく女性ホルモン．たとえば子宮内膜の血管増殖など．基礎体温上昇作用もある

性周期

性周期：月経開始日から次の月経開始の前日までの期間．ホルモン分泌や子宮内膜などの変化や排卵を伴う
基礎体温：早朝覚醒時に口腔内で測定する．プロゲステロンにより上昇するため卵巣機能の評価などに利用できる
受精の場所：卵管内

妊娠

ヒトの妊娠期間：280日(40週)
胎盤の役割：胎児に酸素や栄養を供給，ホルモン分泌
臍帯の血管：2本の臍動脈と1本の臍静脈，臍静脈には動脈血が流れる
卵円孔：心房中隔の孔．右心房から左心房に流れる．出生直後に閉鎖
ボタロー管：肺動脈の血液を大動脈に流す管．出生直後に閉鎖

さくいん

■数字・ギリシャ文字・英字

1α, 25-ヒドロキシビタミン D_3　133
Ⅰ音　52
1回拍出量　49
1度熱傷　17
1秒率　79
1秒量　79
Ⅱ音　52
2点識別能　204
2度熱傷　17
Ⅲ音　52
3度熱傷　17
Ⅳ音　52
12誘導心電図　56

α細胞　221
β細胞　221
γ-GTP　105

ABO式血液型　42
AB型　42
ACE　131
ACTH　217, 220
ADH　103, 129, 217
ADP　159
ALB　105
ALDH　103
ALP　105
ALT　104, 105
AST　104, 105
ATP　5, 113, 157, 159
A型　42
A細胞　221
BMR　117
B型　42
B細胞　221
Bリンパ球　36
C　144, 181
CCK　98
ChE　105
Co　181
CRH　217
CT　172
C胆汁　99
D-Bil　105
DIP関節　161
DIT　117
DM　223
D型　42
ECHO　172
EPO　29, 133
ES細胞　8, 9
FSH　217, 227
GFR　129
GH　217
GnRH　217
Hb　32
hCG　237
Ht　23
I-Bil　105
J　113
kcal　113
L　144, 181
LAD　50
LCx　50
LDH　105

LH　217, 227, 237
MP関節　161
MRI　172
NH_3　105
O型　42
pH　27
PIP関節　161
PRL　217
PT　105
PTH　219
──の機能　218
P波　56
QRS波　56
Q波　56
RBC　28
RCA　50
Rh^-　42
Rh^+　42
Rh式血液型　42
RI　173
R波　56
S　144, 181
SDA　117
SLE　37
S状結腸　92
S波　56
T-Bil　105
T_3　218
T_4　218
TAG　115
TCA回路　115
TG　115
Th　144, 181
T_m制限性　127
TRH　217
TSH　217
T波　56
Tリンパ球　36
VR法　173
WBC　28
X線撮影　170

■あ

垢　14
アキレス腱　153
悪性黒色腫　15
アクチン　154
足　138
──の骨　163
足首　138
味細胞　209
味物質　209
アシドーシス　27, 77
アスパラギン酸アミノトランスフェラーゼ　105
汗　17
アセチルコリン　87, 98, 179, 185
アセトアルデヒド　103
圧迫骨折　148
圧迫障害　164
アデノイド　64, 67
アデノシン三リン酸　5
アトピー性皮膚炎　37
アドレナリン　223
アブミ骨　206
アポクリン汗腺　15, 16

甘味　209
アミノ基　116
アミノ酸　116
アミラーゼ　114
アミル　114
アラニンアミノトランスフェラーゼ　105
アルカリフォスファターゼ　105
アルカローシス　27, 77
アルコール脱水素酵素　103
アルデヒド脱水素酵素　103
アルドステロン　129, 131, 220
アルブミン　24, 26, 105
アレルギー　37
アレルギー性鼻炎　37
アンジオテンシノゲン　131
アンジオテンシン　131
アンジオテンシンⅠ　131
アンジオテンシンⅡ　131
アンジオテンシン変換酵素　131
アンモニア　105, 116

■い

胃液　86
イオンチャネル　176
異化　112
胃潰瘍　87
胃角　84, 85
閾値　198
移行上皮　121
胃酸　86
胃小窩　85
胃切除　96
胃体　84, 85
一次卵胞　232
逸脱酵素　104
胃底　84, 85
胃の構造　85
陰核　228
陰核包皮　228
陰茎　226
飲作用　6
飲食作用　6
インスリン　221, 223
咽頭　64, 65, 67
咽頭扁桃　64, 67
陰嚢　226
インベルターゼ　114

■う

ウィリス動脈輪　196
ウィルヒョウリンパ節　111
ウェルニッケの領域　193
う歯（齲歯）　82
右心系　46
右心室　46
右心房　46
うま味　209
運動神経　182
運動線維　164
運動野　192
運動路　194

■え

永久歯　82
栄養血管　50
会陰　228
エウスタキオ管　65
腋窩　138
腋窩静脈　160
腋窩神経　161
腋窩動脈　160
液性免疫　36
エキソサイトーシス　6
えくぼ　143
エクリン汗腺　15, 16
エコー　172
エストロゲン　232, 233
エタノール　103
エチルアルコール　103
エナメル質　82
エリスロポエチン　29, 33, 133
遠位　140
遠位指節間関節　161
遠位尿細管　123
嚥下　67, 82
遠視　201
遠心性線維　182
遠心路　199
延髄　187
延髄網様体　77
エンドサイトーシス　6
塩味　209

■お

横隔神経　73
横隔膜　72, 73
横行結腸　92
黄体　232, 234
黄体化ホルモン　217, 237
黄体形成ホルモン　217
黄体細胞　232
黄体ホルモン　232
黄疸　33, 107
嘔吐　85
黄斑　202, 205
横紋筋　156
凹レンズ　201
オキシトシン　215, 217
悪心　85
おたふくかぜ　83
オッディ括約筋　98
親知らず　82
オリゴペプチド　89
温覚　198
温熱性発汗　16, 17

■か

回　188
外陰　228
回外　141
外眼筋　205
概月リズム　19
開口分泌　6
外肛門括約筋　93, 143
外呼吸　74
外耳　206
概日リズム　19
外耳道　206

外性器 228
外旋 141
咳嗽 69
外側 140
外側溝 188
回腸 88
外腸骨静脈 162, 163
外腸骨動脈 163
外直筋 205
外転 141
外転神経 180
回転性めまい 208
解糖 115
解糖系 115, 157
回内 141
外尿道括約筋 135
外尿道口 228
概年リズム 19
海馬 193
外胚葉 8, 9
灰白質 189
外皮系 13
外鼻孔 66
外鼻腔 64
開腹時の正面図 94
灰分 113
外分泌細胞 212
外分泌腺 11, 212, 213
下位ホルモン 215
外膜 84
海綿質 146
海綿体 227
回盲弁 91
外肋間筋 72, 73
下咽頭 64, 67
カウパー腺 226
顔の筋肉 142
下顎骨 82
過換気症候群 27, 79
下気道 67
芽球 30
蝸牛 206, 207
蝸牛窓 206, 207
核 4, 7
角化細胞 14
顎下腺 83
角化層 14
角切痕 84
喀痰 69
拡張期血圧 59
角膜 200
下行結腸 92
下後腸骨棘 145
下肢 138
——の筋肉と支配神経 163
——の静脈 162
——の神経 163
——の動脈 162
——の骨 162
下斜筋 205
下垂手 165
下垂体 215, 216
下垂体後葉 217
下垂体前葉 217
下垂体ホルモン 217
ガス交換 75
ガストリン 86, 87, 99

下前腸骨棘 145
画像診断 171
下腿 138
下大静脈 102
肩関節 151
下腸間膜静脈 109
下腸間膜動脈 108
下直筋 205
滑液 150
滑車神経 180
滑膜 150
括約筋 143
果糖 114
可動域 151
下鼻甲介 64, 66
下鼻道 64, 66
下腹部 139
花粉症 37
下方 140
下葉 71
ガラクトース 114
顆粒 5
顆粒球 29
カルシウム 146
カルシトニン 219
肝炎 107
感覚 199
感覚細胞 198, 202
——の基本図 198
感覚受容器 198
感覚野 192
肝鎌状間膜 102
換気 75
換気効率 78
肝機能検査 104
肝機能検査項目 105
管球 170
眼球結膜 200
管腔内消化 89
眼瞼 200
眼瞼結膜 200
肝硬変 109
寛骨 144, 145, 162
環指 161
桿状球 35
管状骨 146
冠状縫合 149
肝静脈 102
関節 141
——の模式図 150
関節腔 150, 169
関節軟骨 150
間接ビリルビン 105, 106
関節包 143, 150
関節リウマチ 37
汗腺 16
肝臓 102
肝臓胆汁 99
杆体 202
眼底 202
眼底検査 202, 203
肝動脈 50, 102
冠動脈 50
カントリー線 102
肝斑 14
ガンマグルタミルトランスペ
  プチダーゼ 105

顔面 138
顔面神経 180, 209
肝門 102
眼輪筋 142, 143, 152

■き
キーゼルバッハ部位 64,
  66
記憶システム 193
気管 64, 71
器官 3
器官系 3, 12
気管支 71
気管支喘息 37, 69, 79
気管支動脈 50
気管支平滑筋 69
起始 142
基節骨 161
規則抗体 43
基礎体温 235
基礎代謝率 117
基礎代謝量 117
吃逆 73
拮抗筋 150, 151
基底膜 10
気道 64
キヌタ骨 206
機能血管 50
嗅覚 209
球関節 151
嗅神経 180, 209
嗅神経末端 64
求心性線維 182
求心路 199
吸乳反射 215
橋 187
仰臥位 139
胸郭 70
胸管 71, 110, 111
頬筋 83, 142
胸腔 167, 168
凝固 38, 39
凝固因子 41
胸骨 70, 144
狭窄症 47
胸鎖乳突筋 83, 152
胸式呼吸 73
胸神経 181
狭心症 51
胸水 71
胸腺 71
胸椎 70, 144, 180
峡部 218
胸部 138
胸部誘導 56, 57
胸膜 71
強膜 200, 202
胸膜腔 70, 71, 167
巨核球 29, 38
棘 145
虚血 51
距骨 163
近位 140
近位指節間関節 161
近位尿細管 123
筋原線維 155
近視 201

筋線維 155
筋束 155
筋組織 9
筋長 158
筋頭 142
筋肉系 12
筋尾 142
筋皮神経 161
筋腹 142

■く
空気の成分 76
空腸 88, 97
クエン酸回路 115, 157
屈曲 141
屈筋群 161
くも膜 196, 197
くも膜下腔 196, 197
くも膜下出血 197
グラフ 173
グラフィ 173
グラム 173
グリア細胞 179
グリコーゲン 114, 223
グリセリン 115
グリセロール 115
クリトリス 228
グルカゴン 221, 223
グルコース 114, 127
グルココルチコイド 220
クレアチニン 128, 159
クレアチニンクリアラン
  ス 129
クレアチン 159
クレアチンリン酸 159
クレチン症 218
グレリン 83
クロスマッチングテス
  ト 43
グロビン 32

■け
毛 15, 16
経口薬 109
経口避妊薬 233
脛骨 144, 162
形質細胞 29, 36
頸神経 181
頸神経叢 181
頸椎 144, 180
頸部 138
血圧 58, 60, 130
血液 22
血液型 42
血液幹細胞 28, 29
血液凝固 38
血液総ビリルビン濃度 106
血液脳関門 191
血管拡張 60
血管径 60
血管収縮 60
血管抵抗 60
血管内圧 58
血管内皮細胞 41
血管壁 25
血球 23, 28
血球成分 132

結合組織　9
血漿　23, 24, 38
　──のアルブミン濃度　24
　──の総蛋白質濃度　24
楔状骨　163
血漿成分　132
血小板　28, 29, 38
血清　38, 39
血清アルブミン　24, 124, 127
結節　145
結腸ヒモ　92
血糖値　222
血餅　38, 39
血餅退縮　39
結膜　200
血友病　41
血流分布　75
血流量　60
ケラチノサイト　14
ケラチン　14
腱　142
眩暈　208
原核細胞　4, 7
嫌気的解糖　157
肩甲骨　144, 160
言語中枢　193
腱索　47
剣状突起　73
原尿　123

■こ
溝　188
好塩基球　29
高温相　235
口蓋　65
口蓋垂　65
口蓋扁桃　65
睾丸　226
交感神経　184
交感神経活動亢進　185
交感神経優位　185
抗凝固　41
咬筋　82, 152
口腔　64
後脛骨動脈　162
高血圧　130
高血糖　222
抗原提示　35
硬口蓋　64, 65
虹彩　200, 201
交差適合試験　43
好酸球　29
鉱質コルチコイド　220
膠質浸透圧　25
恒常性の維持　18, 112, 214
甲状腺　71, 218
甲状腺右葉　218
甲状腺機能亢進症　218
甲状腺機能低下症　218
甲状腺左葉　218
甲状腺刺激ホルモン　217
甲状腺刺激ホルモン放出ホルモン　217
甲状腺ホルモン　117, 218
甲状軟骨　71, 218

合成糖質コルチコイド　220
交接器　226
口側　90
後側　140
酵素欠損症　43
抗体　36
叩打痛　120, 121
好中球　29, 35
喉頭　64, 67
喉頭蓋　64, 67
後頭骨　149
後頭葉　188
広背筋　153
後腹壁　96
後腹膜腔　120
興奮　176
硬膜　196, 197
肛門側　90
肛門の構造　93
抗利尿ホルモン　129, 217
口輪筋　142, 143, 152
呼吸　74
呼吸器系　13
呼吸筋　77
呼吸中枢　77
呼吸レベル　77
鼓室　206
個体　3
五大栄養素　113
骨回転　148
骨格　144
骨格筋　142
骨格筋細胞　156
骨格筋線維　156
骨格系　12
骨芽細胞　148
骨吸収　148
骨形成　148
骨細胞　147
骨髄　30
骨髄芽球　30
骨髄球　29, 30
骨粗鬆症　133, 148
骨端　146
骨単位　147
骨端線　146, 147
骨端線閉鎖　147
骨伝導　206
骨盤　145
骨盤腔　168
骨盤神経　135
骨膜　146, 147, 150
ゴナドトロピン　215, 217
ゴナドトロピン放出ホルモン　217
古皮質　188
鼓膜　206
固有胃腺　85
コリンエステラーゼ　105
ゴルジ装置　5
ゴルジ体　5
コルチコイド　220
コルチゾル　220
コレシストキニン　98, 99
コレステロール　115
コンピュータ断層撮影法　172

■さ
サーカディアンリズム　19
座位　139
再吸収　123
再建　97
最小血圧　59
臍静脈　237
臍帯　236, 237
最大吸気位　79
最大血圧　59
最大呼気位　79
臍動脈　237
サイトカイン　29, 212, 213
臍部　139
細胞　3
　──の基本構造　7
細胞外液　22
細胞質　5, 7
細胞小器官　5
細胞性免疫　36
細胞体　176
細胞内液　22
細胞内小器官　5
細胞壁　7
細胞膜　3, 7
サイロキシン　218
酢酸　103
坐骨　144, 145
鎖骨　144, 160
鎖骨下静脈　160
鎖骨下動脈　160
坐骨棘　145
坐骨結節　145
坐骨神経　162, 163
左心系　46
左心室　46
左心房　46
嗄声　69
サッカロース　114
殺菌能　35
刷子縁　88
座薬　109
酸塩基平衡　27, 77
三角筋　153
酸化反応　74
三叉神経　180, 199
三尖弁　46, 47, 52
三大栄養素　113
散瞳　200, 201
残尿　135
三半規管　207
酸味　209

■し
趾　138
ジアスターゼ　114
視覚　199
耳下腺　83
耳下腺管　83
耳管　65, 206
歯冠　82
耳管咽頭口　64
磁気共鳴撮影法　172
色素細胞　202
色素性母斑　14
視機能　204

子宮　229
子宮外膜　231
子宮筋層　231
子宮腔　230
子宮頚　230
子宮頚部　231
子宮口　231
糸球体　120, 123
糸球体腎炎　26
糸球体嚢　123
子宮体部　231
糸球体濾過　125
糸球体濾過量　129
子宮底　230
子宮内腔　231
子宮内膜　231, 234
子宮壁　230, 231
死腔　65, 78
軸索　176
刺激伝導系　54, 55
自己　34
指骨　161, 163
趾骨　163
篩骨洞　67
自己免疫疾患　37
歯根　82
歯根管　82
歯根骨　82
歯根膜　82
示指　161
歯式　82
支持組織　9
脂質　113, 115
歯周炎　82
四肢誘導　56, 57
思春期やせ症　85
視床　187, 195
視床下部　83, 187, 215
視床下部ホルモン　217
耳小骨　206
矢状縫合　149
矢状面　140
視神経　180, 202
視神経乳頭　202
歯髄腔　82
耳石　207
指節骨　144
趾節骨　144
歯槽膿漏　82
支帯　143
膝窩　138
膝窩静脈　162
膝窩動脈　162
シナプス　176, 178
脂肪細胞　115
脂肪酸　115
脂肪滴　100
しみ　14
尺側皮静脈　160
雀卵斑　14
射精　227
射精管　226
斜走筋　85
しゃっくり　73
尺骨　144, 160
尺骨静脈　160
尺骨神経　161

尺骨動脈　160
縦隔　70, 71, 84
集合管　123
十字靱帯　143
収縮期血圧　59
舟状骨　163
縦走筋　85, 90
重層扁平上皮　10
終動脈　51
十二指腸　88, 96
絨毛　88
ジュール　113
手関節　161
主気管支　71
縮瞳　200, 201
手根　138
手根間関節　161
手根骨　144, 160, 161
手指　138
手掌　138
手掌知覚　181
樹状突起　176
主膵管　97
受精卵　228
　──の発生過程　8
出産予定日　236
シュニッツラー転移　229
手背　138
シュワン細胞　177
循環血液量　60
上位ホルモン　215
小陰唇　228
上咽頭　64, 67
上顆　145
消化管　89
消化管ホルモン　99
消化器　89
消化器系　12
上顎洞　67
消化酵素　89
上眼瞼挙筋　205
上気道　67
小頬骨筋　142
笑筋　142
上行結腸　92
上後腸骨棘　145
踵骨　163
踵骨腱　153
小指　161
上肢　138
　──の筋肉と支配神経　161
　──の神経　161
　──の深部静脈　160
　──の動脈　160
　──の骨　160
硝子体　200, 201
上肢表層の静脈　160
上斜筋　205
小十二指腸乳頭　96
上前腸骨棘　145, 163
小泉門　149
上腸間膜静脈　109
上腸間膜動脈　108
上直筋　205
小児斑　14
小脳　187, 190
上皮　10

上鼻甲介　64, 66
上皮細胞　10
上皮小体　219
上皮小体ホルモン　219
上皮組織　9, 10
上鼻道　64, 66
小伏在静脈　162
上腹部　139
小胞　5
上方　140
小胞体　5
静脈角　110
静脈瘤　109
小網　94, 95
睫毛　200
小葉　212
上葉　71
小葉構造　213
小彎　84, 85
上腕　138
上腕骨　144, 160
上腕三頭筋　151, 152, 153
上腕静脈　160
上腕動脈　160
上腕二頭筋　150, 151, 152, 153
触圧覚　198
食作用　6
食事誘発性熱産生　117
食道　64, 84
食道癌　84
食道静脈瘤破裂　109
植物細胞　7
植物性繊維　114
食欲　83
処女膜　231
女性外陰部　228
女性生殖器　228
触覚回路　164
触覚線維　164
しょ糖（蔗糖）　114
自律神経　182, 183
自律神経節　185
視力　204
シワ　143
深　140
腎盂　120, 122
腎盂腎炎　135
心外膜　46
真核細胞　4, 7
心窩部　139
腎機能　129
腎基部　46
心筋　46
心筋貫通枝　51
伸筋群　161
心筋梗塞　51
心筋細胞　156
心筋壁と心膜との関係　46
神経核　189
神経筋接合部　159
神経系　12, 164
神経膠細胞　179
神経細胞体　176
神経性食欲不振症　85
神経線維　176

神経組織　9
神経伝達物質　178, 179, 213
深呼吸　77
心室細動　55
心室中隔　48
人字縫合　149
心周期　53
腎小体　120, 123
腎静脈　120
腎髄質　120, 122
腎性貧血　133
心尖部　46
腎臓　120
心臓血管系　12
心臓興奮　56
心臓の構造　46
心臓の収縮圧　48
心臓の収縮力　48
心臓の弁の特徴　47
心臓弁膜症　47
心臓麻痺　55
靱帯　143
人体各部の名称　138
人体の断面　140
人体の方向　140
シンチグラフィ　173
伸張性収縮　158
伸展　141
心電図　56
心電図波形　56
浸透圧　24, 25
腎動脈　108, 120
心内膜　46
腎杯　120
心肺蘇生法　55
心拍出量　53
心拍数　54, 55
真皮　14, 15
腎皮質　120, 122
新皮質　188
腎不全　128
深部知覚　199
心膜腔　167
腎門　120

■ す
膵液　98
髄液　191
膵液アミラーゼ　83
膵液分泌　98
膵管　96
髄腔　146
髄鞘　177
膵消化酵素　89
水晶体　200, 201
膵臓　97, 221
膵体　97
錐体　194, 202
錐体外路　195
錐体交叉　194
錐体細胞　194
錐体葉　218
錐体路　194
膵島　97, 221
膵頭　96, 97
膵尾　96, 97

水平面　140
髄膜　196, 197
スクラーゼ　114
スクロース　114
スターチ　114
ステロイドホルモン　220, 232

■ せ
精液　226
精管　226
精索　226
精膜　226
精子　226
　──の寿命　235
性周期　234
成熟　29
成熟卵胞　232
正常血圧　60
生殖器　226
生殖器系　13
精神性発汗　16, 17
性腺　215
性腺刺激ホルモン　217, 227
精巣　226, 227
声帯　68
正中神経　161, 181
正中皮静脈　160
正中面　140
成長ホルモン　217
精嚢　226
声門　64, 68
咳　69
赤芽球　29, 30, 31
脊髄　187, 199
脊髄神経　180
脊椎骨　180
セクレチン　98, 99
舌　64, 65, 209
舌咽神経　180, 209
舌下神経　180
舌下腺　83
赤筋　157, 158, 159
赤血球　28, 29, 31
赤血球数の基準値　32
節後神経　179
節後線維　185
舌骨　64, 218
舌根沈下　65
節前線維　185
セメント質　82
セルロース　114
浅　140
腺　11
線維素　38
線維素原　38
線維素溶解現象　41
前額面　140
全か無の法則　176
前脛骨筋　152
前脛骨動脈　162
仙骨　145, 162
仙骨神経　181
前骨髄球　30
前室間枝　50
腺上皮　11

全身性エリテマトーデ
　ス　37
前側　140
仙椎　144, 180
穿通枝　162
前庭　206, 207
前庭球　228
蠕動運動　84, 90
前頭筋　142
前頭骨　149
前頭洞　64, 67
前頭葉　188
線毛　69
線溶　39, 41
前立腺　226
前腕　138

■そ
造影剤　171
総エネルギー量　117
臓器　3
ゾウゲ質　82
造血　30, 146
臓側胸膜　70, 71
総ビリルビン　105
僧帽筋　153
僧帽弁　46, 47, 52
足指　138
足底　138
側頭筋　82
側頭葉　188
側脳室　195
足背　138
足背動脈　162
側副血行路　51
鼠径　138
鼠径靭帯　163
鼠径部　163
組織　3, 9
咀嚼筋　82
足根　138
足根骨　144, 163
そばかす　14

■た
第1大臼歯　82
第3大臼歯　82
体位　139
大陰唇　228
体温調節　18
大胸筋　152
大頬骨筋　142
胎児　236, 237
胎児循環　237
胎児赤芽球症　42
代謝　112
大十二指腸乳頭　96
大食細胞　35
体性神経　182
大前庭腺　228
大泉門　149
大腿　138
大腿骨　144, 162
大腿四頭筋　152
大腿静脈　162, 163
大腿神経　162, 163
大腿動静脈　163

大腿動脈　162, 163
大腸の構造　92
大殿筋　153
大動脈弁　46, 47, 52
大脳　187
大脳基底核　189, 195
大脳半球　187, 188
大脳皮質　188, 192
胎盤　236, 237
大伏在静脈　162
大網　94, 95
大彎　84, 85
唾液　83
唾液アミラーゼ　83
唾液腺　83
多核白血球　35
ダグラス窩　229
多細胞生物　22
脱核　29, 31
脱臼　151
脱水　27
多糖　114
痰　69
単芽球　29, 30
胆管　96, 102
単球　29
単細胞生物　22
炭酸　77
胆汁　99
胆汁酸　99, 100, 101
胆汁酸塩　99
胆汁色素　99, 107
炭水化物　113
男性生殖器　226
男性ホルモン　220
胆石　101
単層円柱上皮　10
淡蒼球　195
断層撮影　172
単糖　114
胆嚢　96, 99, 102
蛋白質　113, 116

■ち
知覚　198
知覚神経　182
知覚伝導路　199
恥丘　228
蓄膿症　67
恥骨　144
恥骨結合　149
恥骨結節　145
恥骨部　139
腟　230, 231
腟口　228
腟前庭　228
緻密質　146
着床　235
中咽頭　64, 67
中隔枝　51
肘関節　151
中耳　206
中指　161
中耳炎　65
中手関節　161
中手骨　144, 161
中手指節関節　161

中心溝　188
中心静脈栄養　111
中心前回　194
虫垂　92
虫垂炎　92
中枢神経系　180
中枢側　140
中性脂肪　115, 117
中節骨　161
中足骨　144, 163
中脳　187
中胚葉　8, 9
中鼻甲介　64, 66
中鼻道　64, 66
中葉　71
超音波　172
聴覚　199
長管骨　30, 146
腸肝循環　101
腸間膜　92, 94, 95
蝶形骨洞　64, 67, 216
長骨　146
腸骨　144
腸骨結節　145
腸上皮細胞　89
調節　201
跳躍伝導　177
直接ビリルビン　105, 106
直腸　92
直腸子宮窩　229
チロキシン　218
チン小帯　201

■つ
椎間板　149
椎骨　144
椎骨動脈　196
痛覚　198
痛覚線維　164
ツチ骨　206
爪　16

■て
手　138
　──の骨と関節　161
低温相　235
低血糖　222
停止　142
手首　138
鉄欠乏性貧血　33
電解質　22, 23
電解質コルチコイド　220
転子　145
伝導路　199
殿部　138
デンプン（澱粉）　114

■と
同化　112
頭蓋　138, 144
頭蓋腔　168
頭蓋骨　149
頭蓋内圧　191
導管　11
動眼神経　180
動筋　150, 151
洞結節　54

糖原　114
瞳孔　200, 201
瞳孔括約筋　200, 201
瞳孔散大　200
瞳孔散大筋　200, 201
瞳孔縮小　200
橈骨　144, 160
橈骨静脈　160
橈骨神経　161, 165, 181
橈骨神経麻痺　165
橈骨動脈　160
糖鎖　114
糖質　113, 114
糖質コルチコイド　220, 223
糖質代謝　115
等尺性収縮　158
糖新生　223
頭側　140
橈側皮静脈　160
頭頂骨　149
等張性収縮　158
頭頂葉　188
糖尿病　127, 223
頭部　138
動物細胞　7
洞房結節　54
動脈管　237
動脈血 pH　27
動脈硬化　61
動脈輪　196
糖類　114
特異動的作用　117
時計の遺伝子　19
吐血　109
突起　145
土曜の夜の麻痺　165
トリアシルグリセロー
　ル　115
トリグリセリド　115
鳥肌　16
トリヨードサイロニン　218
トルコ鞍　216
貪食能　35

■な
内眼筋　205
内頸動脈　196
内肛門括約筋　93, 143
内呼吸　74
内耳　206
内耳神経　180, 206, 207
内診　236
内性器　228
　──の構造　230
内旋　141
内側　140
内直筋　205
内転　141
内尿道括約筋　135
内胚葉　8, 9
内分泌系　13
内分泌細胞　212
内分泌腺　11, 212, 213
内分泌腺細胞　97
内包　194, 195
内リンパ　207

内肋間筋 72, 73
軟口蓋 64, 65, 67
軟骨 147, 169
軟骨細胞 147
軟膜 196, 197

■ に
苦味 209
二次性徴 215
二糖 114
二頭筋 142
二腹筋 142
乳酸脱水素酵素 105
乳歯 82
乳糖 114
乳頭 209
乳頭筋 47
乳び 111
ニューロン 176
尿意 134
尿管 120, 122, 226
尿細管 120, 123
尿酸 128
尿生成 123
尿素 116, 128
尿道 122, 226
尿糖 127
尿道炎 135
尿道括約筋 135
尿道球腺 226
尿量の基準値 129
尿路 121
尿路感染症 135
妊娠 236

■ ね
熱傷 17
熱量 115
ネフローゼ症候群 127
ネフロン 123
粘液 69, 86
粘液水腫 218
捻挫 151
粘膜弁 122

■ の
膿 35
脳幹 187
脳梗塞 197
脳室 186
脳実質 196
脳神経 180
脳脊髄液 191
脳卒中 197
脳内出血 197
脳の構造 187
脳梁 195
ノルアドレナリン 179, 185

■ は
パーキンソン病 195
バイアグラ 227
肺活量 79
肺気腫 79
肺機能 75
肺機能検査 79

肺機能障害 79
背側 140
肺動脈弁 46, 47, 52
排尿動作 135
バイパス手術 51
背部 138
排便動作 93
排便反射 93
肺 65, 75, 78
肺葉 71
排卵 230, 232
バウヒン弁 91
麦芽糖 114
白筋 157, 158, 159
白質 189
白内障 201
破骨細胞 148
バセドウ病 218
バソプレシン 217
白血球 28, 29, 35
白血球数の基準値 35
発酵 93
発声 68
歯の構造 82
ハバース管 146, 147
パラトルモン 219
バリウム 171
バルトリン腺 228
反回神経 69
半規管 206, 207
半月弁 46, 52
半透膜 25

■ ひ
被殻 195
皮下組織 14, 15
光感受蛋白質 205
鼻腔 64, 66
尾骨 145
腓骨 144, 162
尾骨神経 181
腓骨動脈 162
膝 138
肘 138
非自己 34
皮脂腺 15, 16
微絨毛 88, 89
糜粥 85
尾状核 195
脾静脈 109
ヒス束 54, 55
ヒスタミン 37, 87
尾側 140
ビタミン 113
ビタミンD 133
左回旋枝 50
左下肋部 139
左冠動脈 50
左季肋部 139
左静脈角 111
左腎動脈 108
左前下行枝 50
左側臥位 139
左側腹部 139
左鼠径部 139
左腸骨部 139
左腰部 139

鼻中隔 66
尾椎 144, 180
一重瞼 205
ヒト絨毛性ゴナドトロピン 237
ヒトの骨格筋 152, 153
泌尿器系 13
鼻粘液 209
皮膚 14
——の構造 15
皮膚癌 15
皮膚感覚 198
腓腹筋 152, 153
非抱合型ビリルビン 106
肥満 117
肥満細胞 37
表情筋 143
表皮 14, 15
日和見感染 35
ヒラメ筋 152, 153
ビリルビン 33, 99, 101, 106, 107
鼻涙管 205
ビルロートⅠ法 96
ビルロートⅡ法 97
貧血 32, 133
——と血漿量との関係 132

■ ふ
ファーター乳頭 96
フィードバック 214
フィブリノゲン 38, 39
フィブリン 38, 39
フィルム 170
フォルクマン管 147
不規則抗体 43
腹臥位 139
腹腔 167, 168
腹腔後壁 97
腹腔動脈 108
副交感神経 184
副甲状腺 218, 219
副甲状腺ホルモン 219
腹式呼吸 73
副腎 219
副神経 180
副腎髄質 219
副腎皮質 220
副腎皮質刺激ホルモン 217
副腎皮質刺激ホルモン放出ホルモン 217
副腎皮質ホルモン 220
腹 95
副膵管 97
腹側 140
副鼻腔 66
副鼻腔炎 67
腹部 138
——の名称 139
腹部大動脈 108
腹壁 95
腹膜 95, 169
腹膜腔 95, 167, 229
浮腫 26
婦人科的診察法 236
婦人体温計 235

不整脈 55
二重瞼 205
ブドウ糖 114, 127
ぶどう膜 200
腐敗 93
プラスミノゲン 41
プラスミン 41
フルクトース 114
ブローカの領域 193
プロゲステロン 232, 233
プロゲストーゲン 232
プロトロンビン時間 105
プロトン 87
プロトンポンプ 87
プロラクチン 215, 217
分 204
分化 28
吻合 108, 109
分節運動 90
分泌液 212
分泌活動 212
分泌腺 11
——の発生 212
——の模式図 212
分泌腺組織 212
分娩 236
糞便 93
噴門 84, 85
分葉球 35

■ へ
平滑筋 156
平滑筋細胞 156
平衡覚 199, 207
閉鎖不全症 47
閉塞性黄疸 107
ペースメーカー 54
壁細胞 87
壁側胸膜 70
ヘパリン 41
ペプシノゲン 86
ペプシン 86
ペプチドホルモン 99
ヘマトクリット 23, 132
——の基準値 23, 32
ヘム 32, 106
ヘモグロビン 32, 106
ヘモグロビン代謝 33
ヘモグロビン量の基準値 32
便意 93
娩出力 231
変声期 68
弁尖 46
便秘 93
扁平骨 30, 146
ヘンレ係蹄 123
ヘンレのワナ 123
ヘンレループ 123
ヘンレループ下行脚 123
ヘンレループ上行脚 123

■ ほ
抱合 106
縫合 149
膀胱炎 135
抱合型ビリルビン 106

縫工筋 152
膀胱子宮窩 229
膀胱の筋と神経 135
膀胱壁 122
房室結節 55
房室弁 46, 52
放射性同位元素 173
ボーマン囊 123
ほくろ 14
母指 161
ボタロー管 237
勃起 227
骨の構造 146
母斑 14
母斑細胞 14
ホメオスタシス 18, 112, 214
ホルモン 212, 213
ホルモン分泌 214

■ま
膜 5
膜消化 89
膜消化酵素 89
マクロファージ 29, 35
マスト細胞 37
末梢血 29
末梢神経系 180
末梢神経の伝達方向 182
末梢側 140
末節骨 161
マルターゼ 114
マルトース 114
マルピギー小体 123
マンシェット 59
慢性便秘 93

■み
ミオシン 154
味覚 209
味覚性発汗 16, 17
右下肋部 139
右冠動脈 50
右季肋部 139
右上前腸骨棘 92
右静脈角 111
右腎動脈 108

右側臥位 139
右側腹部 139
右鼠径部 139
右腸骨部 139
右腰部 139
未熟 28
みずおち 139
ミセル 100
ミトコンドリア 5
ミネラル 113
ミネラルコルチコイド 220
耳 206
脈圧 59
脈絡膜 200, 202, 203
味蕾 209

■む
無機質 113
むくみ 26
無髄神経 177
無性生殖 226
ムンプス 83

■め
迷走神経 86, 180
めまい 208
メラニン 14, 201
メラノーマ 15
メラノサイト 14
免疫 34
免疫グロブリン 24

■も
毛孔 15, 16
蒙古斑 14
毛根 15, 16
網状赤血球 31
盲腸 92
盲腸炎 92
毛乳頭 15, 16
網囊 95
毛包 15, 16
網膜 200, 202
網膜中心窩 205
網膜中心動脈 203
毛様小帯 200, 201
毛様体 200

網様体 189
毛様体筋 201
毛様体小体 201
門脈 102, 109

■ゆ
有糸分裂 7
有髄神経 177
有性生殖 226
遊走能 35
幽門 84, 85
幽門括約筋 85
幽門部 84, 85
指 138
指関節 151

■よ
葉気管支 71
溶血性黄疸 107
腰神経 181
腰神経叢 181
羊水 236, 237
ヨウ素 171, 218
腰椎 144, 180
腰椎穿刺 191
腰部 138
ヨード 171, 218

■ら
ラクターゼ 114
ラクトース 114
卵円孔 237
卵割 235
卵管 230
卵管采 230
ランゲルハンス島 97, 221
卵細胞 232
卵子 228, 232
　——の寿命 235
卵巣 230
ランドルト環 204
卵胞 232, 234
卵胞刺激ホルモン 217
卵胞ホルモン 232
卵膜 236

■り
立位 139
立方骨 163
立毛筋 15, 16
リパーゼ 100
リボソーム 5
硫化水素 93
流行性耳下腺炎 83
リン酸 159
リン脂質 115
輪状筋 85, 90, 93
輪状軟骨 71
輪状ヒダ 88
リンパ 111
リンパ液 111
リンパ芽球 29, 30
リンパ管 110, 111
リンパ球 29, 36
リンパ小節 110
リンパ節 110, 111
リンパ節転移 111
リンパ免疫系 12

■る
涙液 205
涙腺 205
ルテイン細胞 232

■れ
冷覚 198
レニン 130, 131
レプチン 83
レブロース 114
レンズ 201

■ろ
濾液 123
肋軟骨 70
肋間筋 72, 73
肋間神経 73
肋骨 70, 144
肋骨弓 102
ロドプシン 205

■わ
腕神経叢 181